献身

遺伝病FAP患者と
志多田正子たちのたたかい

朝日新聞編集委員
大久保真紀
Maki Okubo

高文研

プロローグ　志多田正子との出会い

目の前に現れたのは、色黒の、射抜くような目をした、大柄な女性だった。

二〇〇一年九月一〇日。一日付けで朝日新聞西部本社社会部に転勤になり、福岡に着任したばかりだった私は、ＪＲ博多駅から特急に乗った。熊本県にある荒尾駅まで約一時間、これから待ち受けることは何も想像できず、真っ白な気持ちでいた。ただ何となく、火の中に飛び込むことになるだろうという予感はあった。荒尾駅からタクシーで一五分ほどのところにある荒尾市民病院に、その女性、志多田正子《しただまさこ》はいた。

志多田は、家族性アミロイドポリニューロパシー（Familial Amyloidotic Polyneuropathy—以下「ＦＡＰ」と表記）という病気の患者会「道しるべの会」の事務局長を務めていた。その場には会員の患者やその家族らが二〇人ほどいただろうか。会議室に集まった彼らの中心に、志多田は座っていた。志多田は医師でも看護師でもない。最初は、なぜ彼女が病院の会議室を借り、患者とその家族をまとめているのかよくわからなかった。にこりともしない、その風貌は怖くもあったが、どこかで気っぷのよさを感じ、私に、ぶつかってみようという思いも抱かせた。

そもそも私がこの日に、面識も、つながりも全くなかった「道しるべの会」の会員たちとの会合に出かけたのは、それから二カ月ほど前の出来事が原因だった。

当時、私のパートナーは『週刊朝日』の編集長をしていた。北米に長期出張中だった私に彼からメールが来たのは、六月二九日。前の週に出した記事で、外部から厳重抗議が来た、という内容だった。その抗議をしたのが「道しるべの会」だった。

問題にされた『週刊朝日』の記事は、「気鋭のライターが四週にわたって現代のさまざまな事象を追う」と宣伝されたシリーズのひとつで、「遺伝性難病を生きる」という連載の一回目。医師で作家の故・永井明が筆者だった。肝臓でつくられた特殊なたんぱく質が神経や臓器にたまり、やがて死を迎えるＦＡＰという病気に立ち向かう家族を取り上げたものだった。根治療法はなく、唯一の対症療法とされる肝臓移植に海外で挑んだ経緯や家族の生活について記されていた。内容的には、意欲的ないいものだ。だが、ＦＡＰは二分の一の確率で遺伝する遺伝性の難病で、その書きぶりが問題にされていた。

ＦＡＰは日本では熊本県の荒尾市と長野県に多く見られる。かつては原因もわからなかったため、奇病、風土病と言われた。荒尾では、地区の名前をとった「〇〇病」とか、あるいは、病気の多い家系の姓をとった「××病」という呼び方をされ、患者やその家族が激しい差別にさらされてきた歴史をもつ病気だった。患者数は、専門医によると、国内で約一〇〇〇人と言われている。

二一世紀に入ったそのころでもFAPという病名やその病気の内容は社会的にはまだほとんど知られていなかった。それは差別や偏見を恐れた患者や家族がひたすら隠し続けてきた歴史があるからだった。しかし、そのような状況だったにもかかわらず、永井は、取材した地元の医師から聞いた「○○病」「××病」という表現を、そのまま記事の中で使った。そのことに、「道しるべの会」が反発したのだった。

パートナーが私にメールをしてきたのは、私は医療の専門家ではないものの、一九九八年から二〇〇〇年にかけて厚生省（当時）の担当記者として医療問題を取材した経験があったからだ。厳重抗議を受けたという相談のメールを見て、私はすぐにメールを打ち返した。「すぐに現地に行って謝罪した方がいい。遺伝病で、しかも限られた土地に多い病気の場合は、被差別部落への差別と似たような状況が考えられる。特定の地区名や家系名を示す病名を使ったことは謝るしかないと思う」と。

すでに現地に飛んでいく覚悟だったパートナーは三日後、副編集長を伴い、現地に赴いた。荒尾市民病院で志多田をはじめ会員一〇人ほどと会って謝罪、どのような対処をすべきか話し合った。筆者の永井は船医として働く遠洋航海の旅に出ており、同席できなかったが、パートナーは編集長として社内チェック体制の甘さを認め、社内の勉強と次号への謝罪文の掲載と、永井が日本に帰国してから改めて現地を訪問することを約束した。

私が荒尾市民病院を訪れたのは、遠洋航海の旅から帰国した永井が患者と家族らと会う場に同席するためだった。

ＦＡＰの病名は聞いたことはあった。それは、その二年前の一九九九年の二月末に、臓器移植法の制定後に日本で初めて行われた脳死移植の際、肝臓移植を受けた患者（レシピエント）が、この病気だったからだ。当時、私は厚生省担当の記者として、日本初の臓器移植法下での移植取材に追われていた。脳死判定をされた男性の臓器が高知赤十字病院から大阪や長野、北海道へと運ばれ、移植を必要とする患者に移植される過程を、厚生省に泊まり込みながら取材し続けていた。その中で、肝臓のレシピエントの病気がＦＡＰだ、と聞いたのだ。厚生省の担当者に「どんな病気か？」と質問して、たしか「移植が必要な、重い肝臓の病気」というような説明を受けたように思う。そのときは、病気そのものにまで思いが至らなかった。もっぱらの関心は、脳死移植が法律に従い、手順通りに、問題なく進められているのか、ということに向いていた。当時の紙面でも「重い肝臓病」「余命は七〜八年」という表現をしている。「家族性」と呼ばれる病気なら、「遺伝する」ということは頭ではわかっていたが、当時の私は深く考えなかったし、また正直なところ、考える余裕も持ち合わせていなかった。

自分の無知を恥じるばかりだが、「道しるべの会」に『週刊朝日』が抗議を受けた内容や、現地を訪れたパートナーから会員とのやりとりなどを聞き、自分は何も知らず、知らないまま「重い肝臓病」と書いていたことを思い知らされた。正確に言えば、ＦＡＰは肝臓の病気ではない。肝臓でつくられるアミロイドと言われる特殊なたんぱく質がほかの臓器や神経に付着するためにさまざまな機能不全が起こるが、肝臓そのものの機能が悪くなっているわけではない。

同時に、「道しるべの会」との出会いで、差別や偏見に苦しんできた患者や家族の存在を、初めて認識させられた。遺伝病と一口に言ってもその背後にあるさまざまな問題には、それまでは思いが至っていなかった。「道しるべの会」の抗議から、根治療法のない「遺伝病」が抱える問題、医者との葛藤、患者同士の葛藤、新たに登場した肝臓移植という病気の進行を止める対症療法や遺伝子診断など先進医療の問題点などが垣間見えた。しかし、この病気を報道することはほとんどタブーと言ってよく、『朝日新聞』では地元支局でも病名さえ知らなかった。地元の新聞社である『熊本日日新聞』の荒尾支局長と「道しるべの会」を取材して『熊本日日新聞』で連載記事を書いた女性記者ぐらいしか、取り組んでいる記者がいないことにも驚かされた。それは同時に、それほど、この病気の存在そのものがひた隠しにされてきたということであり、取材と報道が難しいということの裏返しだった。

私はFAPという病気に苦しむ彼らの取材をしたいと思った。対症療法とはいえ、移植という新たな治療法が出てきた時代のなかで、ひた隠しに隠すことが必ずしもいいとは思えなかったからだ。だから、少しでも取材のきっかけがつかめればと、関係もない『週刊朝日』の患者会との話し合いの場に同行したのだった。

荒尾市民病院の会議室で始まった話し合いは、凍りついたような空気が流れていた。患者とその家族の刺すような視線が痛かった。私は直接の関係者ではなかったので、やりとりをただ黙って見守ったが、患者やその家族は、どれほど差別を恐れてきたか、この病気でどれほど苦しんできたか、病気への不安などを口々に訴えた。志多田は、にこりともしないで、会員の発言を聞いていた。『週刊朝日』と筆者の永井は、責められ続けた。永井は配慮が足りなかったことを認め、謝罪文を出すことを約束した。

最後の方で、私は自分がなぜこの場にいるのかを、自分なりに説明した。みなさんの苦しみや悲しみを取材して、報道したい、という思いを伝えた。報道して、物事が解決するかどうかはわからない。臓器移植の肝臓レシピエント（＝臓器を提供される人）第一号がＦＡＰ患者だったが、ＦＡＰについて詳しく知る人は厚生省にも皆無に近いのではないか。全員が移植を受けられるわけではない。さまざまな問題を抱える病気だからこそ、社会に訴える必要があるのではないか、などと話した。だが、私の発言に対しては、患者からすぐさま反論の声があがった。「寝た子を起こさないでほしい」「何をしに来たのか」「とにかく秘密にしてきた。そっとしておいてほしい」。厳しい言葉ばかりが飛んできた。志多田は何も言わずに聞いていた。

この場を経て、私はさらにＦＡＰという病気は、医療の進歩がもたらす命の不平等、移植や遺伝子診断など先端医療のあり方、生と死、家族のあり方、親と子の関係、結婚、出産、生きるということの意味さえもさまざまな角度から問う病気であることを感じた。二時間近くの話し合いの後、志多田に私は改めてあいさつをした。「いまは何も知らないが、勉強するので、取材をさせてほしい。福岡に転勤になったので、通ってきたい」。自分の思いを伝えた。

だが、そう言う私に、志多田は厳しい視線を向け、こう言い放った。「来ていらん」。私は厳しいな、と感じたが、この巡り合わせは偶然ではないかもしれない、との思いがあった。これであきらめるわけにはいかない。「また連絡します」と言って、福岡に戻った。

その後、電話をしたり、手紙を書いたりしたが、志多田は「何を取材したいのか」「何も話すことはない」と言うばかりで、しばらくは全く受け付けてもらえなかった。

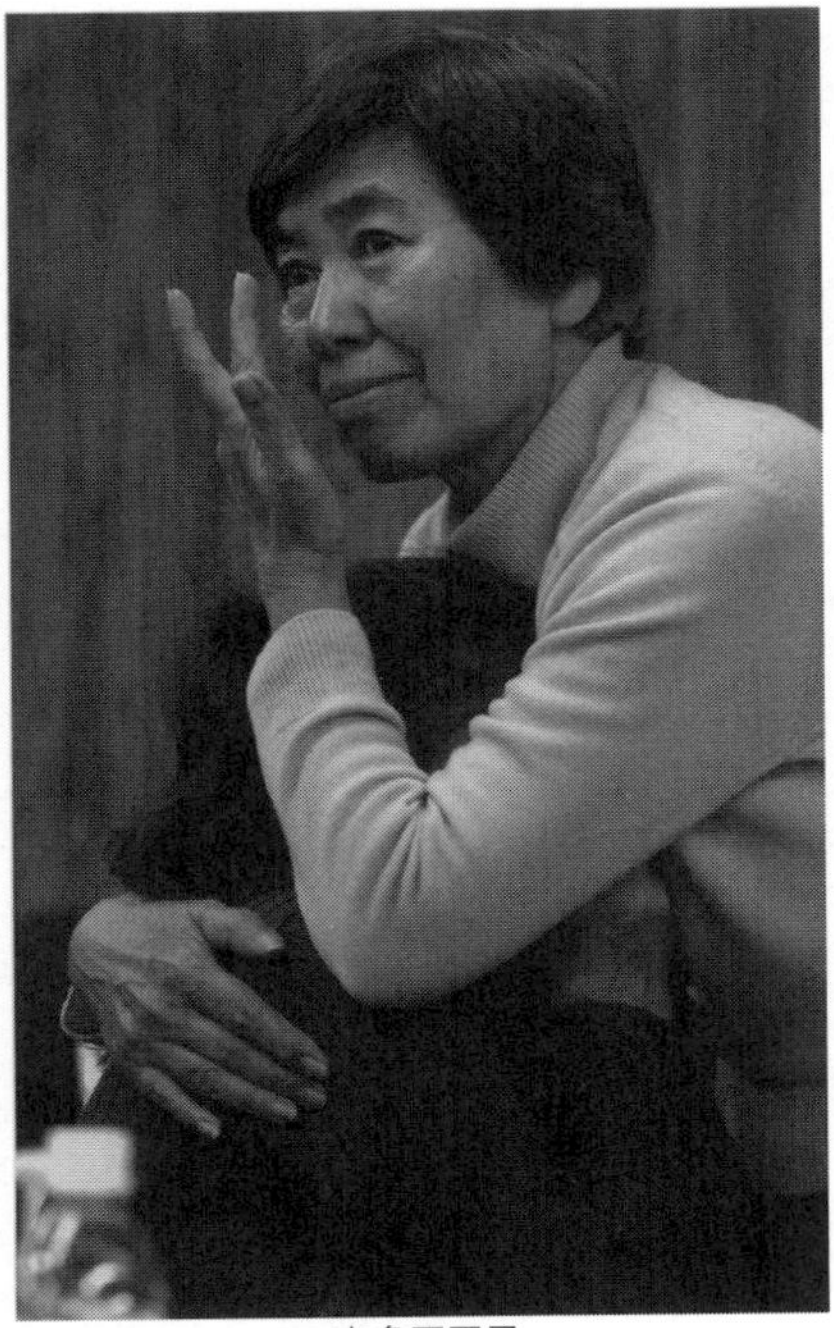

志多田正子

差別を恐れ、会員名簿さえもたない患者会。名前が出ることを恐れ、代表につく人もなかなか出てこない。そんな患者会を背負ってきた志多田が、大きく私の前に立ちはだかった。

それから一年、私は暇を見つけては、志多田のもとに通った。自分のこれまでに書いた記事や本を送り、どんな仕事をしてきたのかを見てもらった。私は一年通っても心を開いてもらえないならあきらめようと、無駄になることを承知で、志多田にアプローチした。そんな私に対して、志多田は、「患者会の講演会がある」「旅行会がある」などと少しずつ情報を出し始める。それを聞いて、「参加させてもらえませんか?」と恐る恐る尋ねると、志多田からは「まあ、いいんじゃない」というような返事がかえってきた。

まだ患者さんから直接話を聞くということはできなかったが、八〜九カ月すると患者会の人たちが集まる場に身を置くことは許されるようになっていく。私はただ黙ってみなさんが集まる講演会や患者会の旅行などに参加した。今思えば、これは志多田の私に対するテストだったように思う。私がどんな行動をとるのか、患者さんたちが私をどういう視線で見ているか、それを志多田が、自分の目で確かめていたのだ。

志多田のもとに通い始めて一年ほどして、志多田は「患者さんに話を聞いてみる?」と言い出した。

【本書の構成について】

本書は、三部構成にした。第一部は、この病気に病名さえついていない時代に、志多田正子がどのようにFAPと出会い、向き合い、格闘したか。そして、彼女が患者たちに寄り添う姿を通して、患者がどんな苦しみ、悲しみ、迷い、悩みをもちながら闘病していたのか。やがて、病気の原因がわかり、診断法が確立されていく中で、医療側と患者たちとの関係、その間に入って心を砕く志多田が、よりよく生きるために「患者会」を発足させる経緯を記した。

第二部は、海外での脳死肝臓移植という新たな治療法が登場し、光明が見えたと、それにかける患者と志多田たちを追った。だが、肝臓移植は根治療法ではなく、また移植もすべての患者が受けられるわけではなかった。医療の進歩とともに、海外での手術に必要な費用は莫大で「命は平等ではない」という現実をつきつけられた患者たちの苦悩を紹介する。

第三部は、海外での肝臓移植が不可能になり、浮上していく成人間での生体肝移植の問題を取り上げる。親から子へだけでなく、夫から妻へ、妻から夫へ、子どもから親へと次々と広がっていく生体肝移植。多くの患者の命が助かっていることは間違いないが、健康な人を傷つけることを前提にした手術であり、またＦＡＰが遺伝病であるからこその問題もある。生体肝移植、遺伝子診断など医療の進歩によって可能になったさまざまな医療技術に、患者がどう向き合っていくのか。悩みは尽きない。四〇年以上にわたってＦＡＰ患者を見つめ、支援し続けてきた志多田の、いまを生きる患者たちとその家族への、そして、未来の患者たちへのメッセージを記した。

遺伝病のもつ過酷な現実、志多田が患者たちとともに始めたＦＡＰとのたたかいの歴史から、私たちは何を学び、これからにどう生かしていくことができるのか、考えていただけたら、と思う。

大久保 真紀

装丁＝商業デザインセンター・増田 絵里
本文写真＝浜田 哲二

＊——目次

II 波紋――「臓器移植」がもたらしたのは……

III 葛藤――広がる生体肝移植

I

献身

——志多田正子のたたかい

1　志多田正子とＦＡＰの出会い

帰郷

志多田正子が遺伝性神経難病ＦＡＰとかかわるのは、一九六九年、次女のお産でふるさとの熊本県荒尾市に里帰りしたことがきっかけだった。

炭鉱のバスの運転手をしていた父をもつ志多田は一九四〇年生まれ。三男七女、一〇人きょうだいの末っ子だ。つまり七女で一〇番目。当時住んでいた大阪から荒尾に戻ってくると、まもなくして三〇代だった五女の姉が買い物に出かけた途中で倒れた。荒尾市民病院に入院したが、意識が戻らなかった。きょうだいが交代で毎晩病院に行ったが、ずっと介護できる人間はいなかった。約一カ月後、姉の意識が戻り、喜び勇んで駆けつけた志多田が病室の窓のカーテンを開けると、医師から叱責の言葉が飛んできた。「目を開けたからといって、カーテンを開けるな。閉めろ」。それが、志多田にとっては医師という存在との印象的な最初のやりとりだった。そのときの医師は高圧的だった。これから志多田を待ち受けるFAPをめぐるさまざまなたたかいを暗示する出来事だった。

姉は言葉を発することができなかった。最初は夫のことも、子どものことも、志多田のことも認識できなかった。右半身の自由も奪われていた。リハビリ訓練には手間がかかった。志多田は段ボール箱を切った紙に、あ、い、う、え、お、と五〇音を書いた。姉に棒をもたせて、その段ボール紙の上の字を指し示させ、コミュニケーションをとろうとした。「花びんの花は、何色？」と志多田が尋ね、姉が段ボール紙の字を使って答えるということを繰り返した。姉は自分で言葉を発することができないことにいらだち、ものを投げた。乳飲み子の次女をおんぶして通っていた志多田は、医師から「菌が多い病院に赤ちゃんを連れて来てもらっては困る」と言われた。だが、志多田は「じゃあ、だれが姉をみてくれるのか」と言い返して、姉の看病を続けた。

姉にはまだ小学生の娘がいた。言葉を少しでも取り戻し、家族で生活できるメドが立てられるまでは何とか看病したいと志多田は思った。めいのためにも何とかしなくては、と思いは募った。

一年ほどしてからだろうか、姉がリハビリで立つ訓練をしているとき、今度は、次男の兄が働いていた会社で倒れ、病院に運び込まれた。こちらも半身不随だった。兄嫁の母親が付き添ってくれた。

志多田は、入院中の姉に代わって、めいの小学校での行事、阿蘇へのキャンプに付き添った。保護者が二人ずつ交代で、夜見回ることになっていた。みなが寝静まった夜中、テントの中ですでに目を閉じていた志多田の耳に、見回りをしてきた親たちがひそひそと話す声が聞こえてきた。

「なんか、足から腐っていくとか、足からしびれて動かなくなって寝たきりになる病気があるんだって。△△が入院したっていうけど、知っている？」
△△は姉のことだった。彼らは志多田と姉の関係を知らなかった。眠ったふりをしていた志多田は「この人たちは何を言っているのか？」と思った。だが、姉の様子は病院で見て知っている。別に深くは気に留めなかった。
姉の看病を続けた志多田は、姑が看病してくれていた兄のところにも顔を出すようになる。そのうち病院内を歩いていて、三〇代～四〇代の顔見知りの人たちが何人か入院していることに気づいた。しかも多くが寝たきりの状態だった。何もできないからさびしい思いをしているだろう。そう思った志多田はその患者たちに声をかけて歩き始めた。

そのころだった。こんな話を耳にした。病院の喫煙所でたばこを吸っていると、ほかの入院患者らが紫煙をくゆらせながら、ひそひそと話をしている。

「あの地域には、しびれがきて、寝たきりになる奇病がある。お地蔵さんを撤去したから、罰があたったんだ」

「あの人とあの人は親戚。だから、あの人もそのうちに病気が出るわ」

彼らの話は、入院している顔見知りの知人たちのことなのか、それとも自分の家族のことなのか、志多田にはよくわからなかった。だが、病院に出入りするようになって、何かおかしい、という感じはもつようになっていた。自分の住む地区の人たちがなぜ、こんなにもたくさん同じような症状で入院しているのか。何かあるのでは、ということを漠然と感じ始めていた。

病院から自宅に戻った志多田は、そっと自分で家系図を書いてみた。ただ、志多田の両親は当時二人ともまだ健在だった。姉や兄が遺伝病なら両親のどちらかはそうであるはずだ。だが、いずれも元気だ。だから違うのではないか。そうは思いつつも、不安だけが大きくなっていった。自分が病気になったら子どもはどうするのか、悶々と一人で考えた。

志多田流〝愛のリベンジ〟

志多田は大阪での生活については多くを語らない。ただ、高校時代に大柄な体を生かしてテニスをしていた志多田は、体のように行動も大胆だった。高校卒業後、アルバイトをしているときに、三つ上の大分出身の男性と恋に落ち、駆け落ちして逃げるようにふるさとを後にした。別の男との結婚を勧める親に「人生は太く、短くていい」と言い放ち、飛び出したのだった。そうした行動をとった末っ子に、家族は相当厳しい言葉を浴びせかけたらしい。その悔しさを胸に志多田は大阪で生活した。

だが、志多田の最愛の人は結核を患い、まもなくこの世を去る。吐血をして気づいたときには両方の肺が真っ白だった。手遅れだった。志多田にも感染していた。志多田は半年ほど入院したが、彼は一年もしないうちにあっけなく逝ってしまった。満足な看病ができなかった、という思いがいまも志多田の心には残っている。

最愛の人を亡くした志多田は荒れた。むちゃくちゃな生活を送った。クラブで歌手として働いていた志多田は一晩にウイスキー一本を空けた。「やるせない。駆け落ちまでして出てきて、私を放って死んでしまった」と飲み続けた。心の居場所をなくし、酔っぱらって公園で寝たこともある。あるとき、ぐでんぐでんに酔っぱらった志多田は、警察官に声をかけられる。当然のごとく、志多田はけんか腰だった。だが、その警察官は志多田の姿を見かねて、家まで送ってくれた。そして、懇々といろんな話をしてくれた。なぜかその後、遊びにも連れて行ってくれた。「こんなことになっている原因は何か」と問われ続けたが、それだけは答えなかった。この出会いが、「まっとうに生きなくてはならない」と、志多田を思い直させた。

のちに、志多田はバンドマンと結婚する。長男、長女の出産を経て、子育てに追われていた。そして、三人目を妊娠。志多田は次女の出産で里帰りをした。当然、次女を産んで落ち着いたら、大阪に戻るつもりだった。それが、兄姉が次々に倒れ、看病することになった。

志多田の駆け落ちの過去はきょうだいから「世間の恥」となじられ、父親からは「家に入れる必要はない。道路にほったらかしにしておけば警察が連れて行くだろう」と言われていた。お産で里帰りできたのも、母が空き家をそうじしてくれて入れてくれたからだった。きょうだいからの仕打ちに対して、志多田には意地もあった。その思いが逆に志多田をきょうだいの看病、介護へと向かわせた。自分につらくあたった相手だからこそ、世話をし、結果的には「世話をさせてすまないねえ。あのときは悪かった」と言わせるのが、志多田流の愛のリベンジなのだ。「親に反発して家を出て行ったからきょうだいが恋しかったのかもしれない」と志多田は煙に巻くが、「つらくあたられてよかったと思う。同情されていたらいまの私はなかった」と振り返る。

そうして志多田は大阪に戻らないという決断をする。きょうだいへの思いという言葉に、もちろん嘘はない。しかし、心の底には、だれにも語ることはできないが、自分もこの病気になるかもしれないという、そこはかとない恐怖があった。夫は女性にもてた。病気が自分に出れば夫に迷惑がかかる。そんな思いがあった。

夫は何度も荒尾に志多田を訪ねてきた。妻が急に大阪に帰らないと言い出した理由がわからなかったからだ。何度も頭を下げて、帰ってきてほしいと志多田に懇願した。だが、志多田は帰らなかった。夫にも自らが抱える病気への恐怖、その後、家族に起こるかもしれないことへの不安は言えなかった。「姉たちを何とかしたい」。志多田はその言葉だけを繰り返した。

志多田は、一男二女を抱える、出戻りのシングルマザーになった。

日本で最初のＦＡＰの診断例

　ＦＡＰに罹患した患者たちは、戦争中や戦後まもなくは、その姿を公にしたくない家族らによって座敷牢に閉じ込められていた、という。それは、患者の姿を目にした人たちから「便を垂れ流している」「まともに歩けず、這いずり回っている」などと噂されるほど、目を背けたくなるような症状になる病気だったからだ。当初は、特定の家系に集中する病気と考えられていたが、戦後になると次第にその地区にも同じような病状の患者が出てきた。伝染病と言われたり、風土病と言われたりもしたが、次第にある家系の姓をとった「××病」とか、志多田らが暮らす地区名をとった「○○病」と呼ばれるようになっていった。

　志多田とともに二人三脚でＦＡＰ患者たちのかかりつけ医となる中島明が、この病気と出会ったのは、一九六六年一月。中島は福岡の出身で、九州大学の医学部を卒業後、志多田のふるさとの荒尾市民病院に勤務した。内科に勤めていた中島のもとに、ある女性患者がやってきた。下痢に苦しみ、歩くのも難しくなっている人だった。中島は当時、問題になっていたキノホルムの中毒によるスモンを疑った。だが、女性はこう言った。

「先生、聞いてください。身内にも同じような症状の人がいる」

　その言葉を聞いた中島は、女性から詳しく話を聞き、彼女の親族たちの家系図を書いた。彼女

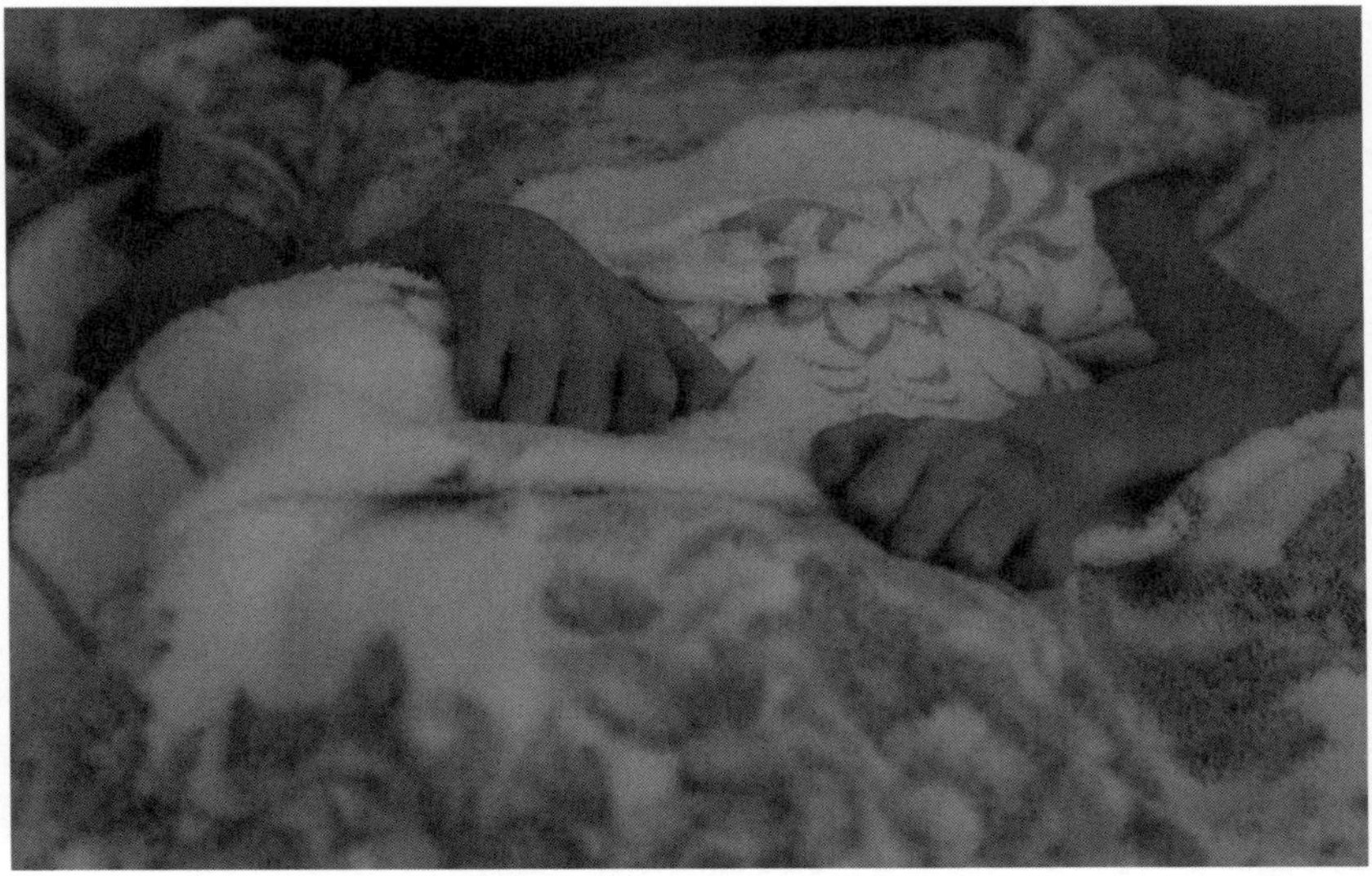

病気が進行すると手足がやせ細っていく

のきょうだい、おじ、おばなどがあちこちの病院に入院していた。手足がやせ細っていて進行性の筋萎縮症だとか、足がしびれ、歩行困難があるから脊椎分離症だとか、下痢と便秘を交互に繰り返すから過敏性大腸炎だ、などと診断されていた。七八人の親類の中で、二四人が病気を発症、そのうち一〇人はすでに亡くなっていた。下痢か歩行困難があるか、いずれもあるというのが、患者の共通の症状だった。女性は「例の病気」という表現をした。

中島は、荒尾市民病院に週一回、非常勤で診察に来ていた九州大学の先輩と話し、神経病が疑われると判断して、当時、九州大学医学部神経内科の助教授だった荒木淑郎（現在は熊本大学名誉教授）に相談することにした。二月末、中島は最初に診た女性患者と比較的元気だった二人の男性患者を連れ、自らが作成した彼らの家系図を持参して、福岡に荒木を訪ねた。荒木は一日がかりで三人を診察した。

荒木が診た男性患者の一人は当時四六歳。その男性は次のように症状を説明した。

四〇歳でインポテンツになり、四二歳で足の先がじんじんするようになった。アリに噛みつかれるようなチカッ、チカッという痛みがして夜、目を覚ますこともあった。その痛みが引くと、感覚が麻痺した。四三歳のときには、くるぶしから先の感覚がなくなった。四四歳で便秘と下痢を繰り返すようになる。一週間便秘したかと思うと、次の一週間は下痢という状態が続き、そのうちに尿失禁を起こし、歩行も困難になり、めまいや立ちくらみに襲われた。四五歳で手にしびれを感じ、そして、来院した。

荒木の目の前にいる男性は、四〇代だ。だが、やせ細り、皮膚は黒く、なめし革のようにかさついていた。荒木には、この男性が年老いた農夫のように見えた。色は黒いが、顔色は青白く、貧血があり、声がかすれていた。

荒木は血圧や反射、筋力などを次々に調べた。診察していくと、立つと急に血圧が下がる起立性の低血圧が出た。また、膝下の感覚が全くないこともわかった。冷たい、熱いを感じる温感、そして痛みを感じる痛感も失われていた。だが、深部の感覚や振動の感覚はあった。細い神経の末梢部分から侵されているようだった。症状は似ているようで、スモンとは違うと、荒木はその日のうちに直感した。患者に協力してもらって生体検査をすると、患者の末梢神経にガラスのような物質が付着していた。それが、特殊なたんぱく質アミロイドだった。

診察から一カ月後、中島のもとに荒木からはがきが届いた。「この病気は家族性アミロイドーシス（アミロイドポリニューロパシー）に違いない」。そこには、ポルトガルにも同じような病気があると書かれていた。

荒木のこの診断が、日本で初めてのFAPの診断例になった。

その直後から、荒木は患者の家を訪ね歩き、一家系の患者一〇人について調べた。患者たちは、発病後九カ月から最長一〇年、性別は男女半々で、年齢は三〇歳から四七歳。平均年齢は三七歳だった。

中島のところに最初に来た女性患者は、中島のところに来てから一年半後の一九六七年夏に三六歳で亡くなった。荒木は彼女の解剖をする。解剖すると、末梢神経、自律神経にアミロイドの付着があったが、中枢神経はほとんど侵されていなかった。荒木は一九六八年に東京で開かれた国際遺伝学会で、調べた一家系一〇人の患者について発表した。

それと相前後するように、中島とともに荒木を訪ねたほかの二人の患者も亡くなった。

中島は一九六七年に荒尾市で医院を開設。以降、FAP患者の往診をして、かかりつけ医の役割を担うことになる。中島によると、荒木が中島の連れていった患者にFAPという診断を下した後、九州大学の医局やほかの病院からも多くの関係者が、研究のために現地を訪れ、患者を訪問し始めた。志多田がＦＡＰの患者と濃密に接触するようになるのも、その後まもなくだ。

二分の一の確率で遺伝するＦＡＰには、二一世紀に入った現在でさえも、肝臓移植という対症療法はあっても、根治療法がない。当時はまして病気そのものの原因も診断法もまだ確立されていなかった。医師たちも、また患者たちも、それを支える志多田もいわば手探りの状態だった。志多田にとっては日常の患者とのかかわりだけでなく、研究のために訪れる医師たちとのかかわり、ときにはたたかいともいえるやりとりが、その活動の中核をなしていくことになる。

ＦＡＰの歴史

ここで少しＦＡＰの歴史をひもといてみよう。

ＦＡＰは一九五二年にポルトガルの、当時は無名の医師アンドラーデによって世界で初めて、独立疾患として報告された。アンドラーデは、ポルトガルのある漁村で古くから「足の病気」が地方病として存在していることに注目した。当時この病気はしばしば、脊髄空洞症、ハンセン病（らい）と診断されていた。彼は一〇年以上この病気について調べ、亡くなった患者の遺体を解剖して、アミロイドの沈着がある遺伝性の特異な病気であることを見つけた。アンドラーデは、その後も徹底した疫学的調査をして、一九七〇年までに一七三家系六九六症例を見いだした。

日本では、前述したように、アンドラーデの報告から一四年後の一九六六年に荒木が日本で初めてFAP患者の存在を熊本県荒尾市で確認した。だが、日本にはもうひとつのFAPの集積地があった。それは長野だった。

当時、東京女子医科大学の講師だった鬼頭昭三（現在は広島大学名誉教授）は、東京大学医学部の出身で、そのころ長野の浅間病院に月に一回神経内科の外来診療に通っていた。そのうち、東大の先輩が院長を務める佐久総合病院からも月に一度の診療の誘いがあり、頻繁に長野に足を運んでいた。

そんな一九七一年春、佐久総合病院の院長から鬼頭に「兄弟でスモンに罹患している患者がいる。これはスモンウイルス説を裏付けるものだろう。急いで診察して適切なアドバイスがほしい」との依頼があった。当時、スモンはキノホルム説とウイルス説が日本の医学界を二分し、激しい議論が交わされていた。

鬼頭がさっそく佐久病院に駆けつけ診察すると、すぐにスモンでないことがわかった。やせて、下痢と便秘を繰り返し、たちくらみがする症状で、鬼頭はアンドラーデが発見した家族性アミロイドーシスだろうと推定した。神経細胞をとって電子顕微鏡でみると、アミロイド繊維が付着していた。

このころ鬼頭は毎年、夏休みを利用して、東京女子医大の神経グループの医師と学生を連れ、長野県各地を巡回する無料検診を実施していた。その一九七一年夏の検診で、伊那市に住む三五歳の男性を診る。この男性は、やせこけ、激しい嘔吐を訴えていた。鬼頭はＦＡＰの疑いをもち、男性に東京女子医大に入院してもらった。調べたところ、見立て通り、やはりＦＡＰだった。翌七二年の夏も、鬼頭は長野市でＦＡＰの患者を診断することになる。鬼頭が出会ったＦＡＰの患者四人は、それぞれ現住所は違っていたが、出身地を調べると、長野県の小川村であることがわかった。そのころには、熊本県以外の新潟県や関東などからも症例が報告されており、それらの患者はほとんどがこの小川村の出身だった。そのことに気づいた鬼頭はアンドラーデが一漁村を中心にたどった道にならって、小川村を中心に信州を歩く決意をする。

七二年の夏の終わりころ、鬼頭は数人の共同研究者と小川村を初めて訪れた。美しい静かな山村。伊那市で出会った患者の生家を訪ねると、患者の兄という人が出てきた。この集落の組長でもあったこの人は、鬼頭たちをにこやかに迎えてくれた。検診をしたいという鬼頭らの依頼にも、農繁期を過ぎたときに、集落の人たちの検診を行う機会を設けると約束してくれた。

冬に近いころ、鬼頭らは再びその地を訪れた。泊まり込みで、検診会に集まった住民らを診察したが、高血圧はあるものの、ほとんどが健康な老人で、ＦＡＰ患者とみられる人はだれもいなかった。鬼頭は予想が外れたことにやや落胆しながら、山を下りた。ふもとの集落で、検診をしてきた集落について聞き込みをした。すると、相手はびっくりしたようにこんな発言をした。「あなたたちなんでそんなところに行ってきたの？　あそこは行っちゃいけない。お茶を出されても飲むなと言われている集落だ」「らい（ハンセン病）がたくさんいる。あそこは、らいの巣窟なんだから」と。つまり、その人の発言は、鬼頭らが訪ねた集落を中心とする地域がかつて、ハンセン病の多発地帯として周りから敬遠されていたことを教えてくれるものだった。鬼頭ははたと、アンドラーデがポルトガルの漁村の調査をしたときも、「らいの多い地域」として知られていたことを思い出した。

鬼頭は慌てて村に二軒しかなかった開業医を訪ねた。一人は何も語らなかった。もう一人の医師が語ったところによると、かつてハンセン病とみられる患者を長野市の病院に紹介したことを話し出した。その患者らは長野市の病院からその後、草津の療養所に送られた人が多かったという。その医師によると、徳川時代から「ハンセン病」患者がいたのではないかとのことだった。この地域は明治、大正から昭和初期にかけて、「ハンセン病」の悲劇の歴史があったのだ。自殺する人、「流浪らい」として消息を絶つ人、療養所に隔離される人が数多くいたという。

当時のハンセン病は、臨床的にらい菌を証明することなく、症状をみて診断されていた。ハンセン病とFAPの間には、臨床的な類似性がある。ハンセン病は子どものころの濃厚感染による親子間発病が多いが、それは、家族内での発生がみられる優性遺伝とよく似ていた。それが、現象としては同じにみられる原因となったのではないか、と鬼頭は考えた。

鬼頭は翌日長野県庁に赴き、小川村とその周辺からハンセン病療養所に収容された患者の名簿をみせてほしいと頼んだ。いまから考えれば、問題のある行動だが、当時は必死だったと鬼頭は振り返る。県庁には三日通い続けた。中には県庁前で座り込みをする女性医師も出てきた。根負けした県の担当者から何とかリストを手に入れた鬼頭らは、今度は群馬県草津の療養所を訪ねた。

院長は鬼頭らの訪問に不快感を示したが、医務課長の医師が話を聞くうちに理解を示してくれた。「我々も、らい菌を調べているわけではない。誤診しているとは思わないが、そこまで言うなら、見てもらったらいい」と病歴や患者の記録を見せることを承諾した。しかし、鬼頭らが目指した患者はすでに数日前に亡くなっていた。それでも、この患者の病歴、症状、写真などを見て鬼頭はFAPを確信した。さらに、亡くなった患者のカルテを見せてもらうと、次々とFAPとみられる症状が出てきた。かつて小川村のある地区に多くみられた「ハンセン病」は、実はハンセン病ではなく、FAPだったのだ。鬼頭は小川村で言われた「ハンセン病」の真実の姿が見えてきた気がした。

当時、小川村の人たちは、農閑期には地下鉄工事などに従事するために上京していることが多く、出稼ぎをしている彼らが在宅しているのは年末年始ぐらいだった。鬼頭らは東京女子医大のグループで一九七二年末から七三年の新年にかけて小川村とその周辺を歩いた。鬼頭によると、膝までの雪と厳しい寒さの中を、山腹や谷間に点在する農家を訪問するのは予想以上に大変だった。

待ち受けていた反発もまた厳しかった。中には訪問した鬼頭らに腹を立てる人もいた。頭から水をかけられたスタッフもいたほどだった。またある集落に車で入ると、鬼頭の来訪を告げる有線放送が流れた。「鬼頭には口を割るな」という合図だった。だが、鬼頭には、自分たちの訪問が彼らにつらい過去を思い出させているのだろう、と厳しくあたる村人の行動も理解できた。家族のだれかが具合が悪くなると、長野市周辺の病院を訪ねるが、しばらくすると車が来て、強制的に草津の療養所に連れて行かれたという過去。そして差別されてきた歴史。それを思えば、激しい反発があるのも仕方ない。それでも、家の中に招き入れ、鬼頭らの話に耳を傾け、口を開く人もいた。

その過程で鬼頭は患者と患者家族が体験してきたさまざまなことを聞いた。ハンセン病患者とみられ、村八分にされた家。「流浪らい」になった人。将来を悲観して自ら命を絶った患者。男性に早期の症状として出てくるインポテンツのため、性欲はあるが性交ができず、妻がほかの男性と関係をもったことを知って自殺した男性。見切りをつけられ離婚された患者。悲惨な歴史をもった病気だった。鬼頭は、患者やその家族がどれほどのつらい日々を送って来たのか、と思いながら、疫学調査を続けた。

こうした地道な調査と、さらに、亡くなった患者の解剖などを経て、七三年の夏までに、鬼頭は小川村を中心にした二一家系一五四例のＦＡＰの存在を確認、これがポルトガルに次ぐ世界第二位のＦＡＰの大集団であることを発表した。鬼頭はその後も現地に通い続け、一九八五年までに三八家系二八〇症例を見いだす。

日本では、熊本での荒木の調査とこの鬼頭の発表を経て、一九七五年にはＦＡＰを含む「アミロイドーシス」を対象にした厚生省による調査研究事業が始まった。

鬼頭によると、それまでにＦＡＰ患者に下されていた診断名は、ハンセン病、スモン、神経梅毒、椎間板ヘルニア、脊椎管狭窄症、進行性筋萎縮症、進行性筋ジストロフィー、レイノー病、シャルコー・マリー・トゥース病、凍瘡、刺激性大腸、胃かいよう、心不全、慢性腎炎、脚気、脊髄空洞症、自律神経不安定症、心因性嘔吐、脊髄腫瘍、多発性硬化症、脳腫瘍などだった。発症年齢も一七歳から六五歳と広い範囲にわたっており、このころまでの患者はＦＡＰの存在を知らなかった医師によって似たような症状のある病名をつけられ、亡くなっていたのが現実だった。

日本ではなぜ熊本と長野の限られた地域にＦＡＰが多いのだろう。世界でＦＡＰ患者がいるのは、最大集団のポルトガルのほか、スウェーデン、北米、ブラジル、アフリカ、西ヨーロッパだが、いずれもポルトガル人が移住した経緯があるため、ポルトガルがＦＡＰの源ではないかと言われている。しかし、スウェーデンは遺伝子をもっていても発症する年齢が五〇代後半と遅く、また主症状も起立性低血圧や感覚麻痺で、ポルトガルとは大きく異なる。スウェーデンとポルトガルの関連は不明だという。

鬼頭によると、長野のＦＡＰ患者の集団の源は木曾義仲とその一族の末裔であるという。木曾義仲が都で討たれた後、一族郎党が源頼朝による追討を逃れて長野県小川村を中心とする地域に移り住み、林業、農業などに従事しつつ、その子孫は武士としての再興の時節到来を待ったと考えられている。戦国時代に入り、鉄砲に対する過剰な信頼が日本国内に広まった結果、小川村の人々が九州からポルトガル人を招聘して鉄砲の製法を習った史実が記録にあるという。その機会に、ポルトガル人が小川村の女性との間に子どもをもうけ、小川村でのＦＡＰの最初の患者になったのではないか、と鬼頭は推察する。かつては外部との交流が少なかったため、長野の山間部で世界第二の規模の患者集団ができたと考えられる。鬼頭は世界一家系説を唱えた。

鬼頭が見いだした長野県小川村に次ぐ日本で二番目のＦＡＰの集積地が、志多田のふるさと、熊本県荒尾市だ。荒尾市になぜ多いのか。鬼頭の説に従うなら、戦国末期、ポルトガルなどヨーロッパの人びとが交易のために九州に上陸したのがきっかけと考えられるが、それはよくわかっていない。志多田が次女の出産をきっかけにふるさとに戻り、倒れた姉と兄の世話に追われていた一九七五年秋、熊本県議会でＦＡＰ患者に対する福祉的援助について一般質問が行われた。

ＦＡＰの中でももっとも多いタイプの初期症状は、足先のしびれのほか、下痢と便秘が交互に起こる。男性ではインポテンツも多くみられる。その後、手足の先が温度や痛みを感じなくなり、筋力の低下や筋萎縮が起こる。下痢と便秘の症状も進むと、食べたものがそのまま出る下痢の状態が続くようになる。そうなると、栄養が十分にとれず、やせ細っていく。また、起立性低血圧も激しく、立ち上がったときに著しく低血圧となって意識を失うこともある。そのほか、汗をかかなくなる、涙が出なくなる、唾液が出なくなるなどの症状が出てくる。アミロイドは心臓にもたまるため、不整脈が生じる。また腎機能にも障害が出る。目にもアミロイドがたまるため、緑内障を起こしたり、乾燥性角結膜、角膜潰瘍などになったりすることもあり、放置すれば失明にもつながる。発症はおもに三〇歳前後で、発症して一〇年から一五年で死に至ることが多い。

頭ははっきりしているが、手足が動かなくなって歩けなくなり、やせ細って下痢を繰り返す症状が、この病気のもつ悲惨さだ、と志多田は指摘する。働き盛りでこの病気で倒れれば、一家の収入が減り、治療、介護にも金がかかり、経済的に追いつめられる。七五年に熊本県議会で質問した県議は、患者への救済措置を考えてほしいと訴えた。

その後、地元紙の『熊本日日新聞』では、県議の訴えが詳しく報じられた。

「私の友人ですね——これは昔からの友人でありますが——この人が大体年の四〇を越したぐらいからだんだん衰弱していきました。そして、この二、三年が非常にひどく、会うたびにやせ細ってしまいまして、いま、失礼な言い方なんですが、シャクトリムシが歩くようなかっこうで朝の散歩をなさっておるわけです。それももう、つえをついても大変なんです。いま私が、ここでみなさん方に訴えておるときに、もう立てぬかもわかりません。非常に進行が激しいんですよ。早いんです……」

「これにかかるや、一家の悲惨は目を覆うものがあります。治療費が大体三二万円と言われます。ところが、完全看護の病院に参りましても、はっとした瞬間にどうしても間に合わない。大の男が廊下で漏らして一人泣いておる姿を見たときに私たちの胸のふさがる思いがいたします。ご主人はいままで発表してくれるなということでございました。私は、きのう、参りました。お互い、いろいろ話し合いまして、ほかの患者を救うためにも発表して、行政の救済を求めなきゃならぬということになったわけであります……」

隠れるように過ごしてきた患者の姿が浮き彫りになる。県議が質問したこの年にはFAPは「アミロイドーシス」のひとつとして厚生省の調査研究疾患の対象になっている。県議は、その後、知事とともに厚生省に陳情にも行った。その甲斐もあってだろう。一九七九年には「アミロイドーシス」は治療研究の対象疾患（特定疾患）に認定され、医療費が公費負担されることになる。

きょうだいたちの死

一方、最初に倒れた志多田の姉は、志多田の懸命な看病で、数年後には伝え歩きでトイレまで行けるようになった。相変わらず言葉を発することはできなかったが、新聞を読むまでに回復。だが、その後、だんだん再び歩けなくなり、おむつをするようになる。当時、紙おむつはない。志多田は布でおむつを作り、洗濯に追われた。床ずれも広がり、褥瘡《じょくそう》になった部分の皮膚を切っては消毒するという手当が繰り返された。

志多田の生活費は、両親とそして長兄が号令をかけてきょうだいたちから集められていた。とにかく姉の病状をなんとかしたいと志多田は、看病、介護を続けたが、治療といっても点滴をするだけで、姉は一九七六年夏に息を引き取った。四三歳だった。

同じく入院していた次男の兄にとっては妹にあたる五女の姉の死は、ショックだと思い、志多田はその事実を兄には伝えないようにしていた。しかし、入院していた病院の看護師が、志多田の知らぬ間にその死を伝えていた。二カ月後、四五歳だった兄も、最初に逝った姉を追うようにこの世を去った。

そのころには、今度は四女の姉が体調を崩していた。死産したのをきっかけに夫婦関係が壊れ、病気も発症していた。最初のころは志多田は病院前のバス停で姉が下りてくるのを待ち、診察に付き添っていたが、姉はだんだんと歩くこともままならなくなり、病院の近くに暮らす志多田の家に引き取った。

姉の世話をするのに大変だったのは、姉が体の温感を失っていたことだった。お風呂に連れていき、体を洗って湯船に入れるが、湯が熱くても、胸のあたりまで湯がこないとわからなかった。やけどをしないようにするのに気を遣った。寒いといって、ストーブにあたり、足や背中をやけどすることもあった。熱さや痛みを感じないというのがこの病気の特徴でもある。

また、もうひとつの特徴が下痢。これにも悩まされた。ポータブルのトイレをベッドの横に置いていたが、便意をもよおしてからすぐに流れるような下痢をする。間に合わないこともたびたびだった。わかめなどは食べたまま、消化もされず、そのまま出てきた。薬の錠剤もそのままの形で便の中に押し流されてきた。

診断名は「多発性神経炎」。姉は「世話になるねえ」とよく言った。「きょうだいだから、当たり前やんねん」。志多田は笑ってそう答えた。

姉を引き取ってから、ある大学の二人の医師が、地元の医師の中島の紹介で志多田を訪ねてきた。姉を診察したい、ということだった。このころには、ＦＡＰの診断法や原因を探るため各大学が競争するように患者を訪ねて来ていた。

志多田のところに来た医師は、やせ細った姉のパジャマの襟を開き、体に触って診察した。だが、終わった後、やおら、汚いものでも払い落とすように手をパンパンとはたいた。医師にどんな気持ちがあったかはわからない。だが、それを見た志多田は烈火のごとく怒った。

「汚いものを診察するような態度をとるなら、来ていらん。診察なんかするな！」

患者の気持ちを考えると、志多田にはこの医師の行動が許せなかった。

ほかの医師は、ペースメーカーを入れた方がいいのではないか、と言い出した。だが、それにはかなりのお金がかかるという。確かにペースメーカーを入れた方がいいのかもしれないが、患者には患者の抱える経済状況がある。それが可能かどうかもわからないまま、無神経に言われても、経済的につけることが無理な場合は余計に患者を落胆させてしまう。医師としては悪気はなく、その患者に必要だと考えられる医学的な対応方法を告げただけなのだろうが、患者の状況を知らないで勝手なことを言わないでほしいと志多田は率直に思った。

姉には、足に大きな座りダコのようなものができていた。それは大きくて、中から水のようなものが出てくる。傷口をふさいでもふさいでも出てくるが、姉は痛がりも、かゆがりもしない状態だった。ＦＡＰ患者にみられる難治性の潰瘍だった。ほかの大学の医師が訪ねてきて、その写真を撮っていった。

この姉も一九七七年に亡くなる。四九歳だった。志多田は、病院に入って機械につながれて死ぬのではなく、きょうだいたちと会って、人間らしく逝ってほしい、と願っていた。だから、最期は志多田の自宅で迎えた。次々に訪ねてくるきょうだいの姿に、姉は「今日はなにかあっとかい？みんなが来んねぇ」と言って、亡くなっていった。きょうだいに囲まれ、妹の志多田に見守られて姉は天国に旅立った。死を止めることのできない志多田が、姉のためにできる最大限のことだった。

「患者を人間として扱ってほしい」

その後、六女の姉、三男の兄も次々と倒れ、それぞれ五一歳と四六歳で亡くなる。次々と倒れる兄姉の姿に、志多田の不安は募った。次は自分じゃないか、と。病気になったら、離婚してしまった自分の子どもの世話はだれがみてくれるのか。悶々と一人で悩んだ。不安で不安で仕方なかった。悩み続けた。だからこそ、他人に手が出た。しかも、具合が悪くなっているのは、地域で知ってい
る顔見知りの人たちだ。志多田は病院のベッドにいる彼らのもとに顔を出すようになる。だれに頼まれたわけでもない。だが、志多田が兄姉のところに毎日顔を出すうちに気づいたのだが、患者の半数には家族の見舞いも親族の見舞いもなかった。見舞いがある人でも月に一、二回程度。患者は小さな子どもを抱えて入院している母親だったり、兄弟がともに入院していたりした。独身の男性も多かった。親のどちらかは同じ病気で亡くなっているから、親が再婚した人が多い。だからなのか、見舞いが少ない。見舞いがないのはさびしいだろうと、そういう患者のところに、志多田は出かけていった。

患者たちは思うように動かない自分の体にいらだち、また家族から見放され、心も深く傷ついている人が多かった。だから、顔見知りとはいえ、すぐには志多田を受け入れなかった。志多田は、朝、「おはよう」と彼らのもとに元気に入っていき、「今日は天気ばい」とカーテンを開ける。そんなつきあいから始めた。

患者の病室に出入りするようになると、今度は看護師に受け入れてもらわなくてはならない。看護師が点滴をしようと、容器や機具を置きにきた後、ときどき、別の患者に呼ばれて席を外すことがある。そうしたとき、志多田は点滴の容器や管を所定の場所にかけたり、患者の腕をまくったり

して、あとは、看護師が針を刺すだけという状態にしておいた。忙しい看護師にとっては大助かりだ。その後、病室に戻って来た看護師はにっこり笑って処置をして病室を出て行く。計算をしたわけではないが、そんなことをしながら、志多田は病室に入り込んでいった。

当時を知る元看護師の伊藤美保子は、常に病院内を走り回っていた志多田のことを覚えている。志多田の姉が入院していたのは六人部屋だったが、志多田は、高血圧やがんを患う姉以外の患者の世話もしていた。点滴が終われば、「点滴が終わったばい」と看護師に連絡しにきた。「甘えちゃいけないけれど、すごく助かった」と伊藤は振り返る。

伊藤によると、当時は看護師たちにもFAPについての認識はなく、FAPの患者だからこその配慮は全くなかった。感染病ではないが、患者に触るとうつると思っていた人も少なくなかった。伊藤自身、手足がやせ細っている患者から「あんたぁ、私に触るとうつるよ」と言われたことがあった。当時は、下痢をすれば下痢止め、便秘をすればお通じをよくする薬、というような対症療法しかなかった。

医師が「治りませんよ」と患者に言うと、それに対して志多田は「心がない。いまの言い方は何か?」と食ってかかった。患者が言えないことを、志多田が医師に向かって口にした。「手八丁口八丁でボランティアをしていた。研修医や病院に来たばかりの若い医師は、こんなふつうのおばさんになぜ医師がぺこぺこするのかと思っていたのではないか」と伊藤は言う。

内科病棟では、志多田の存在は医師にも看護師にも受け入れられていく。「だって、そんな人はいなかった。我がきょうだいならわかるけど、他人まで助けてくれる。部屋の患者のことまでも文句を言ってくる。手を抜いた看護をすると、それこそ、本当に怒ってきた。しかも、それは、自分の姉だけじゃなくて、ほかの患者にもみな平等だったから」と伊藤。

そうして病室を飛び回る志多田に、ＦＡＰ患者の中にも心の内を話す人が出てくるようになる。たとえば、三〇代だった独身男性。やせ細った体で、「僕には家族がいない」とさびしそうに語り出した。実際、見舞いにくる人はいなかった。ところが、彼が危篤状態になると、何十人もの親類が三日の間に病室を訪ねてきた。「話せるときに来てほしかった」と志多田は心底思った。孤独な思いを抱え、亡くなっていった患者。それは彼だけではなかった。何人もの患者が、同じようにさびしい思いを抱えて亡くなった。

「患者が人間扱いされていない」。志多田はそう感じた。「人間として、あんな最期はない」。その思いが、患者とともに歩むその後の志多田の原点になった。

志多田は「この病気の悲惨さが、私を患者さんに向かわせた」という。志多田に言わせると、年をとっておむつをするのは当たり前。だが、若い子がなぜ、おむつをしなくてはならないのか。患者たちからそのいらだちやつらさ、もって行き場のない思いを口にされたとき、何も説明できない、答えられない自分がいた。世間でもひそひそと陰口をたたかれ、やっと安心できると思って入ってきた病院でも、患者は安らかではない、と志多田は感じていた。

当時は、看護師が病室に来て、患者に向かって病歴を聞いた。両親や親戚はどういう病気で何年に亡くなったのか、など同室の人には知られたくないことを聞かれ、言葉に窮している患者も少なくなかった。

「おれは石ころじゃなか」。三〇歳で亡くなった男性患者は、志多田にこう漏らした。

「患者を人間として扱ってほしい」という志多田の思いは、医師や看護師に向いた。入院患者はほとんどが六人部屋に入っていた。同じ部屋にいれば、担当医師が頻繁に訪ねてくる患者とそうでない患者はすぐにわかる。有効な治療法はなく、ただ衰えていくのを診ている形のＦＡＰの患者は当然、後者だった。患者のあきらめ、落胆ぶりがわかった。「どうせ治る病気じゃない」という思いが医師の態度から見て取れた。それは看護師も同じだった。点滴がはずれて液がもれているようなこともある。だが、看護師がそれに全く気づかない。志多田には「ＦＡＰ患者はすぐに死にはしないので放っておけばいい」という感じにしかとれなかった。医師や看護師にそんな気持ちがあったかはわからない。だが、患者にしてみれば、そう思えてしまうことが、志多田は問題だと思った。そのたびに、看護師を呼びつけて、叱責し、医師に対しては、一日一回、患者のところに来て、同じ目の高さで話してくれるように求めた。

ＦＡＰの患者は三〇代、四〇代で激しい下痢をする。当然、部屋にはその臭いがたちのぼっていく。同室の入院患者がその臭いを嫌がる様子に気づき、ＦＡＰの患者は下痢をするたびに心を痛める。毎日のことだから、患者の気兼ねは積み重なっていく。

伊藤によると、最初、患者は下痢をしても黙っていることが多かったという。おむつを換えるかどうか看護師が聞かないと「換える」と言い出さなかった。遠慮してブザーも押さなかったのだ。妻が見舞いに来ても、何も言い出せず、また妻も何も聞かずに帰ってしまうケースもあった。看護師の知らないところで、ＦＡＰ患者たちは同室の患者たちから「臭い」と言われていた、ということを後で知った。

下痢をした患者が、看護師を呼ぶブザーを押すようになっても、黙ってブザーを押すだけだ。恥ずかしいから大きな声で看護師を呼ぶことはない。病室に来た看護師に「下痢をしたので」と弱々しく語ると、看護師は「はい」と言って、ナースセンターにゴム手袋を取りに出て行く。対応が遅ければ、臭いはたちまち部屋に充満していく。見かねた志多田は、看護師が戻ってくる前に素手で大便をかき集め、おむつを換えた。

ＦＡＰ患者の下痢は激しい。おむつがすでに水分をこれでもかというほど吸ってふくらみ、液体状の便の中に体が浮いているような状態になる。患者が立とうものなら、便がおむつの間から流れ出てくる。どれほど不快だろうかと志多田は思うのだ。すぐに換えてあげたい。ただ、その気持ちだけで動いていた。

ＦＡＰ患者のベッドには、ビニールがしかれ、その上にシーツをかけてあった。そして、患者は布おむつをする。志多田は汚れたおむつも素手で洗った。「そこにほんの少しの真心があるかどうか。私は仕事じゃないからできた」と志多田は言う。ビニールの敷布を二人がかりでもたないと便が流れ落ちる。志多田が患者を抱え、看護師が二人がかりで敷布を取り換えた。

だが、こういう志多田の存在は、現場の看護師にとってみれば煙たい存在と感じる人もいる。志多田は「私たちの仕事をとらないでほしい」と看護師に面と向かって言われたこともある。医師からも「あんなことされると看護師が迷惑だから、手を引いてくれ」と懇願された。だが、志多田は「看護師のやらないことをやっているだけだ」と突っぱねた。

患者にとって何が救いだろうか。たわいもない話をしたときに、患者がふと見せる笑顔。そう、笑顔が出ることはひとつの救いだ。志多田は「私と話すことで、一〇分でも二〇分でも心が安らいでくれるなら」との思いを胸に病室に通い続けた。

患者が心を開くとき

だが、患者が心を開くのはそう簡単ではない。本当に志多田を信用できるのか、最初は疑心暗鬼だ。体だけでなく、心が深く傷ついた患者はさまざまな屈折した思いを抱えている。志多田自身を理解してもらうしかない。志多田は裸でぶつかっていった。

たとえば、ある独身の男性患者は、家族に恵まれず、病室を訪れる人はいなかった。この病気になって自分は捨てられた、との気持ちが強かった人だ。志多田が病室に出入りするようになると、さまざまな要求をしてくるようになった。朝、志多田が顔を出すと、ベッドの横にメモが置いてある。「洗濯をして」「〇〇を食べたい」などと書いてある。できる限り、志多田は対応するが、忙しくてできないこともある。「ほかにすることがあるから、ちょっと待っていて」と病室を出て行こうとすると、この男性は「お前、なんでもするって言ったやないか！」と志多田に食ってかかってきた。

そんな患者に志多田はこう言う。

「やらんとは言ってない！　私はいまは忙しいから、あっちに行くと言っているだけやろ。私はあんたの召使いでも、女中でもない!!」

すると、この男性は「ごめん」という言葉をぼそっと口にする。しかし、志多田はさらにこう付け加える。「『ごめん』というなら、偉そうなことを言うな。家族も来ないところに来ている。そんなに言うなら、もう来ん」と。

男性はその言葉にも負けず、「いやだ、明日も来て」と言うのだ。もちろん志多田は翌日も、この患者を訪ねる。こんなやりとりをした後は、一週間はおとなしくしているが、そのうちにまた同じようなやりとりが始まる。それが延々と繰り返される。

志多田は言う。「患者さんはだれも信じられなくなっているから、最初はこうしたやりとりの繰り返し。不安だから食ってかかってくるんよ。信用していいのかって。こっちにしてみたら、当たって砕けろという気持ちだった。だって、私は裸。向こうは洋服を何枚も着ているから、それをやりとりしながら一枚一枚、はいでいく感じ」

志多田の患者とのやりとりは、感情任せではない。患者が自分を守るために、無意識のうちにまとったバリアを一枚一枚はがすために、怒ったり、しかったり、優しい言葉をかけたり、その場その場で心から対応する。そうした本音のやりとりを経て、三カ月もすると、患者は次第に自分の生い立ちを話し始める。志多田のことがわかると、落ち着いていく。

志多田は患者を理解するには、患者の生い立ちや家族関係を知らないと難しいと思っている。特に、遺伝病であるＦＡＰの場合、病気は患者一人だけの問題ではない。親きょうだい、そして子どもが深く関係してくる。志多田は、経済状況や家族関係などを把握して患者とつきあうことが重要だと感じてきた。

「男は食ってかかってくることが多いから、打ち解けるのも早いが、女は言わないから難しい。すごく時間がかかった。本当の気持ちを話してくれるのに、何年もかかった人もおるよ」と志多田は振り返る。「他人と思って接したらできない。同情で始まったら同情で終わる。こちらが我が子だと思って誠心誠意やれば、相手にも絶対通じる」

こうして、患者は志多田の来訪を心待ちにするようになっていく。

看護師の伊藤によると、入院患者が外泊をして病院に戻ってくると、やけどをして帰ってくることが多かった。手足の温感が鈍っているから、ストーブにあたっていてやけどをしても気づかなかったり、料理をしていて手にやけどをしても感じなかったりするからだ。見るからに落ち込んで帰ってくる患者に、志多田は話しかけていく。その姿に伊藤は尊敬の念を抱いた。

以前は、ＦＡＰの患者はよほど悪い状態にならない限り入院してこなかった。入院するということは、病気のことを世間に知られ、表に出すことになるから、患者や家族はできる限りそれを避けようとしていた。だが、世話ができなくなるほど患者の状態が悪くなると、入院する。ただ、そのときは、患者も家族も警戒心を丸出しで、目が泳いでいる人が多かったという。うつ状態の患者も少なくなかった。そんな患者のもとに、志多田は毎日、通った。

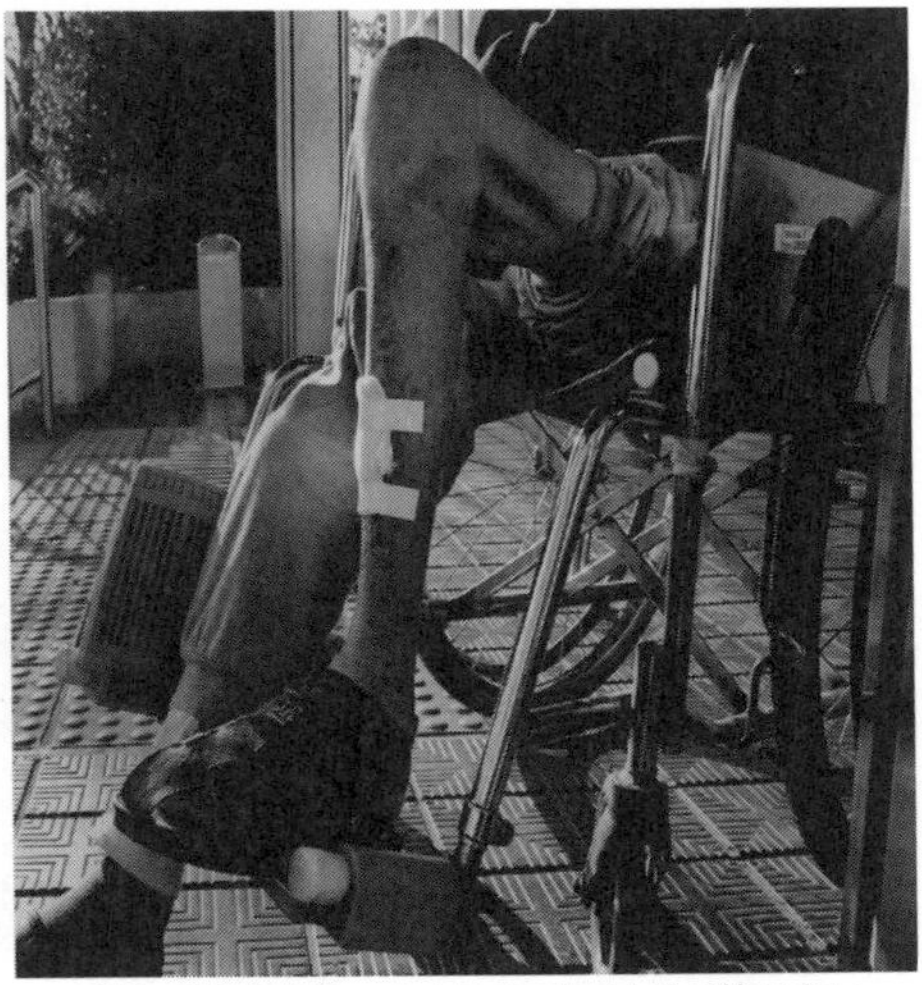
手足の温感が鈍ってくるのでやけどが絶えない

治る病気ではないが、毎日毎日の会話の積み重ね、あるいは言葉の交換、身の回りの世話を通して、患者は変わっていく。しばらくすると、患者の落ち込んでいた表情に、笑顔が混じる日が訪れる。伊藤は「志多田さんのお手伝いで、FAP患者さんと多く接するようになって、看護師として小さな看護に気づくようになった」と言う。「志多田さんは患者の心を動かしている。本当は看護師の仕事なのに、なぜ志多田さんにできて、私にできないのかと思ったこともあるほど。でも、志多田さんは真心でやっていた。横からみていて医者よりも、看護師よりも、心は上だった。だから患者さんは死ぬときに、『死にたくない』じゃなくて、『おばちゃん、ありがとう』って死んでいった」

当時は、患者の着るゆかたや、タオル、おむつなどを用意しない家族も少なくなかった。そういう患者には、志多田がおむつを縫い、身の回りのものを用意した。

院長回診があるときは、ほかの病気の患者はきれいなパジャマに着替え、ベッドの上に正座をして待っていた。ところが、志多田が世話を始めたころ、FAPの患者は破れたパジャマを着ていることが多かった。見るに見かねた志多田は、自宅からはもちろん、知人にも声をかけてゆかたを集め、きれいに洗濯して、患者に着せた。ゆかたが古くなれば、切っておむつにした。当時は、志多田に言わせると、生活が苦しく、人のものを失敬して使うような時代だった。おむつカバーを屋上に干し、夕方、暗くなってから取りに行くと、もう洗濯物はだれかに盗られ、そこにはなかった。病院の下駄箱にくつを入れ、スリッパに履き替えて病室に入っていると、午後五時すぎに帰ろうと下駄箱に行くと、志多田のくつは消えていた。仕方なくスリッパで帰宅したことが何回もあった。

そんな時代に、志多田は、奔走し、物心両面で患者を支えた。

病院の中を歩きまわって患者を支える志多田の姿を見ていた市役所の職員がいた。そのときは転勤で病院勤務をしていた人だった。その人は、きょうだいが亡くなった後もＦＡＰ患者の世話を続ける志多田が生活保護を受けられるように手配してくれた。志多田のしていることを重要だと感じてくれたのだろう。志多田は毎日病院に通い、ＦＡＰ患者の世話を続けた。志多田は「使命感なんてない。ただ、患者の笑顔を見たくて行っていただけ」と言うが、「おばさん、ありがとうねえ」という患者の言葉が何よりも志多田にとってはうれしかった。

家庭訪問——自宅で息をひそめて暮らす患者たち

そのうち入院していた患者から、自宅で隠れるように暮らす患者がいることを教えてもらった。「あそこにも、ここにもおらす」と。入院患者が次々と亡くなって減ってきたこともあり、自宅にいる患者はもっと孤立しているかもしれない、と志多田は家庭訪問を始めた。自転車であちこちの家を回った。

最初に家庭訪問をしたのは、夏も終わり、秋の気配が出てきたころだった。ある家に歩いて行った。玄関先で「こんにちは」と志多田らが声をかけると、「何のご用でしょうか」という声が返ってきた。「お宅に自宅療養をされている方がいないですか。話だけでも聞かせてもらえませんか」

などと話を切り出すが、「そういう人はいません」と玄関をぴしゃりと閉められた。

拒否を覚悟していた志多田にとっては、当然の反応と受け止めることができた。「はい、ここは一回目だからね」。そう言いながら次を回った。「はい、どうぞ」なんてすぐに言われる方がおかしい。そう自分に言い聞かせた。

水まきをしている相手から水をかけられたこともある。意図的だったかどうかはわからないが、「あら、すみません」と言われると、志多田は「いいんですよ」と笑顔で応対した。試されているのかもしれないと思った。

断られても断られても一週間に一回ぐらいずつ訪ねていった。三回目ぐらいになると、自宅で療養している患者が窓越しにこちらを見ている姿を見かけるようになる。さらに訪問を続け、一カ月ぐらいすると、中に上げてくれる家も出てくる。すると、出されたお茶を前に、志多田は、自分の過去を話し出すのだ。きょうだいが亡くなっていること、自分もこの病気になる可能性があること、家にいては治る病気も治らないことなどを切々と訴えた。「とにかく話を聞かせてもらいたい。私一人が頑張ってもできることはたかが知れている。何が大切なのか。どんなことに困っているのかとにかく知りたい」と。

そんな話を家の人としていると、患者が家の奥から出てくる。そのとき、志多田は患者の手や足を触りながら、話をする。「どこでもいいから患者さんの体に触ることが大切。相手のぬくもりを感じてくれたら心を開いてくれるものよ」と志多田は言う。「これは病院に出入りして学んできたことね」と笑う。

家族は拒否しても患者はだれかと話したいという思いを抱いていた、と志多田は言う。志多田は患者と接すると、手を握り、足を触りながら話をした。最初は志多田をじっと見つめる患者が多かった。三回、四回と回を重ねるうちに患者は志多田に話をし始める。

自宅に隠れるように生活していた患者に、志多田は外の空気に触れてもらおうとした。外の風を感じ、太陽を浴びてもらいたかった。あるときは、庭先の花を見つけ、「この花はなんて言うの？」などと言いながら、あるときは自らたばこを吸うといって外に出て、患者を自宅の庭に連れ出した。

下痢を繰り返し、歩くこともままならなくなっていく患者たちは、自分の世話をする家族へ気兼ねしていた。世話をかけることに負い目を感じていた。その気持ちを察した志多田は彼らに、なんでもいいからひとつでも自分にできることをしてみたら、とアドバイスした。朝お湯をわかす、お風呂のそうじをする、庭の花を飾る、なんでもいいからやってみようと持ちかけた。家族の一員として認めてもらいたい、家族の中で役に立ちたいという患者の気持ちが志多田には痛いほどよくわかったからだ。「そりゃあ、人間として生まれ、だれかの役に立ちたいというのは当然のことだからね」

自宅療養の患者は、基本的には外出を控えていた。しかも市民病院には行かない人が多かった。

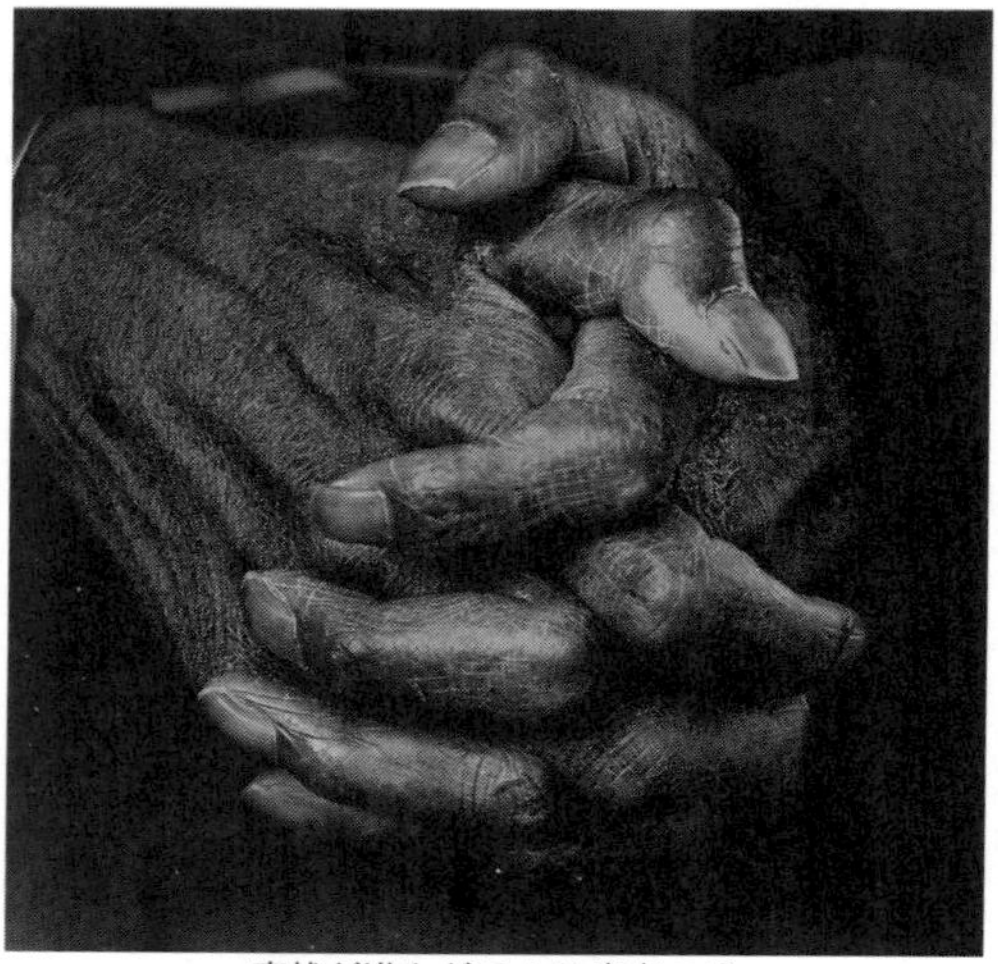

症状が進んだＦＡＰ患者の手

病名を言われるから行かない、と患者も家族も決め込んでいるようだった。そこを、志多田は市民病院は総合病院だから、全部の科がそろっているからと言って、市民病院に行くように促していった。

「おばさん、病院に行って治っとか？」

ある男性患者が聞いてきた。三〇代で独身だ。「治るかどうかはわからないけど、病院に行けば仲間がおるよ。仲間と話せば楽しいよ」。志多田はそう答える。そのやりとりを何回も何回も続けた。

また、その後、ＦＡＰの研究を進めていた熊本大学の医師らとの関係が深まってからは、志多田は、熊本大学の医師を患者の家に連れていった。熊本大学は市民病院に医師を派遣していた。医師に頼み込んでの行動だが、志多田にとっては「こうやって頑張って研究している先生もいるから、患者も頑張ろう」というメッセージを込めていた。医師には診察ではなく、話を聞くことから始めようと、勤務が終わってから熊本大学から来てもらい、夜、患者の家を回って話を聞いてもらうこともした。患者の家族たちも夜なら訪問してもいいと受け入れた。昼間はだれかが来ていると近所に知られるから嫌だが、夜ならいいというのだ。それでも、患者の家に行くときは、医師らが乗ってきた車は、はるか遠くに止め、歩いて患者宅を訪ねた。志多田はそのどれにもつきあった。「こういう先生が市民病院に診察に来てくれているならば、市民病院に行ってみようか」。患者がそんな気になってくれることを祈ってのことだった。

自宅にいた患者たちはみな孤立していた。長い一日を不自由な体を抱え、どんな思いで生活しているのだろう。若い青年たちが多かった。何とかせなあ、何とかしよう、それが志多田の思いだった。だれに教えてもらったわけではない。志多田は手探りで進み続けた。

志多田が自転車を患者の家の前に止めて玄関を入っていくと、帰るときには、自転車が小屋の中に入れられていたこともたびたびだった。患者の家族がだれかが来ていることを近所に知られないようにするためだ。

ある家では、年配の女性からこう言われた。「あんたも子がおる。家族もあるやろ。ほっといた方がいいんじゃないの」と。またほかの家では、「なんであんたがかかわっているのか？　あんたのところは違うだろ」と言われた。志多田が「関係者じゃないとできんと？」と返すと、「そういうことじゃないが、なぜあんたが……」と言葉を濁した。志多田は、嫌みで言う人だけでなく、親切で言ってくれる人がいることもわかった。志多田の家もＦＡＰの家系と見られ、子どもたちの結婚にさわるのではないか、と心配してくれていたのだ。

だが、志多田は拒否されればされるほど、とことん通った。反発が強い患者や家族ほど、思いが通じたときは、反応が激しかった。「やっとわかってくれる人が出てきた」と涙を流す人もいた。「あんたに何がわかる? 第三者なのに」と当初はけんか腰だった人が、泣いて「真実を話せる人が出てきた。ありがとう」と言ったこともある。

家々を回りながら、志多田は遺伝病というのはここまで人々を追いつめるのか、と思った。社会や医学界でタブー視され、ほとんどの人が手を出さなかったということが、初めて理解できたように感じた。一九七九年にはFAPは特定疾患に指定され、医療費が公的に援助されるようになった。少しでも助かるだろうと、特定疾患の認定を受けるようにと薦めても、決してそれを受け入れない家もあった。遺伝病ということが外にわかってしまうことをとにかく恐れる人たちだった。

志多田は患者の家で、患者と話をするだけでなく、その家の状況に応じ、いまでいうホームヘルパーの仕事もした。昼間に一人自宅に残された患者宅には「あんたのお母さんだったら何をするかねえ」と言いながら家に入り、「お線香をあげようね」「炊事場の皿を洗おうね」「洗濯機の様子を見ようね」などと一人声を上げながら、歩きまわった。ベッドに寝ている患者はそれを聞き、時間を過ごした。そして、いつしか、患者は志多田の訪問を心待ちにするようになる。

志多田の患者への心遣いは並大抵ではない。患者がおなかが痛いと言い出すと、ベッドの横に置いておいたポータブルのトイレに座らせ、志多田自身は何食わぬ顔でたばこを吸う。患者は下痢のような便を出すため、すぐに臭いが立ち込めるが、志多田は知らん顔をしたまま、患者が終わったというのを待つ。便を出し終わったら、尻を拭き、おむつを換えて患者を寝かせ、それから、ゆっくりと窓を開けるのだ。「臭い、と言ってすぐに窓を開けてしまったら患者さんが気兼ねして、ゆっくり用を足すこともできないからね」。そうした細やかな気遣いが患者の心を開いていった。

寒い季節になると、患者たちは温風ヒーターやストーブに背中を向けたり、足を向けたりして暖を取る。しかし、症状が進むと腰から下の感覚がなくなり、やけどにも気がつかない。連絡が入って、志多田が駆けつけると、足の指が溶けていた、ということもあった。やけどで結局足の指を全部切断した。車いすの車輪に足がはさまれても、痛さを感じないために気づかないこともしばしばだ。寒くなってくると、志多田は「ヒーターの前には座るな」「ヒーターから離れろ」と言いながら一軒一軒を歩いた。一度やけどや水ぶくれになると、治りも悪く、傷が治るには三カ月を要した。食べても流れるような下痢として出てしまうから、栄養が足りず、治癒力が低いのだ。毎年毎年、志多田は患者に、ヒーターにあまり近づくな、ということを言い続けた。

そのうちに、訪問するために乗ってきた志多田の自転車のかごに、帰りには大根や白菜が入るようになる。患者や家族が志多田を受け入れ、感謝していることの表れだった。

毎日のように患者の自宅を訪ねていた志多田は、困ったことがあると、看護師の伊藤に声をかけた。伊藤自身、志多田から学ぶことが多く、必要なときは呼んでくれ、と伝えてあった。点滴が必要なとき、褥瘡《じょくそう》がひどくてその手入れが必要なとき、あるいは自転車では行けない遠くの家への訪問など、勤務が終わってから伊藤は志多田につきあった。夜の九時、一〇時に訪問することもあった。様子が心配だからという志多田を、午前二時に車に乗せて、患者を訪ねたこともある。

しかし、そうした志多田の活動を快く思わない人たちがいたことも事実だ。志多田の家の近くの畑で、志多田が植えたエンドウマメが実を大きくする直前にすべて引っこ抜かれて近くの川に投げ捨てられていたり、タマネギが収穫前に一〇〇個も引っこ抜かれていたり。「娘があの病気だ」と噂され、知人が「娘さんが病気で寝たきりになって入院しているって聞いた」とやって来たこともある。「財産が目当てであの家に上がり込んでいる」。そんなことも言われた。いやがらせは後を絶たなかった。

それでも志多田はやめなかった。ＦＡＰの患者を、ふつうの人間として扱ってほしかった。医師にも看護師にも、そして家族にも。ただその思いだけだった。そんな志多田はいつしか、患者にとっても、また研究を進める医師たちにとってもなくてはならない存在になっていった。

2　患者たちの叫び

雨音だけが　静けさの中で響く
何をする訳でもなく
若葉の美しさに　みとれている
雨にうたれて
なお　いっそう　美しい若葉
窓越しに　見るのも久しい
本音で　話せる貴方は
もう　この世にはいない
こんなにも　苦しいのに
だれも　わかってくれない
貴方との約束が

今なお　脳裏にやきついて
静けさの中で　ふと　わたしって　何
想うのは　虚しさ
鳥になり　大空を飛んでみたい
想うのは　寂しさ
きっと　雨のせい
時の流れの無情

志多田正子が書いた「無情」という詩だ。家族に見捨てられた患者を懸命に回ったものの、当初は、「お前なんかに何がわかるのか」と反発されたときに感じた思いをしたためたものだ。志多田の思いを受け止められない、親切を親切と受け止められない患者たちがあちこちにいた。それでも志多田はかかわることをやめなかった。患者たちは、そういう態度しかとれないように追いつめられていた。志多田は「自分は何なのか」「自分は便利屋じゃない」と、苦しみ、悩みながらも、患者たちに寄り添うことをやめなかった。

ある男性患者は自宅に隠れるように生活していた。自宅といっても、敷地の中にある小さな小屋のような建物だった。障がいのある兄と二人で生活していた。母はＦＡＰで亡くなり、父は再婚して立派な本宅で暮らしていた。志多田がその男性を訪ねていくときは、いつも彼が住む小屋の裏からそっと入った。

男性は下痢に苦しみ、おむつをしていた。部屋に入ると、おむつからだろう、便や尿の臭いが漂っていた。そのため、窓はいつも開けてあった。冷たい風が吹き込んでくる。本人はこたつに入っている。だが、彼は訪ねてきた志多田と医師にこたつを勧めるでもなく、自分だけ自ら作った湯気の立つコーヒーを飲んだ。志多田らはこたつの横で正座をして彼と話をした。コーヒーが志多田らに出ることはなかった。相手のことを思いやる余裕はその男性にはなかった。話を終えた後、志多田は医師とともに外の自動販売機で缶コーヒーを買い、体を温めた。

そんな彼に対しても、志多田は心を尽くした。彼が入院すれば、志多田は自分の家にあるタオルやせっけんをもっていった。病院では彼の家族に会ったことがないからだ。志多田は毎日顔を出したが、一日でも抜けると、「なぜ昨日は来てくれなかったのか」と彼は文句を言った。志多田は「患者はお前だけじゃなか」と答え、何食わぬ顔で世話を続けた。退院していくときは、志多田がもってきたバケツやバスタオルなど身の回りのものを何も言わずに自宅にもっていってしまう。それでも、志多田は見放すことはできなかった。甘えたいけれど甘えられない屈折したこの患者の気持ちが志多田にはわかった。

患者たちの家族状況や生い立ち、地域のことも理解している志多田には、患者の抱えた悔しさ、苦しみ、焦り、悲しみが見えた。「彼は最期まで心を開いてくれなかった」と志多田は言うが、それでもなんとか力になろうと努力した。

この男性が残した文章がある。

現在、かろうじて歩ける状態ですが、畳の部屋では、ついつい立て膝の状態で動き回るので、膝が摩擦により皮膚表面が白くなっています。近い将来、まともに歩行できるかどうかわかりませんが、私は、歩行できる状態を維持するよう、努力しなければなりません。努力といっても、進行を食い止める手段や方法が、特別に何があるかわかりません。どうしても食い止めるという意志を持ち続けることしかできません。

私が、歩けなくなれば、私たち兄弟は、二人とも入院して、一生病院暮らしをすることになります。まだ、人生の半分も生きていない上に、意識もはっきりしている中で、拘束された生活は送りたくないし、また兄にも送らせたくありません。

何故、こんな病気になったのか……恨みます。

進行していく病気を…………恨みます。

何故、兄か私か片方でも社会に通用するように、この世に生まれなかったのか

…………恨みます。

届かぬ思い

志多田によると、独身で発症した男性には自殺をしようとした人が少なくなかった。下痢の症状がひどくなると、職場でトイレが間に合わないことが起こる。そのことを家族にも話せず、生きていたくない、と思うのだという。まだ車が運転できるから、彼らは車で山に行き、さまよい、我に返って戻ってくる、ということを何回も繰り返した。そんな患者には志多田は「『死ぬ、死ぬ』というのなら、おれの前でやって見せれ」と言った。気持ちはわかる。だが、逃げてはいけない。志多田はそんな思いを激しい言葉に込めた。志多田も患者とともにたたかっていた。その言葉で何人もが踏みとどまった。

しかし、実際、志多田がかかわっていても自ら命を絶った患者もいる。

彼は三〇代後半、結婚し、すでに子どももいた。ＦＡＰを発症すると、男性は早い段階でインポテンツになる。当初は、性交ができないと、夫婦で志多田に相談に来た。だが、その後、妻の着るものが派手になり、髪の毛も染めるようになった。まだ働いていた彼は、仕事の後、すぐには帰宅せず、志多田の自宅に立ち寄るようになった。「オレには何もできない。(妻が)何時に帰ろうが何も言えん」とさびしそうに話す彼を志多田は黙って見守った。彼は一時間ほど志多田の家で寝てから自宅に帰っていった。

病状が進み、隣の市の病院に入院していた彼から志多田に電話があった。「すべてを話したいから来てくれ」という。

志多田が夕方、病室を訪れると、彼は「もしオレが死んだら、死亡診断書にがんと書いてほしい」と言った。自分の病気が遺伝病であることがわかれば、子どもの人生に悪影響があるのではないか、との恐れからだった。自分が世間でいうあの病気なら子どもも同じ病気になる、と噂される。そうなると、妻の家族や親族から小言を言われたり、言葉に出さないまでも白い目で見られたりするからだ。

その言葉から彼が自ら命を絶とうとしていることを悟った志多田は「自殺は最低の行為。親からもらった命を全うしろ。自殺をすると、その家系はそれが続く」などと話した。「子どもに会いたいんだろう」と問うと、彼は「会いたい」と言った。子どものために生きるべきだということを、死んだらどうなるのかということを、志多田は延々と諭した。話は三時間以上にわたった。何とか気持ちが通じたか、と思いながら、志多田は真っ暗な中を家路についた。

翌朝の午前六時。志多田の自宅の電話が鳴った。彼が入院している病院からだった。首を吊ったという。志多田は慌てて、病院に飛んで行った。彼は病室のベッドに横たわっていた。志多田が触ると、まだ温かかった。

彼の妻の兄弟が「こんな死に方をして」と吐き出すように言った声が耳に入った。通夜の席でも、親族が家を新築するための神事と重なっていたことに「こんな日と重なって」と苦々しく話す声も聞こえた。そうした親族たちの言動に志多田は深いショックを受けた。

「患者を自殺に追い込むのは、この病気は死しかない、という病気への悲観だけじゃない」と志多田は言う。家族関係、周囲や社会の目、さまざまなことが絡み合っている。しかし、志多田にしてみれば、自分が話したことは何の効果もなかった、と思わざるを得なかった。彼の役には立たなかった。志多田はむなしさでいっぱいになった。

親族にＦＡＰの患者がいた医師の男性も、三〇代で自裁した。最初は患者のために、自分がこの病気を研究し、治すんだと大きな夢と希望を抱いていたが、母親がこの病気で亡くなり、自らも発症した。症状が進み、入院。まだ歩けるときは、志多田は一緒に病院の周辺を散歩して、学生時代の思い出話などを聞いていた。だが、だんだんと歩くことが困難になり、やせ衰え、ほとんど寝たきりの状態になっていくと、「昔の仲間には会いたくない、顔を合わせたくない」と言うようになった。医師として颯爽と働いていた昔の姿を知っている人たちに、弱り果てた自分の姿を見せたくなかったのだろう。その思いは志多田には理解できた。志多田にできることは、素知らぬ顔をして、病室に彼の顔を頻繁に見に行くことだった。

彼は三〇代で独身だった。母は亡くなり、父は再婚。義母には気を遣っていた。ある朝、病院から電話があった。明け方だった。志多田が駆けつけると、彼は、入院していた四階の窓から飛び降りていた。寝たきりの状態だったのに、どうやって飛び降りたのか。病室に運び込まれていた彼にはまだ息があった。

「おばさん、ごめん」。志多田の顔を見た彼は、そう言って、息を引き取った。

「一線で医師として働いていたから、よぼよぼになって、看護師に世話になるのがいやだという気持ちがあったんだろう。その気持ちはよくわかる……」。志多田はそれ以上何も言わない。当時を振り返る志多田の目に光るものがにじんだ。

ある女性患者の日記

一方で、志多田に叱咤激励され、命を全うした患者は多い。

ある患者は、寝たきりの状態だったにもかかわらず、志多田に「座らせて」と懇願した。少し体を起こしてやると、透析をしてくたくたのはずなのに、「足を（体の）下に入れて」とせがむ。「何?」と言いながら、志多田はそうしてやった。

「お世話になりました」。患者が頭を下げた。正座をして志多田にお礼を言ったのだ。「足痛いからねえ」と志多田はすぐに足をのばし、さすって、いつものように寝かせた。まもなくこの患者は亡くなった。

患者に寄り添ってきた経験から、患者の最期を志多田はわかるようになる。

ふだんあまり話をしない患者が急に話し出すことがある。こういうときは最期が近い。また血便が出だしたら、あまり時間がないという。「医者はみなそれぞれ担当者が違うから、医者にはわからないかもしれないが」と志多田は言う。

ある女性患者は、夜暗くなって志多田が病室でカーテンを閉めていると、「なぜカーテンを閉めると？」と聞いてきた。志多田にはこの患者の目が見えなくなってきていることがわかった。お茶を飲みたいというので、お茶を口に運んでやった。その女性は、ごっくんと音をたてて、おいしそうに飲んだ。

ちょうどその女性の三人の子どもが入れ替わり立ち替わり、見舞いに来ていた。エレベーターのところまで送りながら、志多田はこう告げた。「今日はこたつで寝ておけ。いつ連絡するかわからないから」と。志多田にはこの患者の命が消えつつあるのがわかったのだ。

それから数時間後、彼女は静かに息を引き取った。

志多田には彼女からの手紙が残されていた。便箋四枚に、震える手で書いたのだろう。乱れる大きな字が並んでいた。そこには、感謝の気持ちと、まだ死にたくないという無念の思いが交錯していた。

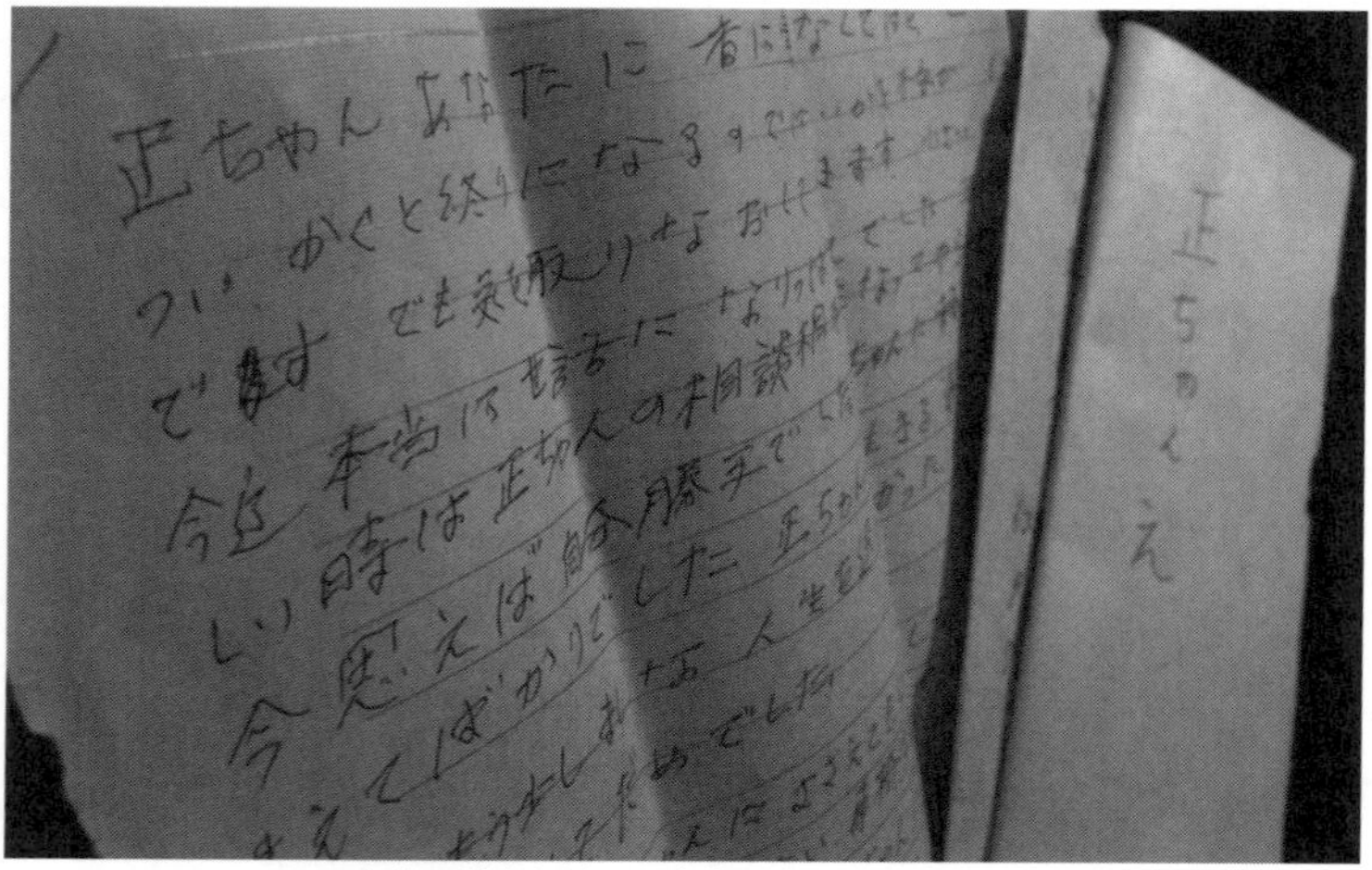

志多田が寄り添った患者が書き残した手紙

正ちゃん　あなたに一番に書かなくてはと思いながら、つい書くと終わりになるのではないかと不安がいっぱいです。でも、気を取り直して書きます。小さいときから今まで本当に世話になりっぱなしでした。正ちゃんの苦しい時は正ちゃんの相談相手にもなってやらずにやはり今思えば自分勝手でした。正ちゃんに頼ってばかり、甘えてばかりでした。正ちゃんの生きる姿はまっとうです。私ももう少しましな人生を送りたかったけど、自分自身がしんが弱くてだめでした。

これからも若い人たちのために相談にのってください。車いすもよかったら使って下さい。私の子どもたちも主人も世話になることばかりだと思います。重荷でしょうけど、お願いします。

ただ患者の気持ちを裏切るようなことは大学のこの病気の研究でもしないでください。患者は自分のことは何もかも承知で診察を受けていると思います。知ることによって自分の心構えが必要なんです。どうか、もう一度考えてください。

正ちゃん、ごめんなさい。最後に大学のことまでごっちゃに書いて。私が間違っていたら正ちゃん一人の胸におさめてください。

元気で暮らしてね。まだまだ書きたいけど今の私にはこれだけしか書けません。いや、書きたくない。あまりにも自分が淋しくなるから。

何の恩返しもできなくてごめんね。私がいなくなっても私の分まで楽しく生きてね。


この女性が発病してからの約一〇年、志多田は常にそばにいた。この女性はまだ手の自由がきくうちは日記をつけていた。亡くなる二年ほど前のものにはこうあった。

九月六日入院
今回はむくみがひどくてとても苦しかった。去年のこの時期より少し遅かったけれど、症状は同じだ。入院の間隔がだんだん短くなってくる。それだけ病気が進行しているのだと思う。手足のしびれもひどくなってきている。下痢も多くなって心配だ。主人は精神的なものもあると言うが、確かにそれもあるが、けれどやはり、この病気の特有の症状だ。

入院する度に正ちゃんに世話になる。私としては本当に涙の出るほど、言葉に表せないほど幸福者だと思う。家にいるときも正ちゃんの声を電話で聞くと、なにかホッとして安心する。私たちみんなで頼っているから正ちゃんも大変だ。あの人には絶対、先で恩返ししなくてはと思う。

九月七日
部屋の人はみないい人たちばかり。でも、(自分がポータブルの) トイレを使うから (臭いが) 気の毒だ。おなかの調子はよくない。下痢をする。正ちゃんが今日は来ないので淋しい。でも、あの人も忙しいから私も我慢しなくては。子どもみたいになってしまったようだ。

九月八日
今朝早く正ちゃんが来てくれた。洗濯物があったので頼んだ。きれいに洗ってたたんできてくれる。あの人の性格そのものだ。世話にばっかりなって本当に正ちゃんのためにも元気にならなくてはと思う。何かにつけて頭が下がる。それに比べると私はチャランポランな人間にしか、自分自身が見えない。情けないと思う。でも、そんなことは言っておれない。これからもっとしっかりしていかなくては、主人にも子どもたちにも迷惑をかけているから、頑張らなくては。

九月一〇日

朝は洗面に行けるようになった。だるくても少しは動かなくては。トイレをした後とても体が疲れる。看護婦さんたちはみんな良くしてくれる。朝は、〇〇さん（ほかの入院患者）の所まで行って来た。病気は嫌です。どことなく淋しそうでした。〇〇さんも元気になってほしいです。みなそれぞれ苦しみや悲しみを乗り越えて病院生活をしていると思う。治る見込みのある病気だったら頑張りがいもあるけど、私たちは今からもっともっと苦しまなくてはならない。いろんなことを思うと、頭がどうにかなりそうだけど、仕方がない。運命だから、自分にあたえられたのだから、くよくよしたってどうにもならない。

いろんな研究がなされているから、私たちの代ではダメかもしれないけれど、次の世代の人にはなにか良いことがあるかもしれない。わからないけど、希望をもって患者は治療に、お医者さんたちは研究に取り組んでもらいたい。

今朝も正ちゃんが来て洗濯物をもっていってくれた。助かる。私も正ちゃんが忙しいのはわかっているのに、なにかしら早く帰ると淋しくていろんなことを考える。私も子どもみたいにだだをこねて困らせてはダメですね……。

九月一六日

正ちゃんが早くから来てくれた。今日は家のものはだれも来ない。娘が夕方来てくれた。ちょうどトイレをしてよごしたので娘に（後始末を）してもらった。洗濯物を持たせた。どんな気持ちで娘は見ていたのだろうかと思うと、胸がつまりそうだ。でも、仕方ないから洗い物を持たせた。

私の病気は進行はしても治るのではないからやりきれない。そのうちに私も家族ももっと苦しむようなことが起こると覚悟をしておかなくてはならないと思う。いろんなことが心配だけど、どうにか乗り越えなくてはいけない。私も母が早くから病気だったので、私の二の舞はさせたくないと思っているのだけど、これぱかりはどうにもならない。せめて娘が二〇歳になるまでは頑張らなくてはと思う。だけど、まだ良い方だ。子どもたちには父親がいるから。私は父もいなかったし、母が何回も入院したときは、姉弟二人で淋しい思いをしていたのだから。私よりも弟がかわいそうになってきてそっと涙を拭くこともあった。そのときは自分たちの家も借家だったし、おばさんの小屋を借りていたけど、気兼ねしながら本当に心配して暮らしていた。お風呂ももらい湯で水もお隣にもらってトイレも借りていた。そんな不自由な生活からみるとまだ良い方だ。

逃げずにたたかうことができるか

ＦＡＰ患者は、親のどちらかを同じ病気で亡くしている。病に冒されていく親の様子を知っている上、その親が働けなくなるため、経済的、あるいは生活環境的にも厳しい状況だった人が少なくない。そして、自分がその病気になり、病気とたたかいながら、またそれが自分の子どもにも遺伝するかもしれない、という恐怖を抱える。

志多田もまた、自分がいつそうなるのかという恐れを抱いていたからこそ、親身になれたのかもしれない。「患者さんは知り合うと自分の家族になってしまう」と志多田は言う。だから、志多田の手を握って息を引き取る人も多かった。家族、親族が寄りつかないからだ。「でも、本当は家族に握ってもらって死んでいきたかったはず」と志多田は断言する。「この病気のもつ独特のもの。この病気じゃなきゃ、私もここまでできなかったかもしれない。患者さんが人間として扱われない、人間として許されない扱われ方をすることに怒りがあった。患者さんがいたから、やってきたし、やってこられた」

結婚していても患者が病気を発症すると、離婚に至るケースを何件も見てきた。夫が病院に来て離婚届に判を押せと迫ったのは、四～五件あった、と志多田は振り返る。その多くは新しい女性がいて、離婚後、再婚した。しかも、前妻との間の子どもが病気を発症すると、世話をあまりせず、放置されているケースが目立った。また、その逆で、妻が新たな男性を見つけ、入院している夫に離婚を迫ったこともあった。病気が進行すると相手に苦痛を与えると考え、「愛しているうちに別れた方がいい」と離婚を求めた患者もいた。病気になると、本当の夫婦になっているかが試される、と志多田は言う。

患者によっては亡くなった後も、だれも家族や親族が来ないこともあった。通夜や葬儀の準備を、志多田が、自分の娘や懇意の看護師などに頼んだことも何回かあった。受付にさえだれも立たないのだ。「なぜだれ一人も来ないのか。最後の最後まで来ないというのはどういうことなのか」。生前の患者の笑顔や患者と交わした言葉を思い出しながら、志多田は心の中でその問いを繰り返した。

通夜や葬儀にも知らん顔するのは、FAPという遺伝病で亡くなる身内がいれば、自分の家族、自分の子どもたちまでもがその病気になると疑われ、結婚に影響が出る、という恐れからの、行動だったのだろう。だが、志多田には、この病気だからというだけでなく、親の生き方が反映しているように思えた。親たちの生き方が子どもたちにそういう生き方をするよう伝えてしまっている、と感じた。

差別はもちろんある。だが、本当は差別に苦しんでというより、「知られたくない」という気持ちが先だったのではないか。親たち自身が抱えた偏見がその差別を生み出しているのではないのか。志多田にはそう思えた。「親が逃げたら、子どもも逃げる。親たちがたたかってこなかった歴史がつながっている。だから、患者たちには卑怯な生き方だけはしてほしくなかった」

「子どものため」とみなが口をそろえる。しかし、隠すことが本当に子どものためになるのだろうか。子どもたちがこの病気のことを知らないままで成長することが、本当にいいことなのか。知らないまま結婚し、子どもが生まれる。しかし、ひとたび病気になれば、子どももまたこの病気になる可能性が二分の一の確率であるのだ。結婚のときに病気のことを言わず、その後発症して、配偶者や配偶者の家族への重い気兼ねを抱え、姑からあからさまに嫌みを言われた患者もいる。志多田は、知らないまま病気を発症し、症状が進んでいくと、そこは生き地獄だと感じる。夢も希望もなくなってしまう。親はそのことを理解していないと思うのだ。

患者たちは、親を憎むことはできない。生まれてこなかった方がいいと言ってしまえば、親を苦しめることになるからだ。だが、本人にとっては何も知らないまま育てば、病気に気づくのは遅くなる。しかし一方で、進んでいく症状は過酷だ。下痢を繰り返し、やせ細って、手足の自由がきかなくなっていく。親の前では何もなかったように特に明るく振る舞う患者が多かった。その姿が志多田には、不憫でならなかった。

親の気持ちも理解できないわけではない。だが、一人淋しく亡くなっていく患者、厄介者扱いされていた患者、葬式にも親族が来ない患者たちを見ていると、志多田には逃げてきた親が多い、と、そう思えて仕方なかった。「親として間違った方向に生きてほしくない。子どものために、子どもの幸せのために何をすべきか考えてほしい。子どもに病気のことを言えないとか、入院しても亡くなっても家族や親族が現れないというのは、どういうことか。子どものためというのは嘘で、親のエゴのために逃げているのではないか」。志多田はその思いをずっと抱えてきた。しかし、志多田はそれを直接外にぶつけることはなく、ぐっと胸の奥にしまい込み、患者や患者の家族に深い共感をもって寄り添い続けた。

不思議なことに
言葉なくとも　別れの時を
肌で感じ　そうっと手を握り
コスモスの花　見ていた
自分を覚えている
四季は変われど
一つの約束を
世代の苦しみ切々と
あんなに冷静でいた
一つの時を乗り越えるために

別れの時は
よそ見をしている
不思議なことに
子を想うかなしみ
子が親を想う苦しみ
そうっと手を握り
涙も出ない　非常な自分を
別れの時
もう元へはもどれない
自分を覚えている

志多田はときどき詩をつづった。だれにも言えない気持ちを表現してきた。地域の人たちやある家系の人たちがかたくなに隠してきたＦＡＰという病気のことを志多田自身も、最初は何も知らなかった。遺伝病とも知らなかった。ただ、縁あって患者にかかわるようになり、自らの正義感から必死で走り回った。

ＦＡＰが遺伝病というさまざまな問題を抱える病気であることに、志多田が気づくのは、しばらくしてからだった。だが、そのときは、もう手を引くことができなかった。知ってしまった彼らの存在、しかも彼らは虐げられていた。その姿が、目の前に厳然として存在する中で、難しい問題を抱えているから、関係を切るということはできなかった。「(きょうだいが次々と亡くなる中で)お前だけは助けてやるから、これをやれ、と神様に言われたように感じた」と志多田は言う。

ＦＡＰ患者の支援をしている志多田のもとには、県内の有力者からどの家系がこの病気なのか教えろ、と圧力をかけられることもあった。自分の子どもの結婚相手のことを調べたいとの意図だった。当然、志多田はそんなことには応じなかった。

患者や家族に「逃げるな」という思いを抱えていた志多田は、自分も逃げずに、そんな偏見と差別を抱えた社会とたたかった。

志多田自身、自分が兄や姉と同じようにこの病気になるのではないか、という恐怖と常に背中合わせだった。次女は小さいころからぜんそくを患い、体が弱かった。次女が少し体調を崩してやせると、「ＦＡＰじゃないか」と噂された。高校生のときには「病気になった」「入院した」とどこからともなく言われた。心ない人たちの噂話だけでなく、志多田の活動を止めさせたいと、この病気のことを隠し通しておきたい人たちが流した嫌がらせだったこともある。次女は、自宅の畑がめちゃくちゃにされたことも覚えている。すでに志多田がこの病気を発症しない、つまり遺伝子を受け継いでいないことがわかってからも、次女が三一歳まで志多田と同居していると、「ＦＡＰだから」と周囲から言われた。なんでもかんでもＦＡＰと関連づけて噂をされた。

志多田は、長女と長男が結婚したい人がいると言い出したときは、結婚相手の両親にそれぞれ病気の可能性を説明した。高校卒業後は県外で就職していた二人は、ともに結婚相手は県外の人だった。病気のことは黙っていようと思えば、黙っていられる。しかも、病気の可能性を告げれば、結婚話はなくなるかもしれない。それでも志多田は「人に逃げるな、と言っているんだから、私が逃げてどうするのか」と立ち向かった。

当時は、まだ診断法が確立しておらず、兄や姉がＦＡＰで亡くなっており、自分もＦＡＰを発症するかどうかわからない、つまり、志多田の娘や息子にもその遺伝子が受け継がれているかもしれないということを伝えた。

長女の相手の両親は「一度考えさせて」と言ったものの、「自分たちが娘さんをもらうわけではない。息子が決めること」と返事をしてきた。その息子は、一週間悩み、結婚を決めた。

長男の結婚相手の両親は、志多田の話に「病気のことは止めましょう。そんなことを言い出したら、こちらは糖尿病がある。二人で何とかやっていくでしょう」という返事だった。

志多田はこう言う。「子どもを結婚させるときは、一〇〇％確信をもって自分に病気は出ないといえる状況じゃなかったから、相手側に伝えた。もし何も伝えずにいたら、その後に何かあったときに言い訳ができない。兄や姉、私の時代は、何も知らないで結婚して子どもを産んだ。それで通る時代だった。でも、いまはみんな知っている。子どもたちにも説明していかなくてはならない。その責任がある、と思う。卑怯な生き方はできない。卑怯な生き方をすれば、必ずそれが自分に返ってくる」

志多田の周りでも、病気の可能性を黙ったまま結婚、子どもを産んだ女性が、ＦＡＰを発症して、姑から「うちの家系に泥を塗ってくれた」と言われるケースは後を絶たない。

志多田と同居していた次女は二三歳のとき、結婚を前提にした恋人がいて、婚約指輪をもらっていた。志多田はすでにこのときは、ＦＡＰの遺伝子を受け継いでいないことがわかっている。つまり、志多田には病気を発症する遺伝子がなかった。それは、志多田の子どもたちがＦＡＰを発症することはない、ということだ。だが、志多田は、相変わらず、病院で、家庭訪問でＦＡＰ患者の世話を続けていた。次女の恋人の親族が病院に実習に来ていた。その人が、志多田の様子を見聞きして、次女が志多田の娘で、ＦＡＰの家系ではないか、と言ったらしい。その噂は広まっていき、次女の耳にも入ってきた。

直接聞かれるならまだいいのだが、噂が先行して流れていった。次女は、意を決して婚約指輪を返しに恋人の自宅に行った。恋人は不在で、姑となるはずだった恋人の母親にダイヤの指輪を渡した。その後、恋人からは何の連絡もなかった。

このときばかりは、志多田は次女に何も言うことができなかった。自分の活動が、患者を支える活動が、次女の将来を壊してしまった。次女はその後、結婚し、いまは子どもにも恵まれ、幸せな結婚生活を送るが、志多田にはあのときのことはいまも心の傷として残っている。次女には悪いことをした、と思うのだ。だが、一方で、そういう人と結婚しても幸せにはなれなかったのではないか、との思いももっている。

すべて患者から教わった

志多田が病院で入院患者の間を走り回っていたころ、ある女性患者が、医師から「何かあれば志多田さんに相談してみたら」と言われて、志多田のところに来た。志多田には見覚えのある患者だった。それは、志多田が姉の看病をしていたころ、同じ症状で入院していた女性の娘だった。当時は制服を着た少女だった。そのかつての少女は結婚して二人の娘の母となり、そして三〇代でＦＡＰの症状に苦しんでいた。

この女性は「母から志多田さんのことは聞いていた」と言った。志多田は彼女と少しずつ話をし始めた。彼女は、四〇代でＦＡＰで亡くなった母親から、とにかく病気のことは隠すように教えられてきた。冠婚葬祭のときも、祝儀袋や香料袋に名前を書いてくれるな、と言われ、結婚のときも、病気のことは絶対に口外してはダメだとクギを刺されてきた。そして、親に言われた通りに生きてきた。しかし、病気を発症して出会った志多田は、遺伝のことを隠してはいけないと反対のことを言った。親に言われたように忠実に生きてきた彼女は「どうして?」と思い続けた。だから、最初は志多田のことを信頼することはできなかった。

それでも、志多田は毎日、彼女のもとに顔を出した。入院していれば病室に、自宅にいるときは自宅を訪ねた。家に行き、仏壇の前で手を合わせ、洗濯をし、茶碗を洗った。「私はあなたのお母さんがしたであろうことをしている。私は頼まれて来ているわけじゃない。自分で進んでやっている」と志多田は言い続けた。

庭で割れていたガラスの破片も拾い集めた。それは、その家の、まだ幼く、幼稚園に通う娘たちがけがをしないように、と思ってのことだ。だが、なんでもかんでも手を出したわけではない。幼稚園の娘たちが水道の水を出して靴を洗っていた。本当は洗ってやりたかった。だが、これから症状が進む母親を抱え、娘たちは自分たちでできることは自分たちでしていかなくてはならない。志多田は心を鬼にして、手を出さなかった。

だが、よく家に来て、家事をしたり、母と話したりする志多田を娘たちは「おばちゃん、おばちゃん」と慕った。通知表をもらってくると、「はい、おばちゃん」と見せた。

当初は、彼女の友人たちが何人か自宅に出入りしていた。病院への送り迎えも手伝ってくれていた。その友人らは、家のことがだんだんできなくなって悩んでいる彼女に「あんたは、こんな体になってお父さん(夫)に捨てられても当然なんだから、お父さんを大事にせな。お父さんは耐えてるんだから」と言った。そう言われたと話す彼女に、志多田は「捨てられて当然のことはない。病気になって初めて本当の夫婦になる」と言葉をかけた。「あんただって精いっぱいのことをしている。堂々としていればいい」

志多田が伝えたことは、現実から目を背けないということ。残された時間を前向きに生きていくには夫と話していくしかない、ということを何回も何回も伝えた。けんかしても泣き叫んでも話をしなくてはいけない、と。

同時に、自分に何ができるか、病気でも、体が動かなくても、何ができるのかを考えるよう彼女に求めた。例えば、朝、夫を送り出してから、庭の花一輪でも玄関に飾るとか、帰宅した夫に「おかえりなさい」と声をかけるとか、そんなちょっとした気持ちが大切じゃないか。そんなことでも家族は違ってくると、志多田は繰り返した。

だんだん家事ができなくなり、子どもたちも母親の世話をしなくてはならなくなると、家の中に気まずい雰囲気が流れる。「なぜ自分たちだけが」という娘たちの反発も出てくる。体が弱る一方の女性はどうしていいかわからない状況に陥っていく。

志多田は洗濯をしたり、掃除をしたりしながら、彼女に話しかける。「プランターに花を植えて、今日はきれいねえという気持ちをもつことも必要じゃないかね」

そして反発する娘たちに対して「自分が病気だからだ」と悩み続ける女性に、親としてどうあるべきかを考えるように言い続けた。「反発しない子は大人になって大変だ。それを親として受け止められなかったら、親じゃない。それから逃げる親は親じゃない。病気でも子どもをちゃんと見ていかなくては。子どもは親の生き方を見ている。だから、遺伝を隠すな。病気と向き合い、その姿を子どもたちにも見せることが娘たちのためになる」

彼女が志多田に心を開くのには八年かかった。その間も、そして、その後彼女が亡くなるまで、志多田は通い続け、話し続け、ときに厳しい言葉をかけながら、寄り添い続けた。

志多田が長年患者を見てきた経験から、一般的にいうと、女性の方が強いという。それに比べると男性は精神的に弱い人が多かったとみる。自殺をしようと山に行くのは若い青年たちで、みな男だった。だが、みな死にきれなかった、と帰ってきた。大学を出た矢先に体の具合が悪くなり、一年一年進行していく病とその症状。黒いスーツを着て葬式に行ったとき、車の中で下痢をしてスーツがどろどろになる。そういうことが起こると、プライドがズタズタになる。現実を認めていかなければならない苦しさにもがき、もう生きていけない、という考えが浮かぶのだろう、と志多田は思う。彼らは、発症から一〇年ほどで動けなくなり、亡くなっていく。

「男って弱い。男はおむつをしたがらない。どうやっておむつを勧めるか、それが男の人には難しかった」と志多田は振り返る。確かにおむつをしても、寝たままならなんとかそのままだが、立ったら流れてしまうような下痢だ。つらい気持ちはよくわかった。だが、現実と向き合うことがまず第一歩だ、と志多田は確信する。

男性は、なかなか病気と向き合えない人が多かった。下痢が続くと、ビールを飲み過ぎたといい、温感がなくなってやけどをすると、ストーブに近づきすぎたと言い訳して、逃げる。志多田はそれを、とことん話をして、認めさせていく。「現実を見つめるために、どれだけの会話が必要か」と志多田はため息をつく。志多田に言わせれば、それはいわば、死への準備だが、同時に、それは残された時間をどう生きるか、という問題でもあった。

下痢が続く患者がたまに立派な便を出すことがある。そのときは、志多田は笑顔で、その青年と、「立派なうんこが出た。拝もう」と手を合わせる。そこに笑いが生まれる。本当に小さなことだ。だが、患者にとってのその一瞬はかけがえのないものになる。何をどう受け止めるのか。絶望の中で、自分の気持ちを押し殺して、だれにも本音も言わずに亡くなっていくのか。それとも、自分なりにそれなりの納得をして死を迎えるのか。その違いが大きい、と志多田は考える。

しっかり者で、強い女性患者が、亡くなる直前、自分の死期が近いことを悟った。見舞いに来た姉に抱きつき、「子どもを残して死にたくない」と泣いた。それからまもなく、彼女は亡くなったが、志多田は「姉妹だから言えたこと。真実を言えた。本当のことを言えたから安心して死ねたと思う」と言う。「私の役目は、会話と、そして私が外でいろんなことを吸収してきた世間の風をどう患者さんたちに吹き与えるか、ということ。私は中間点でいい。納得するまで私と話して、そして家族と会わせて、手を握らせるのが私の仕事だと思ってきた」

志多田は患者から聞かれたことがある。

「みんなきょうだいがいても、だれも、志多田さんのようにはできない。なぜできると？　欲はないと？」

志多田はこう思った。

この病気に出会って自分は変わった。自分がひょっとしたらこの病気になるかもしれないという怖さもあったが、それだけ悲惨な人に出会ったということではないか。兄や姉はもちろん、親戚の多くが病気によってあんな目に遭わされたのだ。いま出会った患者でも、その瞬間からあと一〇年ぐらいしか生きられないという現実。患者の多くに家族や親族がだれも見舞いに来ないという現実。医者も看護師もまともに診てくれないという現実。目の前にあったそんな現実を、見るに見かねて動いたとしか言いようがない。自分自身は末っ子で好き放題に生きてきた。だが、世の中にはこんな人たちもいたのだ、想像もしなかった世界があったのだと、患者によって志多田の目は見開かされた。もしかすると、知らない世界を知りすぎた、ということかもしれない。幼児を抱え、次々にいろんなことを知っていく、それが志多田の第二の人生になった。こんなことがあるのか、そんなことが許されるのか、そんな思いでやってきた。志多田は一人で、多くの患者の思いや人生を受け止め、それこそ八面六臂《はちめんろっぴ》に動き回った。

志多田だけに、家族にも言えない自らの思いを話し、真実を語り、患者が亡くなっていくことも少なくない。それを一人で全部受け止めるという重さを志多田はひしひしと感じてきた。「人は私が好きで患者の世話をしていると言う。けれど、こんなに重たいことはない。そんなに簡単なことではない」と志多田は言う。でも、どんなに苦しくても、志多田はやめなかった。

志多田を支え続けたものは、差別や偏見に満ちた世間に対する怒りであり、上から目線で患者を見る医者への怒りだった。そして、すべては患者に教えてもらった、と志多田は言う。

「我が人生の師は患者さんだった」と志多田は思うのだ。

「想い」という志多田が書いた詩がある。

遠くへ　行こう
人の住んでいない　山の中
大木　中木　小木　草の庭
木々の間から　かすかに見える雲
ゆっくり　身をうずめ
永遠の眠りに　ついてしまおう
遠くへ　行こう

誰も　いないところへ
身も心も　疲れた　何もない
草木は　何もいわない
体を　さわやかな風につつむ
静かに　眠って　しまおう
そして　夕暮れに一人
夕日と一緒に　大空へ
きっと　はこんでくれるであろう
もう　何も残っていない
遠くへ行こう　知らぬ土地
遠くへ行こう　眠ったまま

3　病気の解明、治療法を求めて

「医者は敵」から同志へ

志多田正子が兄姉以外の患者たちの世話に奔走し始めるのと時期を相前後して、日本ではＦＡＰの研究が進められていった。最初は病名もわからず、診断さえされ得なかったが、一九七五年に厚生省（当時）がＦＡＰを含む「アミロイドーシス」の調査研究班を発足させる。

ＦＡＰというのは、「家族性アミロイドポリニューロパシー」の英語の頭文字をとったものだ。「家族性」とは、すなわち遺伝するということを意味する。「アミロイド」は臓器にたまると、ナイロンのようになかなか溶けない、繊維状の構造をもつたんぱく質だ。「ポリニューロパシー」は感覚障害や筋力低下などの多発性神経炎が起こる、という意味だ。

かつてＦＡＰがよばれていた「アミロイドーシス」という病名は、アミロイドがたまる病気の総称だ。同じアミロイドがたまると言っても、さまざまな病気がある上、遺伝しないものもある。

ＦＡＰは両親のどちらかがＦＡＰの遺伝子をもっていると、二分の一の確率で子どもに遺伝する。病気の原因である遺伝子が受け継がれるからだ。陰性の人の子どもには遺伝子が受け継がれることはない。

ＦＡＰの遺伝子を受け継ぐと、アミロイドと言われる特殊なたんぱく質が、肝臓、網膜、脳などで作られ、それが心臓、腎臓、消化器、目などさまざまな臓器にたまって、臓器障害を起こす。ただ、肝臓で生み出されるアミロイドの量が圧倒的に多く、全体の九五％以上を占めるという。

ＦＡＰにもいくつかのタイプがあるが、もっとも多いタイプが一八番染色体にある「トランスサイレチン」が変異していることが原因だ。トランスサイレチンをつくるアミノ酸一二七個のうち、三〇番目の「バリン」というアミノ酸が「メチオニン」というアミノ酸に置き換わっているのだ。

いまでこそ、こうしたことが詳しくわかっているが、当初は、こうした原因も、また実際にアミロイドが患者の体のどの臓器にたまっていくのかなどもほとんどわからない状況だった。診断法さえ確立されておらず、一九七〇年代後半から各大学は競ってＦＡＰの研究をした。患者に寄り添い、結果的に多くの患者を把握することになった志多田のもとにも、四、五の大学から患者の検診をしたい、血液検査をしたい、尿を集めたい、亡くなった患者の解剖をしたい、と仲介の依頼が来るようになる。大学間の競争もあった。ある大学から電話が来て、「どこの大学で何の調査をしているのか教えてほしい」と尋ねられたこともある。当然、志多田は「わかりません」と言った。

志多田のもとには有名大学の教授陣が部下を連れて次々に訪ねてきた。彼らと接するうちに、志多田は自然に医師を観察する目をもつようになった。患者に対して手土産をもって訪ねてきて、患者の話をよく聞く医師。患者の目線まで下りてきて話ができる医師。亡くなった患者の解剖に応じてもらった医師が、解剖室をそうじしてお礼を言ったこともある。しかし、そんな医師ばかりではない。ただ、研究対象として、血液や尿をほしがる医師、患者の家族には会おうともしない医師、患者の気持ちをわかろうともしない医師など、さまざまだった。

当時は、病名さえわからなかった時代だ。志多田はどの大学でもいいから、まずは診断してもらいたくて、協力した。そして、病気の原因や診断法、治療法を見つけることが患者のためになると信じた。子どものいる患者は、自分の代ではダメでも子どもたちの世代には治療法が見つかってほしいと、子どもがいない患者もほかの患者の役に立てるなら、との思いを抱いていた。自然に、志多田が医師らとの橋渡しをするようになる。志多田は早く研究を進めてもらいたかった。だから、何をしたのか詳しい内容は言わなかったが、「△△大が来た」と別の大学の医師に伝えたこともある。それを聞いた医師は「えっ」と反応し、その大学はさらに力を入れた。志多田は、競争してでも早く解明してほしかった。

現在は熊本大学教授で、約三〇年ＦＡＰにかかわってきた安東由喜雄が、志多田に出会うのもこのころだ。安東は当時、内科の教授だった荒木淑郎の明晰な授業を受けて私淑し、医局に入る。荒木が日本でのＦＡＰ患者の初の公式報告をした人物であり、ＦＡＰの専門家であることは、後から知った。一九八三年、安東は荒木について荒尾に行き、そして、研修医として一年三カ月を荒尾で過ごした。

そこに志多田がいた。

安東によると、当時の志多田は「医者は敵」という姿勢を全面に出していた。汚いものを触るような感覚の医師、どうせ治らないと接する医師、患者の気持ちを理解しようとしない医師……。志多田は医師の多くにそうした影を見て、真っ向から反発していた。

一方、そのころ、大学間ではＦＡＰのＤＮＡ診断法の確立をめぐって激しい競争が繰り広げられていた。各大学ではひとつでも多く論文を出すことが求められていた。駆け出しの安東は、患者に接することを自分の役目とされた。

安東が研修医として赴任した荒尾市民病院には、最初ＦＡＰの患者は二人しかいなかった。そのうちの一人が、志多田の姉だった。志多田はもう一人の患者の世話もずっとしていた。安東が患者を診察したり、話をしたりするときは、いつも患者の横には色の黒い、眼光の鋭い女性がいた。それが志多田だった。患者への言葉遣い、対応など、ことあるごとに安東は志多田から文句を言われた。安東は「からまれている」とさえ感じた。正直言って、当時は、志多田を「いやな存在」と感じていた。

そのころを振り返って安東は、志多田の顔色をうかがいながら、患者に接することも少なくなかった、と言う。「逃げたい」という気持ちもどこかに生まれていた。研究したいと思って医師になった。できれば大きな華々しい、疾患をやりたかった。言葉は悪いが、こんな田舎の風土病みたいなものをやるために医師になったのではない、というのも正直な気持ちだった。いつかは、がんや糖尿病などメジャーな研究をやりたい。そんな夢をもっていた。だが、しかし同時に、教授には認められたい、との思いも強くもっていた。若い安東も悩みの中にいた。

大学からは容赦なく、「〇〇さんの血液をとれ」という指示が来た。安東自身、この指示に反発を感じながらも、応じないわけにはいかない。当時は、まだ患者に処置や治療などの説明をきちんとするというインフォームド・コンセントの概念など全く存在しない時代だ。「肝機能を調べます」などと言いながら、血液を採取していた。安東の心の中では、患者に嫌な思いをさせたくないという気持ちはあったが、一方で、研究を進めたいという気持ちも強かった。

しかし、そういう安東に、志多田はぶつかってきた。

「熊大なんか信じとらん」

志多田が放ったこの言葉を安東はいまでも鮮明に覚えている。

志多田は、ほかの大学のある教授は手土産をもって患者のところに通い、患者の話をよく聞いてくれている、と言った。「熊大は血液を採るだけ。そして患者が死ねば、解剖させてくれ、と言ってくる。熊大なんて大嫌い」と志多田は繰り返し言った。

　安東はしばらくして、寝たきりの状態で入院している五人の患者がいずれも目が見えなかったり、乾燥性の角膜炎だったりすることに気づく。いまになれば、FAP患者の症状で、涙が出ないことによるものだとわかるのだが、当時は、そんなことはまだわかっていなかった。安東は手探りのまま、学生結婚していた眼科医の当時の妻に相談した。その行動が、眼科の教授につながり、眼科の教授が月に一度無報酬で荒尾に検診に来てくれることになった。

　そういう安東の姿に、志多田も「あんたの言うことは信じる」と態度を変え始める。そして、安東も志多田の存在を認めていくことになる。「うっとうしい存在であることは間違いないのだが、彼女に頼る部分が大きかった」と安東は振り返る。「血液を五人分集めてほしい、と志多田さんに頼めば、集まった」。ややもすると医師が上で患者が下という関係になりがちだった当時の医療側と患者との関係をなんとかしたいと思っていた志多田にとっては患者のことを考えながら、研究を進めてもらう大学とのパイプ役として安東は大きな存在だった。同時に、安東にとっても志多田は患者との間をつなげてくれる大きな存在になっていく。それでも、二人はしょっちゅうけんかをし、怒鳴り合うことも珍しくなかった。「いまの患者さんへの言葉遣いは何?」と志多田が言うと、安東も「どこが悪いのか」と反発した。だが、そうしたやりとりが、互いの距離を、そして患者と医師の距離を縮めていった。

患者が亡くなると、大学から安東へ、解剖に承諾してもらうようにとの指示がくる。本来なら医師が遺族からの承諾を得なくてはならないが、医師だけでは説得しきれないこともたびたびだった。患者の遺体の解剖は病気の解明には非常に重要であることは志多田も理解していた。だから、志多田は亡くなった患者の家族を説得した。安東は、志多田が泣き叫ぶ家族に「これをやらんと治療法が確立できない」と涙を流しながら説得を試みていた姿を目撃している。その志多田の一生懸命な姿に、安東は同じ戦場でたたかう仲間の戦士のような感情を抱いた。

そして、安東自身、ＦＡＰという病気が本当に「悲惨な病気」なんだと実感していく。患者は流れるような便を出す。きれいな三〇代の女性が、シーツまで便にまみれ、恥ずかしそうにやせた体で持ち上げられている姿を見ると、胸が詰まった。八時間も便所に座り、褥瘡《じょくそう》ができた患者もいた。うどんやラーメンがそのままの形をとどめて便の中に出てきたこともある。非情な病気であることを、診察しながら、まのあたりにした。そして、そのころ、安東は、みずからも子どもをもち、子をもつ親の気持ちがわかるようになる。遺伝病の苦しみに、共感が生まれてきたのだった。

解剖の説得と罪の意識

志多田と安東の関係は、共感とそして、反発をもちながらも深まっていった。安東はその後、現在にいたるまで、ＦＡＰの患者を見続け、治療法などの研究を続けている。患者が頼りにする存在だ。その安東がFAPについては「解剖による知見の進歩が一番大きかった」と振り返る。

その解剖の多くに、志多田はかかわった。

夫をFAPで亡くし、二人の息子も次々にこの病気で亡くした女性がいる。息子たちが亡くなったとき、この女性は「解剖はしない」と言った。息子はもう十分に苦しんだ、という思いだった。志多田には痛いほど、その気持ちはわかった。だが、志多田は解剖をして病気を解明していかなくてはならない、という使命感みたいなものを感じていた。

志多田は安東とともに、女性のもとに行き、解剖のもつ意味を説明した。この病気を解明し、子どもや孫の代で何とか治療法を確立させたい。そのためには解剖が必要なんだと語った。動けなくなった息子たちの話に耳を傾け、世話をしてくれたのは志多田だった。女性は「まーちゃんには世話になっとるけん」と息子の遺体を解剖することを承諾した。

この女性は、夫をFAPで早くに亡くし、二人の息子も、独身のまま、次々とこの世を去った。下の息子が亡くなり、一人になってからは魂が抜けてしまったようになった。生きる気持ちもなくなってしまったのだ。食べることもできなかった。そんな女性のもとを、志多田は毎日、毎日訪れた。彼女が自殺をするのではないか、と心配していたのだ。協力してくれる看護師の伊藤美保子を伴い、点滴をしに、二週間通い続けた。それでも、この女性は結核になってしまった。その後、回復した女性は志多田とともに患者会の活動にかかわっていった。

伊藤は言う。「家庭のことがわかって話しかけているから、息子が親に言えないことまで志多田さんには話している。それもすべてわかって志多田さんはまた、残された母親にも語りかける。『息子たちの供養はあんたにしかできない。生きとけばいいことがある』と」。患者を気遣い、その遺族を気遣う。それが志多田だった。

患者が危篤になると大学から医師が飛んできて、解剖の準備を始める。しかし、遺族が医師の説得に首を縦に振らないことは少なくなかった。「骨になってしまったらおしまい。子どもがいるなら解剖しなくては。いやなのは、わかる。でも、うちも、自分の兄姉、全部解剖した」と志多田は遺族に話しかけるのだ。

一九九〇年代からボランティアで志多田をサポートしてきた市職員の前田憲作は、志多田が心を砕いて、医師たちが解剖できるように努力している姿を見てきた。決して志多田は口には出さない。しかし、近くで見ていたら、わかるという。

患者の具合がかなり悪くなり、死期が近いことを悟ると、志多田は、まだ本人の意識がしっかりして話せる間に、少しずつ患者本人に話を始める。なにげなく「××さんは、子どものために解剖したよ」「大学の先生たちが一生懸命研究している。それも、患者さんたちから提供してもらって頑張っているんよ」「あんたにも子どもがいるでしょ。このまま同じ状態が続いてもいいのか。子どものために研究してもらった方がいい」などと語りかける。

同時に、大学の医師らには、その患者が入院している病院にちゃんと連絡をし、家族にも話をしていくように、と伝える。それをするのは、患者や患者の家族に礼を尽くすように、手順を踏むように、との心遣いからだ。「外堀を埋める形で、解剖できるようにもっていっていた」と前田は証言する。

しかし、簡単なことばかりではない。志多田が世話をしていたFAP患者が危篤状態になると、入院先の病院から連絡が来る。志多田は病院に駆けつけるが、それまでは全く見舞いにも来なかった家族やきょうだいが来ている。彼らは志多田にはあいさつもしない。逆に病院に出向いた志多田に「志多田さんが来てもうちは解剖せんから」と面と向かって言う人もいた。そんなとき、志多田は「別に解剖するために来たんじゃないよ」と平然と、切り返し、最期のお別れをした。

「そう言われても腹は立たない。みな、近所や周りに病気のことを知られるのが嫌、解剖も嫌、ということなんだから。私は何を言われても我慢できる。将来の子どもたちがどうなるか、それを考えたら、どうのこうのと言っていられない。文句を言っている家族のための解剖じゃない。子どもたちの世代への解剖だからね。そこで負けていたら、志多田正子がすたる」

志多田はそんなふうに強気なことを言う。しかし、志多田自身は罪の意識を心の奥底に抱えている。志多田はよくこう言う。

「私は悪女よ」

亡くなった患者の遺体を解剖させているのは「自分」、という罪の意識があるのだ。これだけ苦しんで亡くなったのだから、もうそっとしておいてあげたい、という気持ちが志多田にはある。だが、それでもさまざまなアプローチで患者や家族に働きかけ、可能な限り、解剖に承諾してもらうのだ。説得している自分に対する罪の意識。もう十分じゃないかという思いの一方で、鬼になっても解剖に連れていくという執念。志多田は人知れず、心の中で患者に手を合わすのだ。

だからこそ、解剖を承諾してくれた患者や家族への医師の対応がぞんざいだった場合は、烈火のごとく怒る。

前田は言う。「医師たちは、患者や家族はただ承諾したと思っているかもしれない。だが、自分がどれだけ苦労して、また患者や家族がどれだけの苦悶を抱えて遺体を解剖台に乗せていると思っているのか、という思いが志多田さんにはあるのだと思う」

荒尾市民病院で患者が死亡すると、霊柩車で一時間半かけて熊本大学付属病院に遺体を運ぶ。患者の子どもや配偶者に寄り添い、志多田も行く。大学に着いたとき、医師の一人も出て来ないと、志多田は怒る。遺体が解剖されている間、待合室で、志多田は遺族とともに、笑顔を見せながら、タバコを吸いながら、いろんな話をする。患者の生前のこと、研究のこと、家族や子どもたちの近況のこと。解剖は数時間に及ぶ。ときに、志多田は「横になっておいた方がいいね」「疲れるから」と子どもたちに声をかける。解剖が終わり、病院の裏から、再び霊柩車で遺体を連れて帰ってきて、それから通夜、葬式になる。

患者が亡くなったときに医師が来ない、医師に連絡がつかないこともかつては多々あった。入院している病院の医師に解剖の了解を求めるのではなく、解剖する大学の医師たちが自ら来て、遺族に頭を下げ、礼を尽くしてほしい、そして、解剖の結果を、たとえ遺族があまりその意味を理解することができなくても、きちんと報告すべきだと、志多田は医師たちに言い続けた。

患者がいない場で、志多田は安東などの医師に文句を言った。「解剖は死者にムチを打っていることと同じ。だからこそ、最大の礼を尽くしてほしい。遺族に結果を返すのも当たり前だろう」と。

安東は、志多田の意図をくみ取り、解剖前の遺体安置所に自分のスタッフに線香をもたせ、お参りをさせていた。「ありがとうございます。しっかり勉強させていただきます。役立てます」とスタッフが遺族に頭を下げる。そうした心遣いが、遺族の気持ちを解剖へ前向きにさせた。

安東は、遺体の解剖によってわかったことが、FAPという病気の原因究明や治療法の模索などに果たした役割の大きさを認識している。「患者さんの協力による剖検（病理解剖）で得たFAPへの知見が何よりも大きかった」といま振り返る。

FAPという病気の原因がわかり、何とか治療法がないかと研究が進められている現状は、解剖に応じた患者や家族たちがいたからこそなんだということを、志多田は、医師にも、そして、いまの患者たちにも忘れてもらいたくない、と心から望んでいる。

ＦＡＰ患者を見送るということ

志多田の、患者やその家族への気遣いは並大抵のものではない。中学の先生をしていた崎坂祐司《さきさかゆうじ》が四三歳で自宅で死亡したときのことだ。崎坂は亡くなる前に志多田に自分を解剖してもらって構わない、と言っていた。しかし、彼が亡くなる前にいろんな人がすでに来ていた。この中を解剖に連れていくと、崎坂の家族が批判されかねない。大学病院との往復、解剖時間を考えると六時間はかかる。その間、周囲の人たちを待たせなくてはならないのだ。志多田は、今回は解剖はしない方がいいのではないかと判断、家族もそれに同意した。

崎坂の通夜の席に、大学のある医師が参列した。その行動に、志多田は腹を立てた。ふつうは患者が亡くなると、大学からは通夜や葬式に弔電が届くだけだった。後述するが、崎坂は当時、志多田が組織した患者会の会長を務めていた。会長だからこそ、大学の医師も気を遣ったのだろうと、志多田は思った。その気持ちは理解できる。だが、ほかの患者、家族の気持ちを考えてほしかった。

ほかの患者、家族は「なぜ、崎坂さんのところには通夜に大学の先生が来ているのか？」と志多田にあからさまに文句を言ってきた。ほかの人にとってみれば、差別をされていると感じたのだ。志多田はこの医師に「来ないでくれ」と伝えたが、翌日の葬儀にもこの医師は姿を現した。「また来ている」とほかの人から言われて志多田が外に出て行くと、この医師はある患者と話をしていた。

姿をあまり目撃されない方がいいと考えた志多田は「お茶を入れるから中に入ってほしい」と懇願したが、医師は「このままで」と中に入らなかった。

「もし葬儀や通夜に参列するなら、すべての患者に同じようにしてほしい。そうでなければ、このとき通夜に来るということは許されないことだ。そこまで考えて患者とつきあってほしい」と志多田は言う。あとから個別に自宅を訪問して弔意を示した医師もいる。表だって葬式に来ることで、どれほどの波風を立てるのか、ほかにどういう影響があるのかを考えてほしい、というのが志多田の考えだった。

「患者会は患者がいて、そして会長がいる。すべて平等にしてくれるなら私は怒らない。代表者だから、学校の教師だからという肩書きで行動するのはやめてほしい。患者は、みな一緒。差別は絶対に許されない。亡くなる前に差別に苦しんだ患者が、死んでからも差別されることを私は許すことができない。どんなにその人に恨みつらみがあっても、死をもって許されなくては。そこで差別されるのはあってはならないことだ」

志多田がかかわったすべての患者の葬式に行くのは、患者への礼を尽くすという意味もある。死ぬまでにどれほどの苦しみを背負ってきたのか、志多田は家族以上に知っていることが多い。だからこそ、「もう安心せんね」「ご苦労さま」「ありがとうね」「もう何も考えんでいいよ」。そう心の中で、旅立っていった患者に語りかけるのだ。

ある男性患者が死亡したときは、患者のおいに頼まれて、通夜、葬式の手配を一切合切、志多田が引き受けた。受付には志多田と志多田を手伝うようになっていた市職員の前田が並んだ。だが、親族はだれ一人としてあいさつもしてこない。小さな会場で、訪れる人も少ない葬儀だが、だれが親族なのかさえわからないのだ。そうまでして葬式を仕切ったり、患者の家を訪ねたりする志多田に「財産がほしいのか」と陰口をたたく人も少なからずいた。しかし、志多田はそんな言葉に耳を貸さなかった。何を言われてもいいと思っていた。「亡くなった患者には何の罪もない。とにかく患者さんのためだから」と志多田は言う。

そんな志多田を、前田は「患者さんを人間的に送りたい、と思っていたのだと思う。そのままにしてしまったら、葬儀もなく、ただ荼毘に付される人が少なからずいたのではないか。志多田さんはそれではあまりにも患者さんが気の毒だと思ったのだろう」とみる。

葬儀が終わると、いつも志多田は深いため息をついた。「これで終わった」。疲れが全身を覆う。亡くなった患者への思い。医師たちの対応。葬儀での親族や家族のつくろい。怒りより、悲しみに襲われることの方が多かった。その悲しみを、その後も志多田はずっと、ただ自分の胸のうちだけに納め、そして、引きずってきた。

4　患者会の発足

スウェーデンのＦＡＰ患者との出会い

一九八七年、病院やＦＡＰ患者の自宅を懸命に飛び回っていた志多田に転機が訪れる。

その年の一一月、熊本市内でアミロイドーシスの国際シンポジウムが開かれた。そこには、スウェーデン、ポルトガル、アメリカ、ドイツの医師や研究者らも来ていた。

一九八〇年代、日本ではＦＡＰの研究が盛んになり、ＤＮＡ診断、血清診断の手法が次々に確立された。熊本県荒尾市にある荒尾市民病院では、熊本大学から派遣される形で専門医による外来が一九八六年に始まっていた。次は治療法を見つけ出してほしい、治療薬を見いだしてほしい、というのが患者とその家族の切実な願いになっていた。

志多田は、勉強のために、患者二人を伴ってシンポジウムに出向いた。患者はいつ下痢になるかわからないから、おむつをして、トレーニングウェアを着て、一人は車いす、一人はやっと歩けるという状態で参加した。

会場で、海外から来ていた患者に会った。それが、志多田にとっては衝撃の出会いとなった。その患者は五〇歳ぐらいだっただろうか。杖をついてはいたが、背広にネクタイ姿。何も言わなければ、医師と間違うぐらい紳士然としていた。まず、その姿に志多田は驚いた。トレーニングウェアを着ている、我が患者との差があまりにも大きかったからだ。

志多田はその男性に質問した。

「おむつはしていますか？」

「当然、している」

「何時間も飛行機に乗って、下痢などいろんな問題が起こるかもしれないと考えなかったのですか？」

「飛行機の中で何が起ころうが、病人なら当たり前だから」

「なぜ、日本に来たのですか？」

「日本で研究が進んでいると聞いたので来た。それなのに、なぜあなたたちはそんなことを聞くのか？」

通訳を介してのこのやりとりに、志多田は最初、通訳がちゃんと訳しているのかと疑いたくなるほど、ショックを受けた。堂々とした患者の姿は、隠れるように生きてきた荒尾の患者たちと、あまりにも違ったのだ。その落差に、志多田は頭をがつんと殴られた気がした。なぜこんなにも違うのか。腹が立って、情けなくて仕方なかった。志多田は思わず心の中で「ちくしょー」と叫んでいた。

シンポジウムでは、患者の多いポルトガルやスウェーデンでは患者会がすでに発足して活動しているとも聞いた。ひたすら病気を隠し、ただ死を待つ患者が多い荒尾の現状との大きな違いを初めて知った。この出会いは、「何かしなくてはいかん」との思いを志多田に抱かせた。志多田は、医師とも見間違うような外国からの患者の姿を目に焼き付け、荒尾でも患者が堂々と生き抜いていってほしい、という思いを強くした。

それから、志多田は地域を歩き回って、患者や家族に「このままじゃいかん。何とかしていかなきゃいかん。名前を外に出させようとは思わん。自分が壁になるから、みなで何かしていこう」と語り、動き始めた。

「生きている証」——文集をつくる

志多田はそういう話をみなにしつつ、まずは文集を作ろう、と考えた。書くことは、心を開かせる一番の早道ではないかと考えたのだ。書くことで自分の気持ちに素直になれるのではないか。そして、一人が書けば、それを読んだ人がそこから何かを感じ、変わっていくのではないか。そ

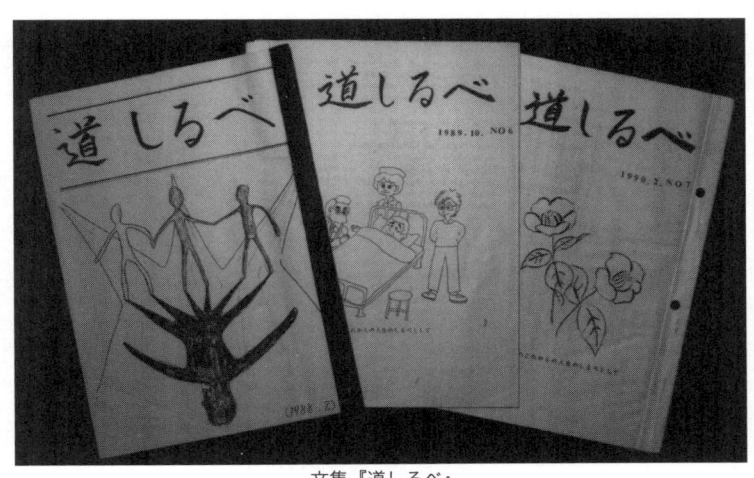

文集『道しるべ』

う志多田は思った。それまで、患者の中には、志多田に向かって「親にもきょうだいにも言えないことをおばさんだけには言える。それが救いだ」と言った人が少なからずいた。書くことで、心の中におさめた真実を言えるかもしれない。それは、とりもなおさず患者にとっては救いになる。患者に何とか勇気を与えたい、元気を与えたい、そんな一心だった。一冊でも二冊でも作った方が勝ち。とりあえず、作ってみようと、志多田は、心の通じる知り合いの患者に「書いて」と原稿を依頼した。

文集のタイトルは「道しるべ」。記念すべき第一号は、一九八八年二月にまとめられた。表紙には、人と人が手をつないだ絵が患者によって描かれ、中は原稿用紙に書いた手書きの文章が並んだ。約四〇ページ。まるごと手作りの冊子だった。

志多田はその巻頭に「発刊にあたって」として次の文章を寄せている。

私は兄、姉の看護に疲れ、ホッと肩の荷をおろした時に、熊本でのアミロイドーシス世界大会に参加し、外国の患者の一人と会って、このままではいけないと思ったのがきっかけでした。長年にわたり、秘密を守り、死を待つ人生に疲れ果てた患者と家族。その姿を見続け、このままでは永久になくならないであろうアミロイドーシス。そのために、私たちは今、何をすべきだろうか。

とりあえず、生きている証しとして、文集を作ることを計画し、患者、または、患者の家族の方の協力を得、その反響の中、この一冊を作り上げることができました。

第一号は、父親をFAPで亡くした二〇代の女性、夫を看取った妻、そして患者たちなど計七人が、匿名で思いを綴っている。

ある男性患者の「叫び」と題された文章。

いつの日からだろうか。こんな惨めな体になってしまったのは。体重は減っていき、足は細くなり、うまく歩けない。やけどをしても、全く気づかない鈍感なこの体。おまけに下痢と便秘の繰り返しで、どこか行っての食事など決死の覚悟でとらなきゃならない。車だったら、とっくにオーバーホールかスクラップだろう。

なんでこんなになったんだろう。運命と言えばそれまでだけど、悲しくて悲しくてとてもやりきれなくなってくる。

何がそんなに悲しいかって、精いっぱいに仕事ができないことじゃないか。友だちと一緒に海で泳いだり山に登ったりなんて、とうに無理な話だし、気安く「今度いつ会ったりしよう」などと約束なんかすると、その日が苦痛の日になってしまう。そして、何よりも彼女と将来について話し合えない……。とにかく、みんなと一緒に笑いながらやれてたことが一つ一つできなくなり、かけ離れていってしまう。

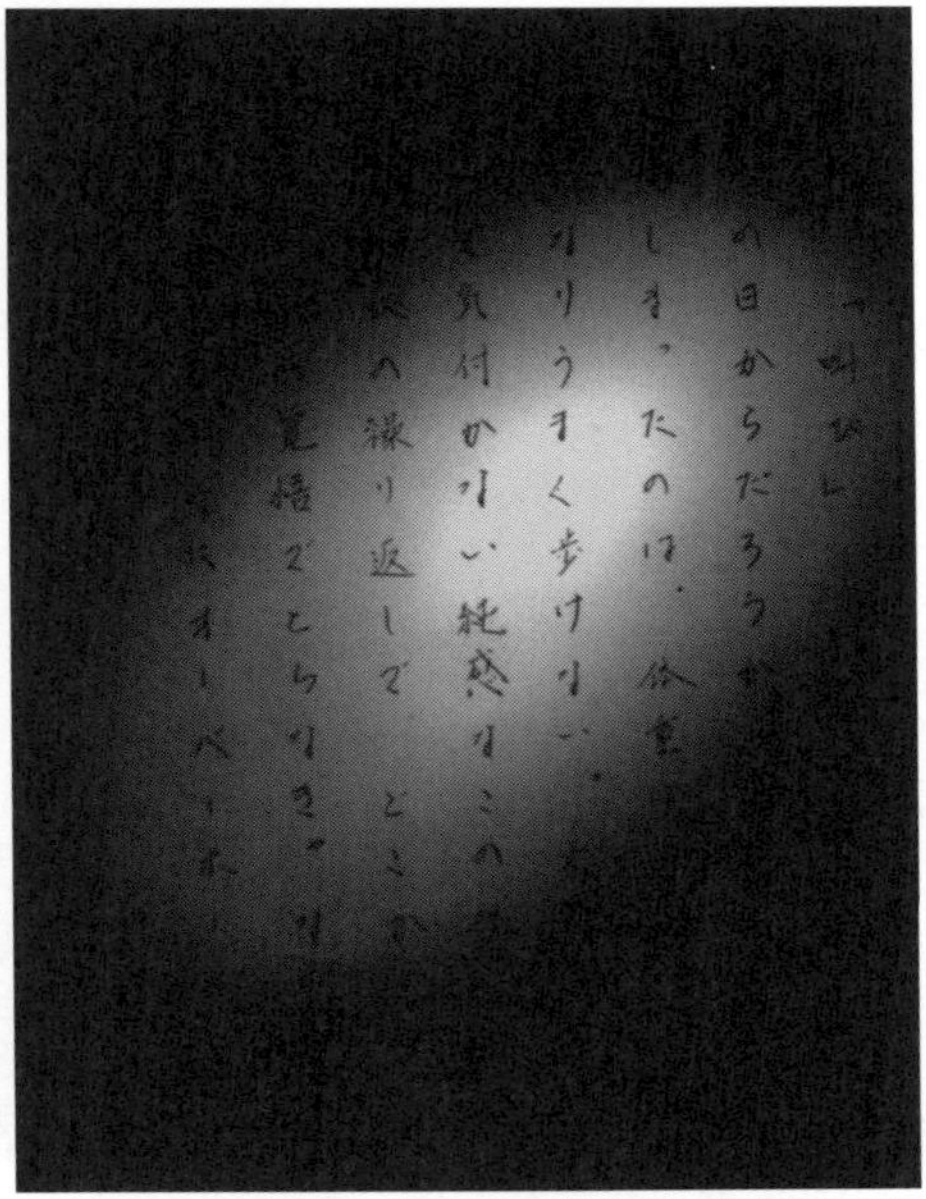

「道しるべ」創刊号に掲載された男性患者の寄稿文「叫び」

確かに今までに、悪いこともやったし親不孝もしてきたけど、私以上に悪い奴、親不孝な奴はたくさんいるのに、私だけが罪を受けるのは不公平と思う。

せめて手術でもして治る可能性があるのなら、今すぐにでも手術台の上に横になるのに。何とかしたい。何とかしてほしい。

田んぼに立っているカカシのように細くなっても、せめて人並みにみんなと同じレールの上を歩いていきたい……。

決して暗くなるつもりはないんだけれど、こんなふうに心のどこかで叫んでいる。強く生きなければとわかっているけれど、絶望と不安が時として希望を大きく包み込む。

ただ、体は病にむしばまれようと、心だけはむしばまれていないはず。誰よりも燃えるハートを持っていると信じている。だから、いじいじと卑屈になることだけは、絶対にいやだ。それが私に残っているプライドなのだから……。

これから先のことはわからない。今以上につらいことが待ち構えているかもしれない。しかし、振り返った思い出の中に笑いで満ちた時があったように、きっと楽しいことがあるはず。希望があるはずだ。そのときまで私は私として、決して自分を見失わないようにしよう。

治す手段を見つけるのはプロの医師。楽しく生きるか悲しく生きるかは、まずは私次第。そう、神は私自身なのだから……。そして、少しでも私を愛してくれる人、信じてくれる人のために、笑顔を忘れずに生きていこう。

また別の男性患者は、「ふたつの足」と題してこう綴った。

――

私は難病にかかってしまいました。それはアミロイドーシスという病気です。人によって個人差があり、症状もさまざまです。私の場合は下痢が続き、食べても食べてもやせるばかりです。全身のしびれ、痛み、特に両足の痛みはとても耐え難いものを感じるほどです。また、両足とも温度感覚が全くなく、この間は、ストーブの近くでうたた寝をしていたらやけどをしてしまった。それも、そのときは気づかずに夜になってズボンを脱いではじめてやけどによる水疱を見つけて気がついたのです。

やけどの治療をしてもらうと、「痛いでしょう」と聞かれますが、内側の痛みは感じられても、外の刺激を感じ取れない私の足です。

やけどの痛みなどありません。また、足の毛を引っ張っても、ペン針でつついても、少々の血を出しても、目で確認する以外に痛みはないのです。感覚の麻痺はだんだんと上へと行き、いまでは排便、排尿の感覚さえもわからないのです。いつもおむつをあてています。最近はその交換回数も多くなりました。

それから、手や上半身の方も痛み始めました。これから先、歩けなくなったり、目が見えなくなったりするかもしれません。次第に進行しますが、特効薬はなく、対症療法しかありません。

私は、今年三月で二六歳ですが、体はもうおじいちゃんです。

でも、私がこの病気になることは以前から恐れていたし、ある程度の覚悟もあった。また、自分はかからないと信じていたかった。私の叔父、叔母たちそして、母がこの病気で亡くなりました。叔父、叔母の死は幼かったためにうっすら記憶に残っていた程度でしたが、母の場合は私が小学五年生のときから入院生活でしたので、私は私なりに一生懸命、母の看病をしたつもりです。また、痛いほど、母の苦しみがいま、わかります。

母は私に言葉では言わなかったが、いろいろと私に考えを教えてくれました。母の入院生活は一〇年ほどでした。（中略）

私は病気なのに、今とても幸せなのです。友人たち、会社の人たちがいろいろ理解してくれています。会社では出勤したときは頑張って仕事をしていますが、休んだり、早引きをしたりして困らせてばかりいます。

病院では、先生や看護婦さんたちの努力と愛情がわかりますし、研究もいろいろとなされていつか治る時が訪れると思うし、また、皆さんの愛情は大変うれしく感じられますし、私にとって一番大切な人がいます。妻が、とてもよくしてくれます。わがままな自分なのに、「本当にいろいろありがとう」と思う。妻には何も残すこともできない。苦労ばかりです。心が痛みます。

みなさんの愛情を数多く受けているいま、それを返すことは、目に見えることはできないけど、今は一生懸命さが必要です。

病気を治すため、病気を知り、考え見つめて、助け合っていくこと、逃げ腰ではダメです。

病気であることは、恥ずかしくありません。おかしいと思うかもしれませんが、すばらしいと思うことさえあるのです。なぜなら、私はみなさんの愛情を感じるからです。とても幸せです。だれよりもです。

今、私は夢見ることがあります。この両足が、すっかりよくなり、今でも家の隅に置いてある自転車のロードレーサーに乗ってあの阿蘇山の大自然の中で思いっきり走ってみたいのです。そして、横を通っていく車に対して笑顔で「ヤー」と言ってやりたいのです。

みなさんのためにも、逝ってしまった人のためにも、妻のためにも、闘って勝つのです。スイスイと走れる時は、近くに来ている気がするときがあります。また、入院が、足で歩くことができなくなるときがそこに来ているようにも思えます。

毎日の生活の中で、波がありますが、頑張ってこの病気に勝って愛情をみなさんにお返しします。

患者の揺れ動く思いや戸惑い、悩みなどが綴られた文集を、志多田は二〇部作った。これをかかわりのある患者や家族に配り、感想を聞いて歩いた。下痢に苦しんでいるのは自分だけではない、悩んでいるのは自分だけではない、と感じた患者たちからは「続けてほしい」という声が相次いだ。本音を書いてもいいんだ、と思って、医師への思い、家族への思いを綴る患者が続いた。文集は四カ月に一回、発行されていった。

ある女性患者は「母として」というタイトルで、その後の文集にこう綴った。彼女が亡くなる一年ほど前の文章だ。

私は三人の子どもに恵まれ、主人も病気しらずで、ごく普通の幸福な生活をしていました。二人の子どもを産むまでは、何の不安もありませんでしたが、三人目の時から検診を時々受けていましたから、内心だいぶん悩み、考えました。

その当時は、まだ現在言われているような病名とは知らず、まして自分は絶対かからないようにと、心の中でいつも願っていました。神に祈る気持ちでした。

そんなとき、私の母は当時五一歳で他界しました。いま私が病気になってみて、その当時母が私たち子どもたちのことをどんなに思っていたか、どれほど心から心配していたかが、痛いほどにわかります。

時代は移り変わっても、親が子どもの心配をすることだけは永久に変わらないと、今改めて思います。そして、この病気（アミロイドーシス）もまた、時代が移り変わっても続くのでしょうね……。

私も三人の子どものうち、だれか一人は病気になるだろうと思っています。その子がだれであるかわかりません。ただ、「申し訳ない、ごめんなさい。もしなったら強く生きて」と言うしかありません。母として、何もしてやれないのです。（中略）

同じ病気で苦しんでいる人は、たくさんおられます。私の子どもみたいな年齢の方もいます。この若い人たちが少しでも苦しみがありませんようにと、願わずにはいられません。

親は、最期の命が尽きる時までも、子どものことを考えています。親への感謝の気持ちを忘れないでほしいと思います。

私たちの仲間はみな、手とり足取り、志多田さんにぶら下がりながら生きてきました。近頃は若い人の連帯感も出てきて、笑顔も出てきましたね。私はとてもうれしいです。

まだ、仲間に入っていない人がたくさんいるようですが、一日も早く、文集を通して、仲間に入ってください。

長生きできますよ。心の悩みは少しずつ溶けていきます。

別の女性患者は、「祈り」と題してこう書いた。

「この人が寝たきりになったとき、下の世話をしてあげてもいいや」と思ったのは、変ですが、主人とお見合いをした席のことでした。それが八年前です。

しかし、それもままならなくなったのは、今年八月一八日のことです。朝起きたら変な臭いがし、まさか自分が粗相をしたと気づかずに、思わず子どものおしりを触ってしまいました。でもすぐに、「私もやっぱり」と悔しいやら、情けないやら、洗濯をしながら涙が後から後から出てきました。すると、主人が「元気出せや」と肩をたたき、「うん」と返事をするのが精いっぱいでした。

やっとこの人だと思って結婚し、幸福に暮らしながら、子どものこと、家庭のこと、いろいろな将来の夢が崩れ始めました。

主人と二人の子どもには「損したろ、ごめんね」と心の中でつぶやいています。

そのころから、少しずつ体がバランスを崩し、点滴をすることになりました。点滴も四日間続けたおかげで、どうにか元気になりました。病院の方ありがとうございました。

しかし、子どもの寝顔を見るたびに、涙が出てきてしまいます。

私は病気に対する知識は全くありません。そのうちになおってくれるだろうと思っていましたが、もうその考えを捨てました。

いかに私の体の中に潜んで、健康をむしばんでいる「アミ野郎」と仲良くし、あるときはなだめながら、またあるときは攻撃し、現在の状態から進まないように努力しなければいけないと思っています。

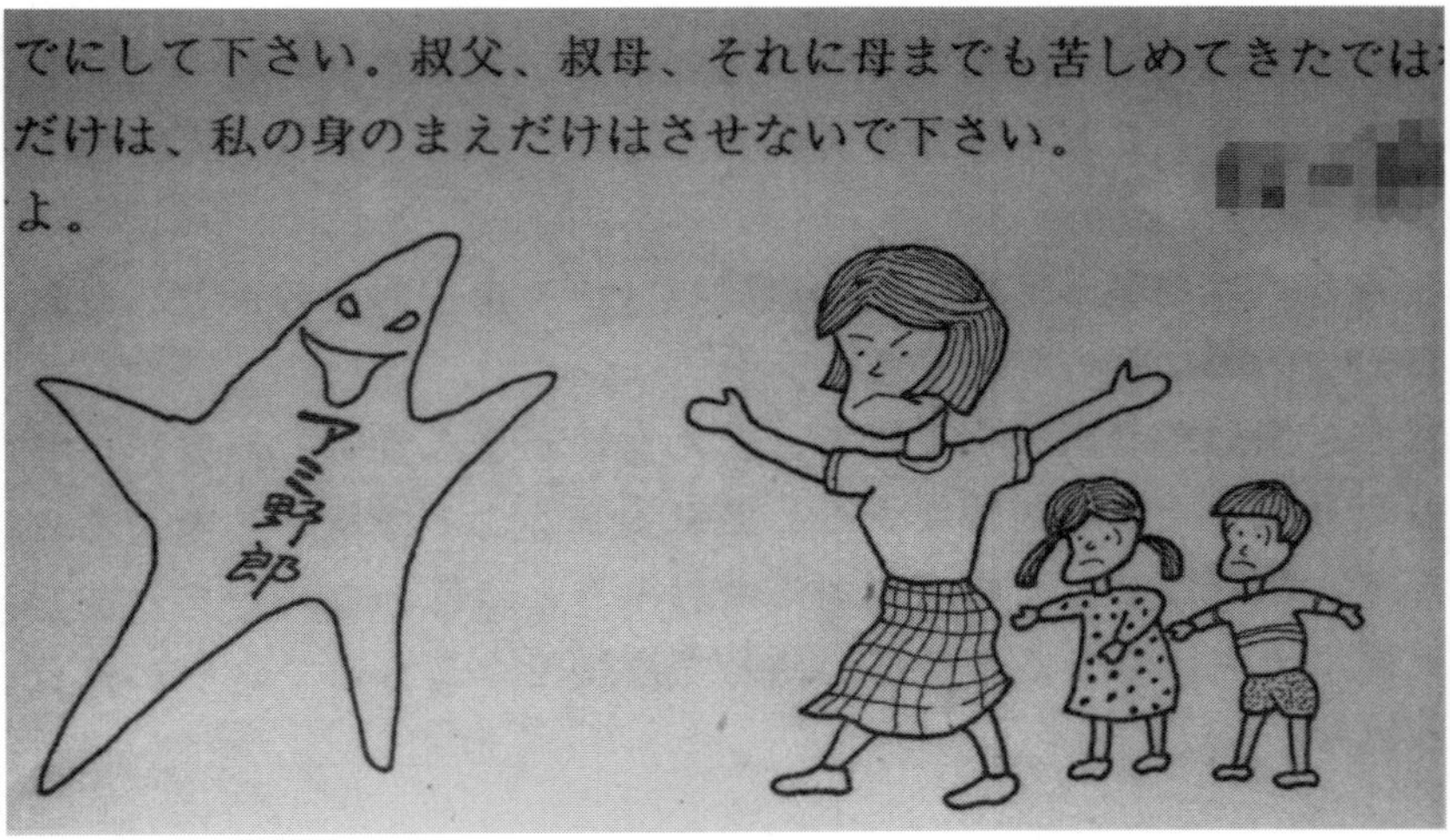
でにして下さい。叔父、叔母、それに母までも苦しめてきたでは
だけは、私の身のまえだけはさせないで下さい。
よ。
アミ野郎

文集「道しるべ」に描かれた「アミ野郎」のイラスト

どうか先生方、健康な人、それに同じ病気に悩んでおられる人、教えてください。下痢に良い方法、しびれがなくなる方法など……。

でも、神様、不公平ですね。

そりゃあ、私も知らず知らず人様に迷惑をかけてきたかもしれませんが、そのお返しがこの「アミ野郎」ですか？

もう、私までにしてください。叔父、叔母、それに、母までも苦しめてきたではないですか。どうか子どもにだけは、私の二の舞だけはさせないでください。うらみますよ。

「俺たちは人間だ。石ころとは違う」

垣間見える患者の本音を文集から読み取り、日記を書き始めた患者もいた。二〇歳そこそこで発症し、独身のままこの世を去った男性患者の母親が、息子の死後、志多田のところに日記をもってきた。

四月二七日　晴れ

俺は何と意志が弱い男だろうか。自分自身が大変みじめに思える。同世代の者は会社に出て働き、またある者は大学へ行くって勉強しているのに、俺はただ病院にいるだけだ。その病気にしても俺は何かができるはずなのに、何もしていない。タバコはもう絶対に吸わないぞ！

病気に負けることは人生を放棄することだ。死ぬまで必死で生きよう。病院西側の森の中には今、ツツジが満開だ。とてもきれいだ。病気する前までは花を見ても何も感じるものがなかったが、近頃は少しずつ感じるようになってきた。やっと俺も一人前の感情を持った人間になって来たか。それとも病気がそうさせたのかわからない。もうすぐツツジもしぼむだろう。そのしぼんだ分を俺がもらって夏までには全快しよう、イヤするのだ。（病院屋上にて）

四月二八日　曇りのち雨

俺は、今何のために生きているのだろうか。それを知りたい。親を悲しませないためだろうか。俺は俺のために生きているのだ。親を悲しませないためとは、それは単なる口実に過ぎないのだ。俺は生きるために生きているのだ。現在を、過去を。これからも生きれるだけ、生きれるだけ生きる。何という言葉だろうか。
俺は今親に負担をかけている。豚よりも劣る。豚は殺せば肉が食えるが、俺が死んでも火葬代や葬式代がかかるだけだ。今に見ていろ。俺だって退院してから頑張って世間の人々の脳裏に俺という「名前」をたたき込んでやる。そのためにも、一日も早く病気を治そう。今、外は雨が降っている。激しい雨だ。俺は雨の日が非常にうれしい。なぜなら、俺の心の中のモヤモヤを雨がきれいに洗い流してくれるからだ。もっと雨が降らないかな！　雨よ、雨よ、じゃんじゃん降ってくれ。

五月二日　曇り
体が大変だるく、朝飯も食わずに寝ていた。しかし、手足はいつもより痛くなった。あまりにも体が疲労しているためだろうか。心配になってくる。昼は半分、夕食は全部食べた。全然うまくなかったので、売店でソーセージを買って、それをおかずにして食った。あまりうまくなかったけど全部食った。無理してでも食うようにしないとますます体が弱るであろうから、少し無理をしてでも食うようにしなければならない。
今日は点滴の時間がものすごく長く感じた。寝ていても体がきつく、動きたいのだが、点滴中なので、手を少し動かすだけでどうしようもなく、一時間にも二時間にも感じた。院長回診だったが、いつもと変わりのない、ほんの短時間で終わってしまった。もう少し時間を費やしてもらいたい。そうすれば、少しは安心するだろうに。でなければ、院長回診なんか、名目だけになってしまう。

病院西側にきれいに咲いていたフジも散ってしまった。フジは、まだまだ寿命が長いと思っていたのに案外早く散るもんだ。今はもうツツジの木の緑が、周りの木々が緑をましてきたのでそれに溶け込んで、いまはフジの木がどこにあるのか全くわからないほどだ。自然の力を一番力強く感じる季節だろう。全くどこもかしこも、生き生きとして生命の力強さを示している。いまは花とか果物などは栽培方法により季節の区別がなくなってきているが、やはり四季ははっきりしている方が人間に落ち着きを与えてくれるようだ。自然に逆らうことなく生きることが本来の人間のあるべき姿であろう。（病室にて）

五月四日　晴れときどき曇り

今日もまたタバコを吸ってしまった。あれほど絶対に吸うまいと思っていたのにどうして俺はこうも気が弱いのか。幾度もう吸うまいと思ったことか。その度に誓いを破ってしまい、いつも今度だけは今度だけはと思い、吸ってしまってやめられないようになってしまう。この意志の弱さはどうだ、小学生にも劣るではないか。

最後にもう一度言おう。今度は絶対にやめるぞ。自分の体のためだ。今日も体がだるかった。近頃毎日、体がだるい。タバコをやめられないせいだろう？　自分の体であって自分の体でないような気がする。一日も早く自分の体を自分のものにするために頑張ろう。それには気力を充実させることだ。体力がない今は自分にとって気力が唯一の頼みだ。気力までなくしてしまったら一巻の終わりだ。まだまだ、俺はやれる。やるだけやろう。

病気の体には他人の言うこと、話すことがおっくうに感じる。俺がじっとしているから余計きついのだな、などとわかったようなことを言って、自分と同じ基準をもって動け、動けと言う。お前が俺の立場になってみろ、と言いたいよ、全く。俺のつらさがわかっていないのに。病人には注意して口をきけと言いたい。

人間だったらもう少し言葉遣いに気をつけろ。そういう俺は気をつけてものを言っているだろうか。そうとは言えない。「人のふり見て、我が身を直せ」とも言う。俺も人には注意して話をしよう。もう少し俺の人間としての性格を向上させよう。そうすれば、今ごろみたいに腹を立てることもなくなるだろう。

五月五日　晴れ

いま友人の家から帰ってきた。（中略）友人も病気の心配をしてくれている。早く良くならなくては。それにしても、病状を聞かれるのが一番つらい。何と答えてよいかわからない。だから、あいまいに答えることにしている。聞く人は煮え切らないだろうが、俺としてはこう答えるほかはない。世の中の人よ。俺の気持ちを察して病気のことは聞かないでくれ。俺の一生の頼みだ。

明日から本をまた読むことにしよう。本を読まなくては頭がぼけてしまう。頭も適当に鍛えておかないと集中力が鈍り、小学生以下の頭になってしまうような気がする。本は俺に気力を与え、体の中にもうひとつ力がわいてくるように感じる。頑張ろう。

五月一五日　曇り

朝から足をみたら、足が腫れていた。回診のとき、医者に言ったら、先生はとりあってくれず、みなそこは膨《ふく》れていると言った。何てことだ。もっと念を入れて診てくれてもいいじゃないか。少々がっかりした。今みればだいぶん赤く腫れあがっている。これ以上腫れなければいいが。

五月一六日

朝から点滴がなかったので、もうやめになったと思っていたら、昼からあった。昼からは下痢をしてしまって歩くのもきつくなってしまった。看護師は何ともそっけない。まるで機械的だ。こんなことならちょっとのことは自分でした方がよっぽどましだ。まるであたたかみが感じられない。ヘビみたいだ。俺たちは人間だ。石ころとは違うのだ。バカ者め。

この日の日記の最後に、この男性患者は自らを第三者ふうにして、こう書き加えている。「この日から五カ月間彼に何があったのか、空白のままだれにも彼の心の中はわからない」

一〇月一六日

体がだるい。風邪をひいて、なかなか治らない。俺の気力が足りないからだ。気分的なものをたぶんに含んでいるようだ。今の俺は過去のことにばかり気を取られている。過去は過去として、大事にしまい込んで、未来について考えることが大切だ。頭の中を二三年間の自分の姿が走馬灯のように走り抜ける。長くて短い二三年間だった。うれしいことも、悲しいことも山のようにあった。今考えてみると、悲しい思い出も悲しさを通り越して、みな懐かしい思い出となっている。みなどうしているんだろう。友人はどうしているだろうか。今の俺の姿を見たらみな笑うだろうな。今はみな元気でやっていることだろう。みな元気でやってくれ。俺は休む。その休みが終わったとき、俺は新幹線のごとくダッシュするだろう。その、エネルギーは

――原爆よりも強大なものとなるだろう。

男性は再び自らを第三者からの視点で記した。「彼が入院中に読んだ本　二十才の原点（高野悦子）　島原の乱（助野健太朗）　闘（幸田文）　人間の本義　私情を排する　誠を演出する　話題性に富む　大勇猛心　事柄の論理を根こそぎ考える」

二一歳で発病したこの青年は九年ほどしてこの世を去った。この青年とよく話をしていた志多田の心には「自分たちは石ころじゃない。人間なんだ」という彼の叫びが深く突き刺さった。「書くのもつらかっただろうに」と志多田は思いやる。

患者や家族が書いた文章をまとめた文集作りを続ける志多田には、当時余計なことをするなというやがらせが相次いだ。自宅横の畑の作物が収穫前に引っこ抜かれたり、わざわざ自宅に「娘さんがあの病気なの？」と言って訪ねてくる人がいたり。志多田自身、発行を始めて一年ほどした文集にこう書き記している。

――「人生何事かをなせば必ず悔恨はつきまとう。そうかと言って、何事もなさざればこれもまた悔恨となる」（亀井勝一郎の言葉）。私はこの言葉が好き。だから、「道しるべ」を読んでくださる方々に理解してもらうために、書き添えました。読むだけでなく、一度みなさまのご意見を聞かせてください。どんなことでも結構です。
——

医師に対する視線——患者の本心

ただひたすら病気の存在を隠しておきたい人たちにとっては、文集の存在は目障りだったのだろう。だが、志多田の目の前には患者たちがいた。病気の症状に、周囲からの視線に、自分の扱われ方に、悩み苦しむ患者たちがいた。彼らに手を差し伸べたい、せめて人間として生を全うしてほしい、その思いが志多田を動かし続けた。

文集には、こんな患者の思いも綴られている。これは患者の叫びであり、また医療従事者へのお願いでもある。彼の言い分は一方的なところもある。すべて正しいかどうかは別だ。しかし、弱者である患者がなかなか口に出しては言えないことがそのまま書かれている。志多田はこの患者が亡くなってから、この患者への追悼として、文集に掲載した。「独断と偏見でずっとしまっていましたが、彼への追悼の意味でここに記載しました」と一文を添えた。医師らが気分を悪くして、彼につらくあたらないように気遣い、しばらく預かっていたが、彼の思いは痛いほどわかった。その彼の心の叫びを、仲間にそして医療従事者に知ってもらいたかった。

私は今回の入院でいろいろと考えさせられたことがあった。

我々と同じ病気になっている者は、多くは三〇歳前後であり、四〇歳前後で死亡する者が多い。この病気の原因は究明されているが、遺伝子レベルでの治療を必要とする病気であるがため、根本的治療法の発見は困難を極め、有効な対症療法もない。（中略）

そのような医学的現状、病気の症状、若いうちに死に至るという背景の中で、我々は病気と闘っている。そういうことをもっと、医師や看護師に心から理解してもらいたい。

我々は治療できない現状、病気の進行による多くの障害、若いうちに死亡するという不安など直接的な不満、不安を常に心のうちにしまっている。その上に、それぞれの家庭の事情により、苦悩は複雑化している。

ある人には結婚してご主人や奥さん、子どももいるだろう。そこにおいては子どもの将来に対する責任や不安などによる苦悩があるだろう。

また、独身であれば、自由に動けない身体となった状態の中で、結婚もできず、何もできない自分を呪っているだろう。

そして、両親も死に、兄弟二人とも病気である家庭もある。そのうちの一人がこの私である。ヘルパーさんの助けを借り、協力し合って、生活している。そこにおいては、毎日が闘いである。不自由な身体を使い、料理や洗濯など生きるための行事をしなければならない。確かに、ヘルパーさんなどにより援助を受け、生活ができ、感謝している。

しかし、すべてにおいて、援助を得ているのではない。毎日毎日が、希望ある生活とは言えない。二人とも不自由であり、自由にできないことや外出できないこともあり、ストレスによる口げんかも日常行事のようなものだ。その上に、突発的に下痢が始まると、一度に一回二回の下痢でも、身体や足やら畳などに流れ出された糞尿をふき、その程度でも疲れるのに、一度に五回や六回、時間をおいて下痢が発生したとき、糞尿まみれの身体や畳などを自分自身で何度も何度も処理しなければならないとき、怒りや哀しみを超越し、心の中で「何で」「何故だ」と自問し、身体を呪い、そのときだれも助けてくれない人生を呪い、その瞬間、死んだ方がましだと思う。そういうことが週に何度もあり、他人には決して見られたくない。ましてや、決してその状況での心理状態や情けなさは経験した者しかわからない。

そういう時、食前であれば食事も作れないし、ほとんど食べられないことが多い。日常においても、二度食べれば良い方である。それでも病院や施設になるべく入院したくないのは、病院の中での下痢などに対する不安や、短い人生と思われる治療法のない状態だからこそ、病気と闘いながらも、精神的、肉体的に自由でありたいからだと思う。しかも、通院しなければならない状況が発生したときでさえ、二人とも不自由なため、自由にできない。ふだんにおいてヘルパーさんたちなどの援助を得られる状態であればよいが、そうでないとき、下痢や神経麻痺による歩行障害などによる打撲などの不安を感じながら、タクシーなどを利用して一人で行かなければならない。

入院しなければならないほど、症状が悪化したときでさえ、不自由な二人で生活をしていることにより、入院の決意を鈍らせる。どうして入院しようか、衣類などはどうして運ぼうか、入院したらヘルパーさんが衣類の替えをもってきてくれるだろうか、下痢などで衣類が汚れたとき自分で洗えるだろうかなどの不安。退院時もどうして帰ろうか、衣類をどのようにして自宅に戻そうかなど悩みがある。一番の不安は、兄弟がどんな暮らしをしているのかである。ふつうの家庭や家族のあるところでは考える必要のないことを考えなければならない。そういうとき、親がいれば、健康な兄弟がいれば、一方でも健康であればといつも考える。

人は、そのようないろいろな背景の中で人生を送っているが、その人生の中で、我々のように病に陥ったとき、それも、それほど長く生きられないと予測できるとき、どういう人生を送ることが良いか自分で考えるだろうし、考えるべきであろう。そこにおいて、医師が干渉できる部分とできない部分が発生すると思う。患者が病気の治療を望むとき、医師と個人的信頼関係を結ぶよう努力しなければならない。同様に医師も同じ努力をすべきである。その上で患者は、治療のためいろいろと医師から指導、アドバイスを受け、それにより治療効果をあげることができると思う。しかし、医師の言動が一方的に人間性に欠けたものであれば、患者を納得させることができないし、医師との信頼関係も治療法に対する信頼もできなくなる。たとえば、ある医師がある患者に対して、治療者、研究者に対して礼儀としてタバコをやめることが義務であると言ったそうだ。

医師は患者の命を預かり、治療に努め、尊敬される立場の人であり、患者はそれに対して感謝し、感謝すべきものである。しかし、医師も患者もその前に対等な人間であり、患者も人間として個性あるものとして認識してもらいたい。医師自身のふだんの行いを省みながら、人間として正当だと考えられるアドバイスであれば、患者はそのアドバイスを素直に受け入れるはずである。人間味のある医師は、自分を省みて、決して義務という言葉を発しないと思う。進行を少しでも止めるため、治療者や研究者の努力に報いるため、「努力しなさい」と言うだろうし、素直に聞き入れられるアドバイスだと思う。

それも、その医師は医局の部屋の中で、説得しようとしている患者の目の前でタバコを吸いながら、自分は一日三箱（六〇本）吸っていると平気で言ってのけ、しかも机の引き出しの中の数十個のタバコを見せてやり、タバコをやめるように説得を続けたそうだ。その上、その医師は胸部内科が専門であり、肺に対してタバコが悪いことは一般の医師以上に知っている立場の人だ。確かに我々の病気の者がタバコを吸うことは、健康な人以上に身体に悪いことは知っている。しかし、治療などのためにやめるというのなら、医師として予防のために率先してタバコをやめるべきである。しかも、説得されている人の目の前でタバコを吸いながら、やめろと言えるのだろうか。医師も医師の前に人間であり、自分の行いを省みず軽率な言葉を吐けば、人間性を疑われることを、社会的立場が高ければ高いほど考慮しなければならないと思う。(中略)

医師の中には、我々患者を高みから見下ろし、意見を述べる性格の人がいる。医師の心の中には、治療される者に対して絶対的服従を求める心があるのかもしれない。そういう傲慢さが、人間としての行いを省みず、自分では正しい行いと錯覚させるところがあるようだ。患者を説得し、納得させるには、立場の違いを超えて、良心をもって平等の立場からの言動をとるべきである。自分自身が自制できないことを強制しようということは、医師にとって許される部分もあるのかもしれないが、人間として許されるものではない。患者に強制し、自分自身が自制できなかったことで病気になったとき、その医師は自分の愚かさを初めて知るだろう。そのとき、その人には医師の資格はない。

その医師にタバコをやめることが義務と言われたその人は、他人に強制されてやめない、いろいろなストレスがあるからと言ったそうだ。そこで、医師は、そういうことは君の甘えであり、煩悩だと、タバコを燻らしながら言ったという。確かに、ストレスでタバコを吸うことは、甘えで煩悩かもしれないし、理由にならないこともわかる。しかし、人の心が簡単に割り切れるものだろうか。ましてや人を上から見て、自分自身の行いも省みない人の言動を、医師で

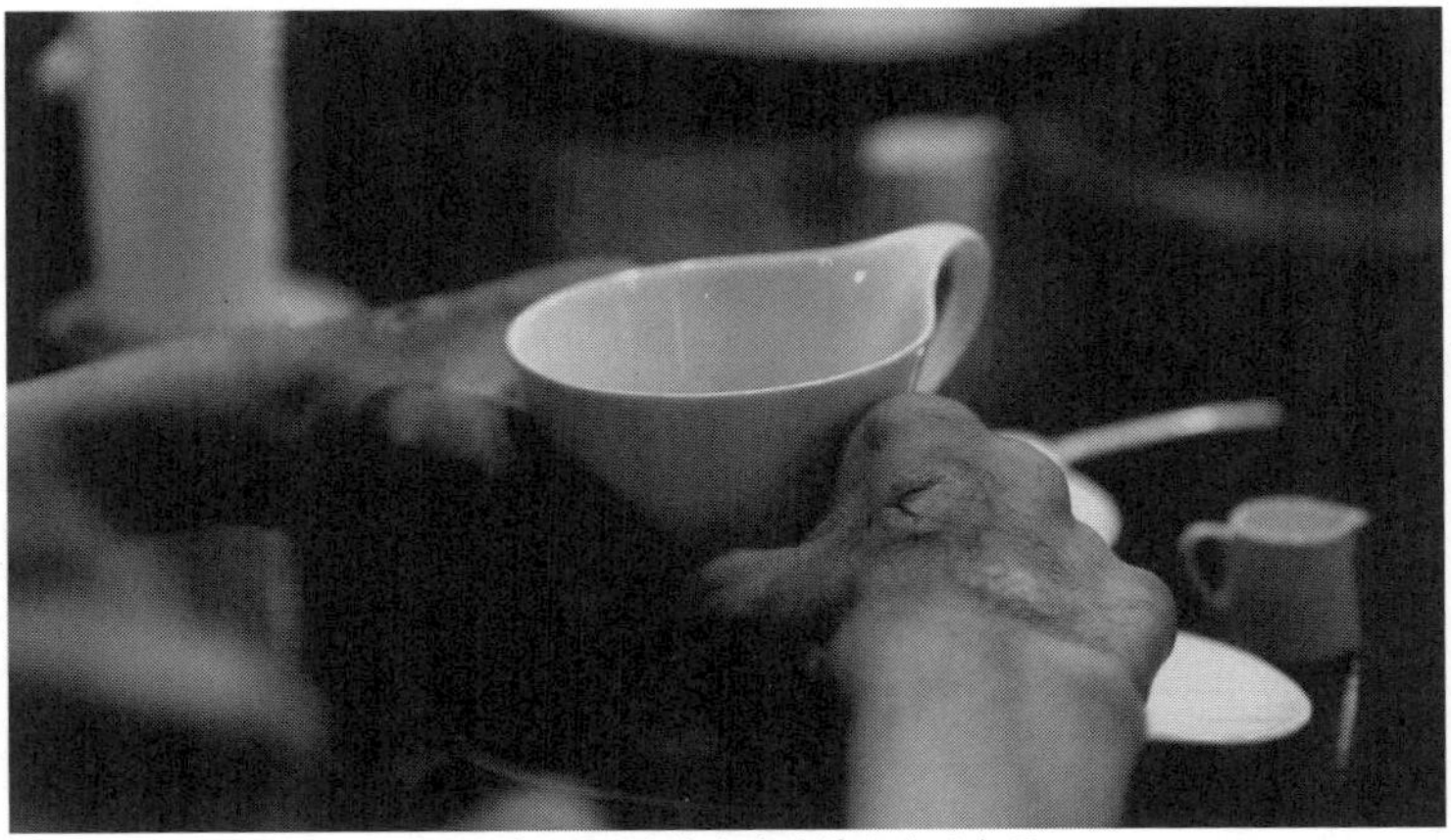

やけどをするとなかなか治らなくなる

あっても納得のいくものとして聞けるわけがない。（中略）

人間とは、それほど強い意志をもった生き物なのだろうか。タバコを吸うことはその人にとって何の得にもならないし、マイナスだろう。しかし、それにより、精神の安定を得られることだけでも、いいじゃないのか。その医師も、同じような考えでタバコを吸っているのではないのだろうか。ましてやその人は難病の患者であり、治療法も発見されていないし、かろうじてヘルパーさんなどの援助を得て、もう一人の病人である兄と二人で、何の楽しみもなく暮らしているのだ。そういう状況を想像はできても、体験もできないし、体験もしたことのない人に、甘えている、煩悩だという資格などない。その医師こそ煩悩の中にどっぷり浸かっているんじゃないかと思う。その医師は、家庭のことにも口を挟んだそうだが、その人の複雑な状況もまた悲惨な家庭事情も知らないくせに、勝手なことを言ったそうだ。医師であっても立ち入れない部分だ。

人間には、生きる上で支えが必要である。その人に、それだけの支えがあるのか。何も知らない医師が、甘えている、義務だと言ったことが、どれだけ、その人の日々の人生に対する生きる意欲を失わせていることを、どれだけわかって発言しているのだろうか。そういう無神経な発言をする人が医師であることは情けない。

もし、その医師の考えが変わらず、不自由な身体の人や病気の人の気持ちを少しでも理解しようと努めないで、患者に対して運命だと断言し、患者を高みから見て医療を続けるなら、どんなに医療技術が優れているとしても、その医師の治療を受けたくない。

健康な人には、ストレスを解消する方法が数多くある。しかし、身体の不自由になった人には、健康な人には決してわからない悩みやストレスがあり、その解消法は健康な人に比べ少なく、決して解消できない不自由な身体が残る。

健康な人間が、不自由な身体になって初めて、その状態の苦しみを知ることができる。健康な人間には、決してそういう人の気持ちはわからない。(中略)

医師でも患者でも平等な人間であり、その上で、患者は医師を尊敬したい。そのため、人間である医師に尊敬できる行動を望むのだ。「治してやるから、俺の言うことを聞け」という傲慢な発言のもとでは、患者と医師との間に信頼関係は生まれない。弱い立場の患者の状況をますます弱いものとし、人間味ある治療とはいえないのだ。心情を考え、言動に十分注意し、そ

れを医療の基本として「良心的」な医療に努めてほしい。（中略）
最後に、タバコひとつのことで、これほど書くことはないのかもしれないが、医師でも患者でも同じ人間であり、どちらが偉いというものでもないと思うし、患者、特に我々は毎日毎日が闘いであり、一日もその状況から抜け出せないのだ。我々は毎日絶望を感じながらも一筋の光や希望を求め、精いっぱい生きている。病気になったとき、人の心の中に甘えが生まれ、自分が一番不幸だと思うところがあった。その部分をどれだけ抑え、コントロールしながら、病と闘うかは、それぞれの意志の強さにかかっている。そこにおいて、少しの甘えは人間として許されて良いと思うし、許してもらいたい。我々の言う絶望感を感じてもらいたい。その上で、心ある医療を受けることができれば、短い命であったとしても、医師や看護してくれた人、心の支えになった人に感謝しながら死んでいけると思う。

同等の人間として扱ってもらいたい、その思いは、多くの患者が胸に抱え込んでいたことだった。そうした心の叫びを吐き出させることが、志多田の目指した文集づくりの目的のひとつだった。

患者会の発足

こうして文集を作っているうちに、ＦＡＰを日本で最初に確認、その後も研究していた熊本大学教授（当時）の荒木淑郎が「患者会をつくってみないか」と志多田に声をかけてきた。志多田はもともとは、文集作りを続けることで、もっと患者が本音を出し合うようになって、その上で患者会を発足させるのがいいと考えていた。だが、医療側の提案に応じることは、医療側からの患者会側への協力、つまり研究の促進や情報提供も望んでいけると判断し、患者会づくりに乗り出すことにした。

志多田は入院患者や患者の自宅を訪ね、このまま隠れるように生きるのでは研究が進まないこと、支援を得るためにもっと社会に訴えていかなくてはいけないこと、しかし、一方で、名前は出さなくてもいいこと、などを丁寧に説いて歩いた。

患者会発足直前の一九八九年六月に発行された文集の巻頭に、志多田はこんな文章を綴った。

一年中で一番過ごしいい時期ですね。患者の皆さんも、相変わらず、元気で過ごしています。「相変わらず」と、何となく言っている言葉。患者さんにとって、とても重く感じるのです。それは、自分の先が見えているというか、知りすぎているから。患者さん以上に、家族の方も大変でしょうけど、話し合いの中から一つずつ苦しみや悩みを取り除くほかありません。それでも、解決の糸口がみつからないときは、文集に出してください。読んでいる人たちの中で、いい意見が出るかもしれません。どのようなことでも結構です。

この「道しるべ」は、私たちのものです。これからの人たちが、同じ苦しみをしないためにも、今生きている私たちに、残された使命かもしれません。そのためには、患者のみなさんにご迷惑をかける結果になることは十分わかっています。しかし、将来のことを考えれば、無理を承知でお願いしなくてはいけないときも、私にはあります。私の気持ちもわかってほしいのです。幾度となくある方に相談に行きました。本当に何もわからないときがよかった。現在、みなさんより、ほんの少しいろんなことを知りすぎたために、人に言えない苦しみが多くなり、手を引きたいと申し出たことも一度や二度ではありません。みなさん同様、自分自身の問題で、答えは本人で出すべきこともよくわかっています。みなさんのことを考えれば、私が弱気になってどうするのかと、自分自身に言い聞かせて今日まできました。先のことはわかりません。ただ、みなさんがいるから私があるのです。文集にしても、書いてくれるから今日までできたということ。一方が欠けたら何も成立しないのです。私は、たいして皆さん方の力になれないとは思いますが、一緒に歩いて行こうではありませんか。生命のあるかぎり。生命のあるかぎり。

患者会は文集名からとって「道しるべの会」という名称を付け、活動資金として一人年一〇〇〇円の会費を集めて、その支払い管理のための名簿を志多田が管理するということで内々に地ならしをしていった。

志多田が一番頭を悩ましたのは、会長をだれにするかだった。会長は対外的な存在で、匿名というわけにはいかない。悩んだ末に、教師をしていた崎坂祐司に相談した。崎坂はすでに発病していた。崎坂の就任は医師側からの強い要望でもあった。志多田が会長就任を打診すると、崎坂は淡々とした様子で、「会長は名前も出さなきゃいけないからなあ。肩書きもいるしなあ……」と引き受けてくれた。

一九八九年八月二五日、「道しるべの会」の発会式が開かれる。荒尾市民病院四階の会議室に患者とその家族、親族、そして医師、看護師らが約五〇人集まり、U字形に並べたテーブルを囲むように向き合った。患者同士の交流を深め、助け合い、そして、子どもや孫の世代で治療法が見つかるよう医療側にも協力してもらうために、一致団結しての発会となる運びだった。

しかし、参加者の一部から「会費を集めるのか」「名簿を作るのか」「名簿はだれが管理するのか」「外に流出しないのか」などの意見が出された。微妙な問題を抱えているだけに丁寧に患者や家族の間を歩いて根回しをしてきたつもりだった志多田にはショックだった。発言する人は多くはなかったが、特に中学生の子どもをもつ女性が、ことのほか反発した。彼女は、名簿をつくることに強く異議を申し立てた。その意見に触発された患者や家族もいた。彼らはみなFAPを発症する家系の人間であることを、世間に知られたくない、秘密にしておきたい、という一心だった。患者同士のつながりや医療情報の提供など患者会の発足によるメリットがあり、多くの患者を身近に見てきたからこそ、会の必要性をだれよりも感じていた志多田だったが、志多田自身、その家系に属する身だからこそまた、隠しておきたいという患者や家族の気持ちは理解できた。それを押し切ってまで、名簿を作り、会費を徴収するのは無理だと判断した。

結局、「道しるべの会」は名簿も作らない、会費も徴収しない会として、発足することになった。会の活動にはお金もかかる。しかし、そうした費用を会費以外にどうやって集めるのかなどの問題より、一部の人の「とにかく秘密にしたい」という思いが優先された。

志多田によると、当時は、賛助会員も含めて会員は一五〇人ほどにのぼった。その後も、一〇〇人前後の会員を抱えたが、会員名はすべて志多田の胸の内に収められていくことになる。

だが、発会式で猛烈に反発した人たちは、その後、自分の子どもがＦＡＰの遺伝子を受け継いでいないとわかると、あるいは自分は発症しないことがわかると、会からは即座に離れていった。その姿に志多田は割り切れなさを感じた。

発会式で、会長に就任した崎坂はこうあいさつした。

暑さ厳しい中、とりわけ患者にとっては非常に体調の悪い時期にもかかわらず、本会の趣旨を十分ご理解いただき、本日ここに、長年この病気の研究にご尽力いただいている熊本大の荒木先生をはじめ、来賓多数のご臨席をえて、患者とそれを日々支えてくださっている家族のみなさんとともに、その会である「道しるべの会」が発会できますことを、心より喜び合いたいと思います。

私ごとですが、私がこの病気であると、主治医の先生から正式に言い渡されたのは五カ月前でした。父がこの病気だったので、うすうすは感じ取っていたものの、やはりはっきりと言われると、かなり落ち込んでしまいました。自分のことはもちろん、家族のこと、仕事のこと、いろんなことを考えるたびに、暗くなっていきました。そんな時、この会の生みの親である志多田さんとお会いし、「道しるべ」をいただいたり、患者さんたちを紹介していただいたりする中で、自分よりももっともっと厳しい状況の中で踏ん張っておられる方を知り、自分もという思いに立ち至りました。

私は現在小学校で教鞭をとっておりますが、子どもを見るとき、どうしてもその子どもの悪い面ばかり見てしまいがちです。つまり、マイナスで見てしまうのです。しかし、マイナスからは愚痴しか出てきません。この病気も同じです。なった不幸を恨んだり、この先自分の体はどうなるかばかり考えてみても始まりません。プラスでものを見ていきましょう。確かに私たちは病気が進行すると、生活全般にわたって大きな制約を受けることは間違いありません。しかし、そんな中でもまだまだこんなことがやれるぞという思いを常に持ち続けていきましょう。

私も教壇に立つのが、次第に苦痛になり、何度か辞めようと思いました。しかし、こんな私だからこそ子どもたちに教えられるものがあるのではないかと思って、頑張っております。ただ立っているのさえふらふらな私ですが、今年の夏は子どもたちの前で泳いでみました。みなびっくりした様子で、拍手をしてくれました。また、職員会議では私のために廊下にベッドを置いたらどうかと言ってくださる先生もいます。そんな中で私は頑張っています。私たち患者にしかできないことだってあるはずです。そんな意味で、この会が、その第一歩になればと思います。

この患者会の発足のときに問題になったのは、名簿の作成問題だけでなく、対外的な病名の表記をどうするかということも議論になった。それまではちょうど、アミロイドの構造の解明、DNA診断法の確立など医学的な研究が飛躍的に進んだ時期で、科学医療記事として研究の功績や成果が報道される中で、「熊本県北部に多く見られる家族性アミロイドーシス」と表現されていた。しかし、患者会発足時、「道しるべの会」は、病名から「家族性」を外し、「アミロイドーシス」とすること、また患者の顔などがわかる形での前方からの写真撮影やビデオ撮影は一切しない、ということを、報道側に強く求めた。家族性＝遺伝する、ということを公にしたくない、そして、顔や名前をほかの人には知られたくない、という要望だった。病名は「家族性」とつけずに「アミロイドーシス」とすることに、医師側も了解したため、その後は、新聞やテレビでは「アミロイドーシス」

と報道されるようになり、「家族性」という言葉は外された。

志多田はこのとき、複雑な思いを抱えた。会をつくったことをきっかけに、病名を明らかにして医学界や行政に現状を訴え、研究の進展、福祉の向上を目指していきたいという気持ちと、同時に、患者や家族を守りたいという思い。相反する気持ちが、志多田の心の中をかけめぐった。

患者会の発足について、志多田は、後から考えれば、と悔やむ点もあると言った。患者会を作ろうという医療側からの提案から発会式まではあまりに時間がなかった。実は、患者会の発足の一カ月後、ポルトガルで第一回の国際FAPシンポジウムが開かれている。もしかして、それに合わせるために患者会の発足がせかされたのかもしれない、と志多田は思うのだ。もちろん、志多田はなるべく医師らに協力して研究を進めてもらいたい、医療側に見捨てられては困る、という気持ちを強く持っていた。後からだから言えることだが、もう少し患者会の発足については、患者や家族と何を目指すのか、なぜ患者会が必要なのか、会としてどうしていくのかを深く話し合っておくことが必要だったかもしれない、と思うのだった。

発足の経緯はどうであれ、患者会が発足すると、志多田は会の活動を充実させていく。文集を年に四回出し、専門医たちによる講演会を開いて、さまざまな症状への対処の仕方、病気の研究がどこまで進んでいるかなどを話してもらった。また、花見や「おしゃべり会」を開いて、患者を外に連れ出した。「おしゃべり会」は、女性陣がある家に集まって、食事をし、ただ話すだけの行事だったが、そこでは笑いがはじけた。患者たちは食べてすぐに下痢をしてしまうのがふつうだが、万一そうなってもお互い様の間柄。気兼ねすることもなく、またその安心感がよく働くのか、このときばかりは、みながよく食べよく笑い、患者たちは楽しい時間を過ごすのだった。

ＦＡＰの症状が進んで行くと、歩くことが難しくなり、また食べたらすぐ下痢をするという症状に見舞われる。患者は下痢をすることを恐れて、外出したがらない。家族にとっても、車いすで移動しなくてはならない患者を連れて旅行するのは難しかった。それで、志多田が考えたのが、患者や家族が気兼ねなく行ける旅行会だった。患者の楽しみはもちろん、家族の思い出をつくろうという心遣いもあった。子どもたちが病気の親と過ごす時間も作ってやりたかった。医師や看護師にも来てもらい、車いすを何台も連ねて、温泉などに出かけた。

寝ていて下痢をするようなことがあっても、志多田らは午前三時、四時に何食わぬ顔をして起きて処理をした。宿泊施設には心付けを渡し、患者たちに気を遣わせないように平然としていた。旅行会のときは、ふだんならあまり食べられない患者たちも目の前に並ぶごちそうを口に運び、子どもや家族と旅行できることに心を躍らせた。

最初は志多田が寄付などをなんとかかき集めて費用をまかなったが、患者たち自身から「自分たちでお金を積み立てて行きたい」という声があがった。「仲間と旅行に行くことがこんなに楽しいとは」「家族との良い思い出ができた」と患者たちは口々に言った。

このころは、体が動かなくなるＦＡＰ患者が最期に暮らす施設も必要ではないかと、身体障害者施設を患者とともに視察に行ったり、また、長野のＦＡＰ患者との交流を図るために長野に旅行に行ったりもした。

患者会ができた次の年、会長の崎坂は文集の巻頭に「新しい年を迎えて」という文章をつづっている。

今年の賀状には「新年あけましておめでとうございます」と素直には書けず、私がファンであるシンガーソングライターのさだまさしさんの「しあわせについて」の歌詞の一節を、弱気になってか、どうしたことか、不覚にも書いてしまった。

しあわせですか　しあわせですか　あなた今
何よりそれが　何より一番きがかり
みんなみんなしあわせになれたらいいのに
悲しみなんてすべてなくなればいいのに

しかし、元旦に届いた「道しるべの会」のＭさんからの年賀状に書かれていた一文を読んだとき、もっともっと強く、たくましく、したたかと言われるぐらいに生きなければならないと思いました。

どこまでも行こう
道はけわしくとも
口笛を吹きながら
歩いて行こう

スウェーデンの患者の会は守らなければならないことに次の六項目があります。
①我々は隠してはならない
②我々は見られなければならない
③我々は沈黙してはならない
④我々は要求をはっきりさせ、その立場で影響を与えなくてはならない
⑤我々はあきらめてはならない
⑥我々は厄介な状況にもかかわらず、闘わなければならない
これは、いま生きている私たちのみならず、重要なことである。

私たちは次の世代に対しても責任がある。

今年は「道しるべの会」にとって、第二章ともなるべき大切な年だと思います。そういう意味で、上記の六項目は私たち「道しるべの会」のメンバーにとっても忘れてはならないことだと思います。今年は昨年まで以上に会員一人ひとりが強い心を持って、それぞれの壁にぶつかっていっていただきたいと思います。逆境をはねかえす一人ひとりでありたいと願うものです。

こうして始まった患者会「道しるべの会」の活動は志多田や患者たちの努力で少しずつ充実し、まとまりを見せ、旅行やイベント、勉強会、文集づくりと精力的に活動の幅を広げていった。

だが、一九九〇年、患者会ができた翌年には、スウェーデンで世界初のＦＡＰ患者に対する肝臓移植が成功する。この「肝臓移植」という先進医療が、その後、患者会に、そして患者たちに大きな変化をもたらしていくことになる。志多田はこのときはまだ、そのことを知るよしもなかった。

II

波紋——「臓器移植」がもたらしたのは……

1　肝臓移植の登場

スウェーデンで初の脳死肝臓移植

ＦＡＰは、一九六六年に熊本県荒尾市で日本初の患者が報告されてから、さまざまな大学の医師や研究者らによって調査や研究が続けられた。一九八〇年代半ばには病気の原因の解明、さらには、診断法が確立された。しかし、患者とその家族がもっとも望んだ根治療法はなかなか見つからなかった。

病気が進行するにつれて、下痢や起立性低血圧、貧血などの症状に対応する薬を飲むほか、心臓ペースメーカーをつけたり、人工肛門をつけたり、自己導尿や人工透析をしたりなど、さまざまな対処法がとられてきた。目についても、かつては涙の出方が悪くなり角膜や結膜が乾燥して目に傷が入ってしまう乾性角結膜炎から失明してしまうことがあったが、目にアミロイドが付着することが原因とわかり、目薬を出すなど早め早めの治療で以前よりは重症化を防ぐことができるようになった。また、硝子体の混濁や緑内障が起こることもわかり、その治療も行われるようになった。だが、いずれも対症療法で、よりよく生きていくための、生活の質を保っていくための治療法といえた。そして、発症して一〇年から一五年ほどでほとんどの患者が亡くなるという厳しい現実は変わらなかった。

しかし、一九九〇年、画期的な方法で、病気の進行を止める方法が見いだされる。

それが、肝臓移植だった。

肝臓移植は、ほかの人の肝臓を、患者の肝臓を取り出したあとに移植するというものだ。FAPの原因となるたんぱく質「トランスサイレチン」の九五パーセント以上を作り出す肝臓を、正常な肝臓と入れ替える方法だ。ただし、これも病気の進行を止めるもので、根治療法ではなかった。しかし、神経や臓器などに付着して悪さをする特殊なたんぱく質であるアミロイドを作り出す「トランスサイレチン」の発生をほとんど抑えることができるため、患者の病気の進行がその時点でほぼ止まるというものだ。

世界初のFAP患者への肝臓移植は、FAP患者の多いスウェーデンで成功する。脳死した人から肝臓を取り出し、その肝臓をFAP患者に移植したのだった。

熊本大学でFAPの研究を長年続けている安東由喜雄はこう振り返る。「当時は、内科の疾患に肝臓移植か、と疑問に思った。あのころはFAPという病気の原因、つまり犯人は見つかっているが、その手口がわからない状況だった。肝臓移植というのは、手口がわからないまま、その工場をつぶしてしまえば犯行が起こらないという発想での方法だと感じた。僕自身は、正直なところ、肝臓移植はフライングじゃないか、と思った」

移植手術はほかの手術と同様、一〇〇パーセント成功するとは限らない。手術が失敗すれば、患者はその場で命を落とすかもしれない。手術をしなければ症状は進むが、まだ七年、八年は生きられるというのが、ＦＡＰ患者だ。移植という未知の方法への葛藤がそこにはあった。

翌一九九一年にスウェーデンで開かれたＦＡＰのシンポジウムで、安東は、実際に移植手術を受けた患者に出会った。その患者は杖をついて歩き、「症状は変わらない」と話していた。その姿は、安東を移植に向かわせるだけの力はもっていなかった。

ところが、一九九三年秋にスウェーデンで第一回のＦＡＰ肝臓移植シンポジウムが開かれた。出席した安東は衝撃を受ける。その時点までで、世界で六五例のＦＡＰ患者への肝臓移植が行われ、八割以上の患者で症状の進行が止まっている、との報告があった。しかも当時、ＦＡＰに限らずにいえば、肝臓移植は世界中ですでに二万件を超えて実施されていた、確立された技術だった。「こりゃあ、いかん」。安東は、頭を殴られたような気がした。肝臓移植が患者を救う有力な方法だと思い直した。

帰国後すぐに、安東は当時の熊本大学の主任教授に、スウェーデンに患者を送ることを検討できないか、と相談。教授からは、「(それだけの実績があるなら)挑戦してみていいのではないか」との返事を得た。当時は、日本では脳死を人の死とするかどうかの議論が起こったままの状態で、臓器移植法の制定前だった。死亡した人からの臓器移植は国内では不可能な状況だった。

移植第一号

安東は、「道しるべの会」の事務局長を務める志多田正子にも移植の話をした。志多田は、「死なないこと」を評価し、前向きにとらえた。ただ、海外での移植となると最低でも二〇〇〇万円は必要になる。その金をどうするのかという問題は大きいと感じた。だが、それでもなお、患者たちにとっては生きるための「光」を見いだしたような気がした。

道しるべの会は一〇月、肝臓移植についての講演会を開き、安東らに語ってもらった。患者たちの間には未知の治療法への不安と期待が交錯した。

安東はＦＡＰ患者の肝臓移植でもっとも実績があったスウェーデン・ストックホルムのヒューディンジ病院のエリクソン肝移植外科部長に手紙を書いた。エリクソンがどれほどの人物であるのかも知らず、国際的な手紙の書き方もわからないまま、ただただ懸命に患者を受け入れてもらえないかと依頼した。すると、「welcome」との返事が届いた。

受け入れられるとわかると、今度は安東らによる患者選びが進められた。国内のＦＡＰ患者にとっては第一号の脳死肝臓移植になる。失敗は許されない。国際的にはある程度進められている方法とはいえ、未知の世界。患者自身の精神的な強さも必要だ。しかも、第一号ということで慎重に慎重を重ねると、医療費や渡航費など余裕をもって三〇〇〇万円近くの金が必要になる。何人かにあたり、結局、当時二八歳で、発症して二年が経っていた弘孝則《ひろたかのり》を送り出すことに決める。弘は、母をFAPで亡くしている。ちょうど一一月に体調の変化を感じ、熊本大学を受診したばかりだった。スウェーデンでの肝臓移植の話を聞いた弘は安東に「母ちゃんのような死に方はしたくない。手術台の上で死んでもいい」と言った。

安東はこのとき、正直怖さを感じていた。手を挙げてくれた弘は、弱冠二八歳。症状をみると発症から二年なので、最低でもこれから八年は生きられる。もし、移植手術を受けて死ぬことがあったら……と思うと胸が締め付けられるようだった。安東にとっては「賭け」ではなかった。だが、一〇〇パーセント成功するとも言えない。「とにかく肝臓移植で病気の進行を止められ、命をつなぎとめられるなら、それで時間を稼ぐしかないと思った。その間にFAP研究に取り組むしかない、根本的な治療法を見つけるしかない、との覚悟だった」と安東は振り返る。

実は一九九三年一一月には、もうひとつのFAP患者の集積地・長野県の信州大学でFAP患者に対する、国内初の生体肝移植が行われていた。FAPの遺伝子をもっていなかった姉から肝臓の一部を提供してもらい、妹にあたる女性患者にその肝臓を移植していた。成人間の生体肝移植としては信州大では二例目、国内では四例目だった。

生体肝移植を進める信州大学に、海外での脳死肝移植に踏み出した熊本大学。この二大学は患者の二大集積地にあるということもあり、競うようにＦＡＰの治療にあたった。

安東は正直なところ、このときは、生体肝移植には「違和感」をもった。手術を受けた患者の予後を考えると、脳死による全肝移植でも苦労しているのに、肝臓の一部を移植する生体肝移植の小さな肝臓でうまくいくのか、という疑問。さらに、生体肝移植は当時三親等以内でしか認められていない。遺伝病であるＦＡＰの場合、両親のどちらかはすでに亡くなっており、さらに兄弟姉妹から肝臓の提供を受けるなら、提供者に遺伝していないかを確かめる遺伝子診断が必要になってくる。遺伝子がないとわかれば提供して手術できるが、遺伝子があるとわかった場合は、その兄弟姉妹が将来ＦＡＰに苦しむことがその時点でわかり、移植もできないことになる。しかも、遺伝子がなく、手術ができるとなっても、健康な人の身体を傷つけるのが、生体肝移植だ。一〇〇％の安全を約束することはできない。「そこまでしなければいけないのか」――このときの安東には、まだ生体肝移植には戸惑いがあった。

だから、安東は、脳死移植ができる海外での移植の道を探った。

募金活動――新たな苦悩

肝臓移植は、ＦＡＰ患者にとっては朗報であり、「光」のように感じるものだったが、問題は費用だった。治療費だけでなく、海外への渡航、滞在費、通訳費など莫大なお金がかかる。弘《ひろ》は三〇〇〇万円を自ら準備することはできない、として募金という方法を採る決断をする。つまりそれは社会に、病気のことを説明し、協力を求めるということだった。

この選択は、遺伝病というＦＡＰの特性ゆえの軋轢、募金の方法、ほかの患者たちの存在など、弘の移植をめぐって、患者が多数いるという地域性ゆえに新たな問題が次々と明らかになっていくことになる。弘の臓器移植は、患者にとっては新たな治療法の始まりであったが、それは同時に志多田にとっては、苦しみの始まりでもあった。

志多田は弘が安東と会い、スウェーデンでの移植を決めたときに立ち会っている。そのときの気持ちを「立ち会い」と題した詩に残している。

異様な雰囲気の診察室
かき乱される、ギリギリの心
「受けます　よろしくお願いします」

ため息、動揺、深呼吸をしたい
ドクターの声だけが、遠くひびく
受け身、あまりにも悲しすぎる運命
精いっぱいの作り笑顔で立ち会う
若すぎる決断に、我が子を想う

耳の奥にこびりつく、母親の叫び声
あまりにも大きすぎる犠牲……
不安、怒り、不満、真実と真意
殺意にも似た、あなたへの想い
全てが、時を乗り越えるために
きっと守ってあげる、それしか出来ない
忘れる事の出来ない平成五年一一月一九日
精いっぱいの作り笑顔、非情な私

ＦＡＰ患者の希望になればと肝臓移植に弘を送り出すことにしたその現場に立ち会った志多田は、

弘に過酷な決断をさせていることを十分に意識していた。だからこそ、志多田の悩みはさらに深いものになっていく。

受け入れるスウェーデン側の事情から、弘の渡航は一九九四年一月とされた。一二月一日に熊本大学は弘のスウェーデンでの肝臓移植の実施を発表、同時に、弘の同僚や友人、高校の同窓生らが「弘孝則君を守る友人の会」を発足させ、募金活動を始めた。

その募金活動の準備会の段階で、弘の友人らに対して、志多田は病気の説明をした。遺伝病であること、患者や家族が差別を恐れて、この地域でどのように暮らしてきたか、また、それゆえに、これまでは病名を「アミロイドーシス」と表記して、「家族性」という遺伝病がわかる表記はしてこなかったことなどを話した。しかし、募金活動の協力者らからは「なぜ『家族性』という表記をつけないのか。嘘を言って社会から金を募ることはできない」という声があがった。志多田には彼らの主張は理解できた。しかし、同時に、「道しるべの会」の会長の代理として来ている立場が志多田にはあった。患者会としては「遺伝性」に触れることはタブーで、この時点ではそれを明らかにすることには、まだ反対していた。そのため、志多田は患者会としては表に立って募金活動を応援することはできない、との立場を表明した。裏では応援させてもらうが、マスコミなど表の舞台からは距離を置かせてもらうということを伝えた。

弘の病気は、折衷案として「家族性」を抜く一方で「FAP」とも記す「アミロイドポリニューロパシー（FAP）」と表現され、弘のための募金活動の様子は地元の新聞、テレビで連日報道された。

患者やその家族からは、志多田のもとにさまざまな苦情が寄せられた。志多田は募金活動とは無関係だったが、志多田が患者会の中心であり、弘の母親の世話をし、弘とも長いつきあいだったためか、募金活動とは一線を画していたことを理解できなかったのだろう。志多田のもとに「募金したい」と金をもってくる人がいる一方で、名乗りもせずに、病気について公にしたことに対してまくしたててくる電話もあった。「あんたは病気じゃないから本当のことはわからないだろう」などと弘の募金活動について文句を並べ立てた。志多田は黙って聞き続け、「それでおしまいですか。それで満足ですか」と聞いた。すると相手は黙って電話を切る。その繰り返しだった。

「募金はする。しかし、大々的に病名を報道されては困る」などという患者の家族と思われる匿名の電話も相次いだ。また、FAP患者の中からも、「なぜ自分でなく、彼が選ばれたのか」という声や、逆に、すでに症状が進んで移植の対象にならない患者からは「我々は見捨てられたのか」「人の金をかき集めてまで手術を受けたいのか」という声もあがった。

志多田は彼らの気持ちは十分に理解した上で、しかし、肝臓移植が今後の「光」になればという思いで、こうした苦情や批判を一人で受け止め、弘や募金活動の支援団体には伝えないようにした。

募金活動は職場、地域、同窓会などを通じて行われた。弘を助けたいという友人、知人たちの取り組みの成果だが、逆にそのために、何度も金を出した人もいた。志多田は「募金とはいっても半ば強制だった面がある」とみる。そのために、「何回募金すればいいのか」と志多田のところに怒鳴りこんでくる人もいた。弘のところは実際にいくら自分たちで金を出しているのか、と噂をする人たちもいた。

志多田はそうした諸々をすべて自分一人で抱え込み、患者たちには肝臓移植の意義を話した。患者たちの多くは将来への希望を託し、募金に協力した。患者会の会長を務めた崎坂祐司は、自分がすでに移植を受けられる状態でないことに落胆しながらも、弘に数十万円を寄付し、将来のために経験したことを本にして残してほしい、との思いを伝えた。

当初は成人の渡航で金が集まるのか心配されたが、結局、五四〇〇万円の募金が集まり、弘は一九九四年一月一五日、スウェーデンに向かって旅立っていった。

志多田は「とにかく生きて帰ってきてほしい」と心の中で祈りながら、空港で弘の背中を見送った。

揺れる患者たちの心

弘の肝臓移植について、文集「道しるべ」に患者たちは心の内を、さまざまに記した。

――自分自身この病の症状が進むにつれ、出口の見つからない暗いトンネルに入り込み、思い悩み、心が沈むことばかりで、何をしようと思っても手につかず、やる気をなくし、ぼーっと考え込むことが多い日々を送って、夜は布団の中で泣き、眠れぬ夜を過ごすこともたびたびでした。

肝臓移植で病気がよくなると聞いたときは、半信半疑で聞き、それが現実となった今、私たちの願いがかなえられる日が近づいているのを感じました。移植についての説明を聞いた時の気持ちといったらパーッと光が差し込んできたようで、重苦しい曇り空が晴れ上がったような感じで気分が浮き浮きしたのを今も感じます。でも、時をおいて考えると不安なこともあります。人種、体質の違いがうまく日本人に合ってくれるのでしょうか。先生方がついておられるので万全を尽くされることと思いますが。初めてのことだから恐れてことをなさなければ何も前には進まない。

一歩一歩進んで行くしかないのですね。患者の苦しみ、痛みをみんなにわかってもらい、同じ人間として共に生きられるよう早く国内でも移植が行われ、これから先の不安を少しでもなくし、病と闘いたいものです。

勇気をもって移植を受けられる弘さんに頑張ってもらい、ぜひ私たちの願いをかなえてもらいたいと思っています。

「のぞみ」と題して、ある患者はこう文章を綴った。

一一月に安東先生より肝移植により症状が軽減または進行が防がれているとの、我々にとってうれしい朗報があった。肝移植で良い結果が得られるなら受けたいと考える。しかし、外国でしかできないとなると問題が多く、なかなか踏み出せない。まず多額のお金が必要（募金）、生活環境、術後の経過などなど……。子どもたちは移植で治るなら受けたいと希望、親としても子どもの希望はかなえてやりたいとは誰もが願うことでしょう。しかし、必ずしも良い結果ばかりではないことも考えるとそのまま対症療法でよいのではないかとも思う。どちらにしても後悔はするだろう。でも、現状では肝移植には決断しきれない。今回、弘さんが希望され、勇敢さに頭が下がる。我が国でも肝移植手術ができるのもそう遠いことではないと思う。それを待ち望んでいる。弘さんの成功の明るい報告を待っています。大変でしょうが、頑張ってください。

期待と戸惑いが患者の間には広まっていた。ある女性患者はこんなふうに書いた。

病名を一一月に告知され、一カ月もたたないのにもう移植をスウェーデンで受けるとは。現在日本では脳死と心臓停止のどちらを「死と判断するか」で問題になっている中、ある大学病院では（生体での）肝臓移植が行われ、まだ意識も戻らずに病魔と闘っている。手術から二カ月過ぎて診療代が何千万円とか高額のお金がかかっているとのこと。このようなことを考え合わせても、とても移植手術を受ける気持ちには私はならない。まだまだ問題点が多すぎると思います。

肝臓移植がうまくいったら完治するのだろうか？　元の職場に戻れるのだろうか？　子どもに遺伝しないのだろうか？　ほかに私の知らない難しいことがたくさんあると思います。一カ月で肝臓移植手術を受ける気持ちは考えられない。二八歳という若さと、まだ病気の進行がさほどではない点と身体が移植手術に耐えられることなどがお医者さんから白羽の矢が立ったのでしょう。しかし、あまりにも早すぎる決断ではなかったのかと心配です。確かに涙を出しながらも、怖いけれど肝臓移植を受ける、と言ったその言葉にはウソはないと思います。しかし、何事にも不安な気持ちで挑戦してほしくない。乗り越える力を蓄えて余裕をもって闘ってほしい。乗り越える力はすぐにはできない。時間が必要です。

見ず知らずの大勢の人々の暖かな善意の気持ちのお金が積もり積もって何千万円というお金が集まっている。この大勢の皆様のためにもぜひ闘いに勝たなくてはいけません。だから、自分自身も強くならなければいけません。

失敗は許されない。学校の受験の失敗なら一年間十分蓄え再度挑戦は可能ですが、しかし、この肝臓移植手術の場合の失敗は死なのです。スウェーデンに出発するときと同じ二本の足で

――帰ってくるように、そして彼の勇気をたたえ、遠い日本で心をこめ祈っています。

ある男性患者は募金には応じたものの、多額の金のかかる肝臓移植という治療法を受け入れられない思いをこう綴った。

支援活動、募金活動には協力する事に対して労を惜しむ者ではないが、治療方法がないといわれている現在、私たちの病気に肝臓移植が最高の治療方法ですといわれれば、いかなる試練が待ち受けていようとも受け入れざるを得ない。結論から先に言わせてもらえば、「臓器移植は好きではない」。人それぞれにものの考え方に違いがあると思う。

まずひとつは宗教的、信仰心からくるものの考え方の相違。人間は死んでしまえば唯の物体と見放す現代医療、医学者の考え方にはとてもついてはいけない。最近よく、インフォームド・コンセントという横文字がよく使われる。日本語に訳すると、「説明と理解」というそうだが、医師が英語とドイツ語の医学用語を使い、日本語しか理解できない患者たちが説明を受けても、説明の内容をまず理解できる人はいまい。博多の人間はよく「南蛮人の寝言」というが、何を言っているかわからないときに使う言葉だ。私は手術を受け、その都度医師の説明は聞いたが、私にとってはまさに南蛮人の寝言であった。はっきり言わせてもらえば全く理解できなかったのである。

私は今年になってやっと「アミロイドポリニューロパシー」の意味が理解できるようになったが、時すでに遅し。

彼には理解できたのか？　現時点では一握りの選ばれた者だけのためにあるように思うのが臓器移植である。多額の負担金が支払える者が選ばれる。手術に耐えられる体力のある者が選ばれる事など、諸々の条件のそろった人に制限されているように思える。そのような医学が、医療、治療と呼べるのか。大きな矛盾した点を抱えている。甚だ疑問に思う。

難病に苦しみもがいている人たち全員が臓器移植で治るとわかって希望してもそれはとてもできないのが現時点での臓器移植の問題ではなかろうか。負担金の作れない人たちや募金活動・支援活動が制限される人たちは臓器移植を受けたいと願っていても受けられない。ほかの人たちは黙って死を待つしかない。言い換えるならば、負担金の作れる人のためにあるのが臓器移植であると言っても過言ではない。私が反対を唱える最大の理由はひとつには、そこにある。

古今東西、医療という代物は金持ち優先であった。現在も変わりはないが、臓器移植などという問題が一躍脚光を浴びてきてさらにその感を深くする。医療という言葉は貧乏人も金持ちもまた老いも若きも平等に受けられ、一人の命よりも一〇人、一〇〇人の命を救ってこそ医療と呼べるものである。そのために保険制度が設けられたはずなのに。

もうひとつの理由は、今後はいかようにするかである。次もスウェーデンの病院なのか、それとも九州大学病院なのか？　負担金は募金活動に頼るのか？　今年はだれが臓器移植を受けるのか？　その人選はだれがどのようにして決定するのか、あるいは今回だけで終わるのか、疑問ばかりである。大きな塊が私の脳裏を横切り、納得のいかないもどかしさを感じながらも募金活動には協力した。いろいろな問題を今後に残し、私たちに大きな宿題の難問を山積みにしたと思うのだが、しかし、彼はいまスウェーデンへと旅立っていく。ただただ成功を祈るのみ。

患者たちはさまざまな思いを抱きながら、臓器移植という治療法に挑む弘《ひろ》に寄付をした。弘を一九九四年一月一五日にスウェーデンに送り出した後、志多田は一遍の詩を綴った。タイトルは「流れ」。

はりつめた気持ちを肌で感じ
時には、思わぬ方向へ
時間と日々のたたかい
不安だらけの出発

若さのパワーに、こわささえ感じる
流れ、だれも止めることはできない

いつしか人として大切な何かを
失いかけていることに、気づいていない
反発、同情、恨み、家族を守る人
和を守るため、精いっぱいの懇親
つかれ、自分自身も見失いかける
ひとときの安らぎ　孫の笑顔

逆流と濁流の中に、人の心知り
世間の口、いまだ変わらず二〇年の月日を思う
信じることのむずかしさ、やりがいという貝はどこに
時の流れはそっと見守るほかはない、神のみ知る
すべてが静かに流れ、責任も義務もない夜
いまだに迷う我が心、我が罪

「募金は人を狂わせる」

スウェーデンでの脳死肝臓移植へと踏み出した弘を、志多田は見守るしかなかった。だが、志多田は「募金は人を狂わせる」と言う。「純粋な街頭募金ならいいんだけど、弘のときのあれは募金じゃない。半ば強制だった」と振り返る。狭い地域で、中学、高校、職場などで友人ら支援者がそれぞれ募金活動を進めた。その結果一カ月もしないうちに、予想を大きく上回り五四〇〇万円の金が集まった。だが、二度、三度と金を出した人も少なくない。そのことで志多田に「何回金を出せばいいのか」と文句を言ってくる人も少なくなかった。その結果、当然、社会からの弘たちへの視線は厳しくなった。「(弘の) 妻の実家は〇〇万円出したと聞いた。弘の実家はどうなのか」などとささやかれることもあった。

弘の家族も精神的に追いつめられ、志多田の家に酒を飲んでは毎晩のようにやってきた。そのときに、弘の手術費用にと寄付をもってくる人とかち合うこともあった。だが、志多田は協力者に弘の家族を紹介することはできなかった。ときには酒を飲み過ぎて、手が付けられないこともあったが、公に募金活動をしている弘の家族だ。警察を呼ぶわけにはいかない。志多田はすべてを心の内に収めた。

志多田は死ぬかもしれないというリスクを背負った弘の手術の成功を心から祈りつつ、外からの厳しい視線を感じ、弘には厳しいことも言った。「自分がいくら出せるか、社会的に明らかにした方がいい」と。しかし、当時弘がもっていた貯金は一〇万円。全面的に募金に頼るしかなかった。

一方で、渡航のときに、弘は同行する妻の趣味である、琴を持参した。手術に成功してから北欧を旅行し、約八カ月後に帰国した。その帰国の際には、猫を抱えていた。弘には弘の事情があり、悩みがあったのだが、そうした弘の姿は、移植手術を受けたくても受けられない患者たちやその患者たちと共に歩んできた志多田には衝撃を与えた。手術の成功を祈っていた患者たちも、見た目は弘が健康そのもので帰ってきたことを喜びつつも、その姿に嫉妬を覚える人もいた。弘と会っても「おめでとう」「よかったねえ」と声をかけられない患者もいた。

帰国後に熊本大学に入院していた弘が志多田に会うために、地元の患者たちが通院する荒尾市民病院に出かけてきた。そのとき弘と顔を合わせた患者の中からは「おめでとう」「お帰りなさい」という声があがらなかった。その中には、弘の渡航前にかなりの額を包んだ患者もいた。そんな多額の金を包む理由を尋ねる志多田に、彼女は「第一号やけん。死ぬかもしれない。その勇気に対して寄付したい。もし助かれば将来の子どもの夢になる。自分は募金では行けない。親戚や家族がいる。自分には無理。公表してみんなを巻き込んでまで、そこまでして助かろうとは思わないから」と話していた。弘の手術に希望を託す思いを抱いていたのは事実だが、元気な姿で戻ってきた弘の姿を素直には喜べなかったのもまた、現実だった。

志多田は言う。「相反しているが、それが人間っていうもの」

志多田は弘に対して、「わざわざ来てくれたのに悪かったね」と声をかけ、病院の玄関まで送ることしかできなかった。志多田には、弘の気持ちも、そして手術を受けられない患者たちの気持ちも両方わかった。

その後、弘が「命を助けてもらった」と、患者たちの先頭に立っていくことができれば、その後の展開は違っていたかもしれない、と志多田は思う。だが、弘には弘の生活がある。生きていかなくてはならない。働かなくてはならない。その事情もよくわかった。その後、弘は患者たちから孤立した。募金という方法をとったことによって、生まれた患者たちとの溝、そしてそれに苦しむ弘の心の問題を志多田は痛感した。

弘の後に、募金をして海外に移植に出た患者は三人いるが、志多田はいずれも「募金は人を狂わせる」と語る。地域、職場のしがらみでがんじがらめで、募金する方も複雑な思いを抱え、結局、募金で移植に行った患者自身も精神的に追いつめられてしまう結果になっている。募金したがゆえに当然、子どもが新車を買ったなど帰国後の生活ぶりは何かにつけても地域の噂になる。

移植できないFAPの母親を抱えた少女が、募金で海外移植をするという同級生の母親のために募金したケースもあった。しかもその同級生は、母親がどんな病気なのか、FAPのことはほとんど何も知らなかったという。この少女がどんな思いで募金をしたかを考えると、志多田は胸を痛めた。一方で、募金で移植することを公にした女性の子どもが学校で、「お前のところ金があるだろう。金もってこい」といじめを受けたこともあったという。

「募金で金が集まれば命が助かると思っている人が多いが、助かった後にどうするのか、どう生きていくのか、ということを考えていない。金のことしか考えられなくなるのが募金の怖いところだ」と志多田は言う。しかも、志多田の目にも会計報告は不明朗だったことが多かった。

志多田にはFAPを発症しためいがいた。めいは「五〇〇万円ある。あとは募金して移植を受けたい」と言った。だが、志多田はそれを許さなかった。諭したのだ。それでも「行きたい」と望んだめいは、夫に家や財産を処分することを依頼するが、それはかなわなかった。めいは、家族とは何か、生きるとはどういうことか──考え、苦しみ、悩んだが、最終的には自分が移植を受けないままに生を全うすることを受け入れた。

手術を受けられない患者を多く抱えている志多田にとっては、自分のめいが募金で海外移植に行ったとなれば、もうその患者たちの支援はできないことになる。「募金をさせておいたら命は救えたかもしれない。でも、そうすれば、みんなが問題のある募金で、我も我もと言ってきたと思う。めいに募金をさせないことで、手術を受けられない患者たちの輪を保っていた気がする。もし、募金をさせて移植させていたら、もう患者はついてこなかっただろう。つらい選択だった」と志多田は吐露した。

志多田のめいが遺した言葉

志多田はその後もできる限り、そのめいに寄り添った。

そのめいは亡くなる前に、「移植について今思うこと」と題してこういう文章を書いた。

「先生、いま私の病気の進行の程度は、どのぐらい（何期）ですか？」と尋ねたとき、少し考えてから『中の中』といったところです」と答えられた。「もし今、移植手術をしたとして良くなる（進行が止まる）可能性は、どのくらいですか？」と尋ねると、「六対四（悪いが六、良いが四）、もしかしたら、悪くなる可能性も考えられる」という答えでした。

この夏、「死」を意識するほどつらかった私は、ベッドの上で「移植」を真剣に考えました。人はほんとうに、死を身近に感じた時、わらにもすがる思いになるのですね。もちろん、経済的余裕もないし、家族にかかる迷惑（負担）を考えるととても無理な相談であることはわかっているけれど、もしかして「募金」でもして……という甘い考えが、私の心の隅にはくすぶっていました……。

四年前、初めて弘さんが「移植」という偉業（?）を成し遂げたとき、まだ働ける状態であった私は、今の状態で何とか生活できれば命をかけてまで移植する（募金活動までして手術を受けるほどの必死な）思いはありませんでした。

娘もまだ小学二年で、離れて生活するということも考えられなかったし、私が遺伝性の病気であることが募金活動によって公になることで娘に少なからぬ影響（苦痛）を与えることになるという恐れも否めませんでした。娘がもう少し成長し、〝この病気〟のことをしっかり受け止め、自分なりに理解し、人生に立ち向かう勇気がもてるまでは、私はまだ自分のためだけに「生きる」ことは許されないと思ったのです。

最近、私とひとつ違いの主婦が募金活動により、移植手術を受けることになったのは、私たちにとって大きな驚きでした。

手術の費用も、二千万円から四千万円にいつのまにはね上がったのかわかりませんが、それだけの大金が集まったということもまた、不思議な気がします。

彼女にも、高校、中学の二人の息子さんがいらっしゃるということですが、彼らは母親のこの病気を、どう受け止めているのでしょうか。そして、募金活動の是非を、彼女は母親としてどこまで理解されていたのでしょうか。たぶん、子どもにとってこの事実（祖父母のもとで両親と離れ、生活保護を受けて生活するという現実）は、深い傷となったのではないでしょうか。

「命」――。

確かに、死んでしまえばも元も子もありません。

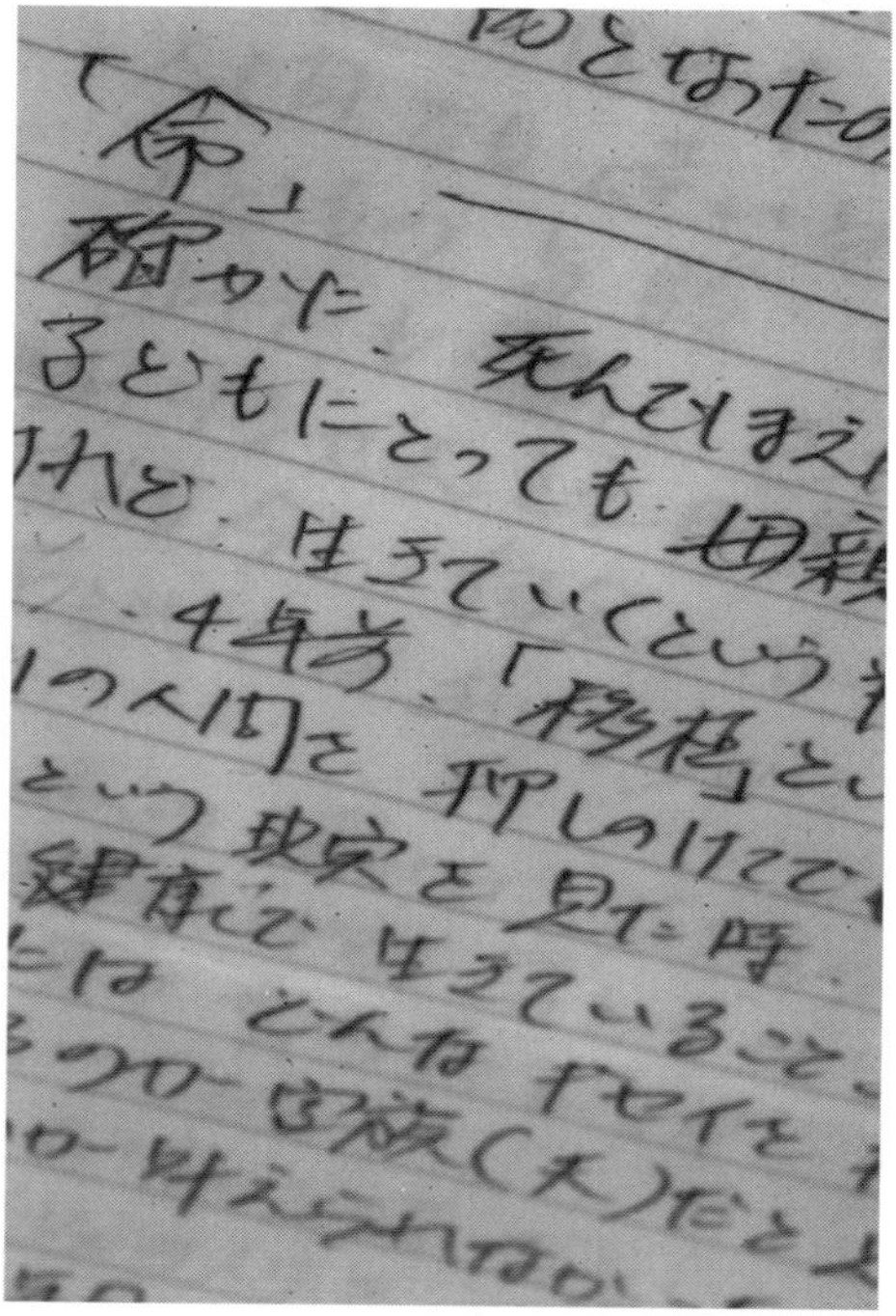

志多田のめいが遺した文章

子どもにとっても母親は、元気で生きてほしいに決まっています。けれど、生きていくということはいったいどういうことなのでしょうか？

四年前、「移植」という一本の「くもの糸」が目の前に現れたとき、周りの人間を押しのけてでもその糸にすがろうとしていた私。「死」という現実を見たとき、まず生き延びることしか考えられなかった私。私が健康で生きていることこそが家族の幸せであると信じていた私。そのためにはどんな犠牲を払っても（大金を作るために）あらゆる努力をしてくれるのが家族（夫）だと思っていた私。その願いが叶えられなかったとき、夫を恨んだ私。

今、四年の月日が過ぎ、さまざまな思いを通り越したところで、「六対四」という現実の中で生きている自分の中にあるものは、「移植」を受けて生き延びるという必死の思いではありません。夫に対する恨みやあきらめの気持ちでもありません。ただ毎日を少しでも安らかな思いで幸せをひとつでも探して一日一日を大切に生きたいと願う心です。人と同じであるということが幸せの条件だと思うのは間違いだと気づきました。今、ひと頃に比べて体調も少し落ち着いたせいもあるのでしょうが、今日一日、家族と一緒においしい食事がとれて、夜ゆっくり眠ることができ、家族のために何かひとつでも（食事の用意をしたり）できれば幸せを感じることができます。

それが、今の私にとっては「生きる」希望であり、家族の幸せが自分の幸せでもあると思えるようになりました。

もしも本当に、お金で幸せを（健康を）買い戻せるものならば、何とか工面して（人様に頭を下げてでも）募金という手段にたよってでもそうするのでしょうが、それができるできないは、病状もさることながら人によって幸せの感じ方、考え方が違うからでしょう。自分だけのことを考えられる世代の人間と、家族をもち、子どもをもつ立場の人間でも違いはあるでしょうし、同じ母親という立場にあっても、子どもの年齢、家族の考え方でも差は出ます。

それでもみな、おのおのが求めた（信じた）幸せに向かって生きてゆくしかありません。どんな病気であっても自分というこの世にたったひとりの人間として自分の人生を大切に生きたい。私もいま、自分の心が求めているものに従い、一歩ずつたどたどしい足取りではありますが、歩いてゆきたいと思っています。

今の私の幸せは、子どもの成長を見届けること。

その日々の中で、子どもからもらえるたくさんの幸せがあります。私を見て育つことによって、障がい者に対する優しさを自然と身につけてくれる娘。病気の母親をもったということは確かにハンディではあるかもしれませんが、それは自分の人生をより豊かにする糧にもなります。苦しさの中でこそ笑える強さこそが、本物の人としての強さだと思います。

今、医学はめざましい発展をとげつつあります。次の世代（今の一〇代）の子どもたちにとってＦＡＰという病気は決して恐れる病気でなくなっていることでしょう。今から一〇年後には、明らかに薬、治療法は進歩しているはずです。今三〇代四〇代の私たちが、この過渡期を乗り越えたとき、次世代の子どもたちに伝えられる凛とした生き方ができるよう、今日というかけがえのない一日をひとつでも幸せに積み重ねてゆけば、決してこの人生を無意味なものとは思わないはずです。そして負け惜しみではなく、移植をしなかった（選ばなかった）人生もまた、自分にとっては〝幸せ〟だったのだと胸をはって言える人間でありたいと思うし、そういう人生にしてゆきたいと思っています。


志多田は、めいが亡くなってからもめいの娘を見守り続けてきた。それが志多田にできる、めいへの罪の償いだと考えているからだ。娘には「仏壇に座らなくてもいい。だけど、いつも『お母さ

ん、おはよう。元気？』と仏壇の写真に向かって話しかけて。帰宅したら、お母さんに向かって『ただいま』と言いなさい」と説いている。

その娘は一二歳のとき、母を亡くした。母の死後まもなく、彼女は文集にこう綴った。

六月に母を亡くしてから、私の周りのことがずいぶん変わりました。まず第一に、食事のメニューがゴロッと変わりました。メインディッシュというものがなくて、（作ってくれる祖母には悪いけれど）「これじゃ栄養偏る」というようなものばかりです。外食も多くなりました。さすがに私も「このままじゃいけない！」と思うようになってきました。となると、私が作ることになるのです。私が今できる料理は、味噌汁、卵焼き、目玉焼き、ソーセージのピカタぐらいです（もちろんご飯は炊けます）。もっと母に習っておけば良かった……と、今になって後悔しています。（中略）

考えてみれば、今まですべて母がやってくれていた……ような気がします。料理も、洗濯も、家のことは全て母がやっていました。おかげで、家はいつも片付いていたし、私たちも健康に過ごせていました。改めて、母に感謝したいです。

私は、母を理解してあげられませんでした。それどころか、きらっていました。でも、〝大切なものは失ってから気づく〟というように、私も今は母が好きです。気づくのが遅すぎましたけど……だから、これからは今までの分も、母にしてあげられなかった分、父や祖母に孝行していきたいです。

そして最後に、母に一言。

「今までおつかれさま。そして、ありがとう」

移植を受けられない患者たちの苦悩

肝臓移植という新たな医療の登場は、FAP患者の命を救うという希望の光となる一方で、患者たちと家族、そして志多田に、苦悩ももたらしていくことになる。

文集には海外移植を巡る患者の正直な気持ちも綴られた。五年ほど前から体調が悪くなり、下痢や立ちくらみ、貧血などの症状がすでにあるが、事務の仕事を続けているという三〇代の女性患者が書いた文章がある。弘《ひろ》にはかなり厳しい内容だが、患者たちの受け止め方がよくわかるので紹介する。

弘さんの肝臓移植についてですが、どうしても釈然としない点が残っています。

この場を借りて弘さんご夫妻に質問したいのですが、最低でも二千万円かかると言われた費用のうち、お二人で用意されたのはいかほどだったのでしょうか？（募金活動の際にはだれも答えてくれなかったので）二千万円といえば、家一軒建てる費用にも相当します。頭金を貯めるのにも夫婦共働きで数年がかりでやっとです。しかし、だれでも自分の夢を叶えるためできる限りの努力をし、頭金を作り、「マイホーム」という夢を買います。

もちろんその後も返済という義務は続くのですが……。

もし弘さんご夫妻が一円の負債も負わず（それはありえないと思いますが）、有志を始めとする「守る会」の方々とマスコミの募金だけで成功した手術であるならば、あまりにも依存的な幼稚な活動であり、決して喜べない事実であるのは確かです。知らないということは恐ろしいことで、「弘孝則を守る会」の方々の善意はそれ以外の「守られない患者たち」にとっては、ただ迷惑な話でしかありません。「なぜＦＡＰ患者の中からこの人が選ばれたのか」と尋ねた際、「初期症状で、若いため、比較的体力があり、手術の成功率が高い」という理由だと聞かされましたが、唯一の理由は、患者のだれもが手に負えないほどのお金の工面を、お願いできる方の存在があったからではないでしょうか……。

そして募金活動中、街中に聞こえる「難病の青年を救うために、募金をお願いします」という声に、しらじらとした思いで過ごしたのは私だけでしょうか。弘孝則という「時の人」のために心を乱された患者、家族は少なくなかったはずです。

そして今、新たに二人の患者が移植を希望し、家、財産をなげうってまでこの手術にかけようとしていらっしゃいます。それは「この病気を救う唯一の手段は、移植である」という医師の言葉に従い、さらにそれは初期症状であるほど、望ましいという追い打ちをかけられ、急がなければという思いから……。

しかし……「生きる」ということはどういうことなのでしょうか？　確かにだれもが「死」に直面した時、真剣に生きたいと思い、死への恐怖から逃れようともがき、あらゆる努力を試みます。

病気が進行すれば失うものはたくさんあります。自分自身の機能が一つ一つ低下していく。麻痺していく。自分でできることがなくなっていく。人の世話にならなければ生きてゆけないというのは辛く、惨めなものです。そして、失うものはそれだけにとどまらず、友人や家族さえもなくしてしまう事さえあります。けれど、人はだれもが同じように「死ぬ」のであって、死から逃れ続けることはできません。

私の好きな本に、ジャーナリストの千葉敦子さんという人の書いた『よく死ぬことは、よく生きることだ』（文春文庫）という本があります。ご本人のがんとの闘病記録と、日米のがん治療に対する歴然とした差などが詳しく書かれており、大変励まされる一冊です。その中に、アメリカでは「病気を治すのを専門とする医師」とは別に「治らない患者を、できるだけよい状態で死なせる医師」が存在し、最近では、後者の分野を専攻する医学生が増えているということが述べられていました。

確かに医師というのは病気を治すのが仕事であって、死なせるというのは言語道断なことなのでしょうが。

「だれでも人は一人の例外もなく、遅かれ早かれ死ぬのです。生きることは死への準備なのだから、よく死ぬことはよく生きることと同じなのだ。生は死につながっている」という意味です。

よい状態で死なせるということは、この本のタイトル通り「よく生きること」にほかならないのです。

日本の医療を見る限り、病院で安心して死を迎えられるという人は幸せでしょう。本当に信頼できる医療スタッフのもとで自分の望む形で「死」を迎えるということは、夢でしかありません。

またこの本の中で、患者は「医師にとって興味ある病気を宿している生きもの」でもなければ、「身体の中で現代医学と死が闘っている戦場」でもないし、「医師が実験的な薬の効果を見るためのフラスコでもない」という一節があります。

私たちＦＡＰ患者にとっても、ただ病気を治すこと、健康な身体を取り戻して生き延びるために、肝臓移植に走ることだけが本当の生きる道だとは思えません。自分がどう生きたいのか、何を目標として生きるのか、人生を楽しむことができるのか、だれかを幸せにできるのか、もっと深く考える必要があるのではないでしょうか。ただ目の前にいる医師やボランティアにまかせっきりの人生ではなくて、もっと明確に自分の意思を伝えること。いつかは患者が医師を選び納得のいく治療法を選び、平等に受けられる未来が来るように生き続けていくこと、病気と闘いつづけていくことが大切なのではないでしょうか。

この病気で死んでいった人たちと、未来を生きる私たちの子どものためにも、今を生きる私たち自身の生き方が一番重要な気がします。

かなり足が弱っていたある女性患者は、こんなふうに綴っている。

最近足が弱くなってきた私は、杖をついて歩いても自信がなくなってきました。子どものために（運動会に）車椅子で行っていいのか、そこまでして行く必要はないのではと悩んでいました。

志多田さんから「子どもにはそういう姿を見せるべきだ、もし、そういうことでいじめがあれば、私に任せなさい」という助言をもらいました。そして、子どもと主人が「車椅子で行くほうが無理しなくていいから」と勧めてくれて、車椅子を押してもらいました。

前日まで杖をついて歩いて行くのだと自分では思っていました。本当は人前に車椅子で出ることに抵抗を感じていたのは私自身でした。でも、勇気を出せて後悔をしなくてすみました。

（中略）

医師から初めて志多田さんを紹介されたとき、「ＦＡＰの患者は四〇歳途中までにはほとんどの人が亡くなってしまう中で、自分は神様から健康な身体をもらっている。きっとこれは神様が患者のために手助けをするようにと与えられた命だろう」と、このＦＡＰに携わった気持ちを聞いたことを思い出します。時には精神をすり減らし、痛い肩を押さえ、ただ私を見捨てないで、私たちがどうしたいのかを一番に考えてくれる。口に出さなくても、それが通じるから私はあきらめないでここまでこられました。私にはそういう支えがとても必要なのです。今の私は肝臓移植などとは関係ない身体です。そう、子どものためには確かに喜ばしいことで、希望の光かもしれません。でも、本音を言えば、私はやっぱり来年も、再来年も……運動会に行きたい！　今のうちここで進行を止めたい！

大変失礼な言い方ではあるけれど、もしＦＡＰの治療法は肝臓移植しかないというレッテルをはられることになれば、それは希望であると同時に私にとってはあきらめと受け止めなければならなくなります。

「道しるべの会」の会長、崎坂祐司も「肝臓移植」と題して、こう書いた。

アミロイドーシスの患者の海外での肝臓移植が熊本大学から発表されて早一年が過ぎようとしていますが、これを聞いて私が最初に思ったことは「生命は平等ではない」ということでした。

そして今、従兄弟が肝臓移植の手術をスウェーデンで受けることになり、改めて肝臓移植が私にとって単純には喜べないことだということがわかりました。

従兄弟の家では手術の費用である二千万円をつくるために、土地や家までも売らなければなりません。従兄弟の面倒をみている叔母は金の工面に四苦八苦し、嫁いだ大伯母は実家がなくなると言って嘆き悲しんでいます。ここまでしなければ受けられない手術が果たして患者にとって、その家族にとって、本当に光明と言えるのでしょうか。

しかし、従兄弟はそれでも手術が受けられるからまだ幸せかもしれません。手術を受けたくとも、金銭的にあきらめざるを得ない患者は、どんな気持ちを抱くのでしょうか。

そして、私のように体力的に手術が受けられない者にとっては、光明というより自分はダメなのかというあきらめの気持ちにもなります。肝臓移植のことを聞かなかった時の方が、かえってよかったように思います。肝臓移植が話題になればなるほど、取り残されたような気分になるのです。

現実性がない時は光明だと思っていたはずの肝臓移植が、現実性を帯びた時、金銭的な問題などを考えると、患者に新しい苦しみを与えたのではないでしょうか。

しかし、肝臓移植はまだ始まったばかりです。肝臓移植はいずれ希望へと変わるかもしれません。

ただ、私のような手術を受けられない患者の存在を医師は忘れてはならないと思います。私のような患者にとって、何が今一番大切かというと、いつ確立するかわからない治療法への期待ではなく、日々どう生きるか、クオリティ・オブ・ライフ（生活の質）が問題なのです。進行する病気の中でいかに生き甲斐を見いだすかが問題です。

そして、安心感も大切なことです。すばらしい家族と中島先生のような信頼できる主治医が身近にいてくださる私は幸せです。中島先生は私がどうかあるというと、すぐに駆けつけて下さいます。病気がここまで進行すると、安心感が何よりです。

つまり、この病気は現段階では、精神面のケアももっと重要視されていい問題ではないでしょうか。患者に「それでも頑張って生きていこう」という気持ちを持たせることはとても大切だと思います。私は患者としても、人間としても、死ぬまで輝いていたいと思っています。

海外での肝臓移植は、さまざまな形で患者たちに試練を与えた。当時、移植に希望をもっていた三〇代の女性患者は、夫から「家を売るなどしてまで、手術を受けさせることはできない」と言われた。その言葉に、姑や子どもを養っていかなければならないから当然だという思いも抱いた。しかし、一方で、家を売れば、手術を受けることができるのに、との考えも捨てられず、心は乱れた。そのときの気持ちを彼女は「病気の進行に心を乱し、家族とも深い溝をつくり、ますます悪くなっていく身体で働き続けながら、私は一体何のために生きているのかと思う」と文集に綴っている。

希望の光のように見えた海外での臓器移植。しかし、そこには募金で集めた資金や多額の資産がない限り、肝臓の移植手術は受けられないという現実が横たわっていた。それならば、海外の臓器移植より、国内でできる生体肝移植の方に望みがあるのかもしれない。志多田の心の内にはそんな思いがいつしか芽生えていった。ただ、生体肝移植は、脳死の人から臓器を提供してもらう脳死肝臓移植とは違い、健康な人から肝臓の一部を取り出して提供してもらうものだ。そこには、健康の人の体を傷つけるという侵襲性の高い手術を伴う。このときの志多田は、患者の命を救うということに神経が集中していた。生体肝移植のもつさまざまな問題にはまだ、考えが及んでいなかった。

2　海外移植第一号

大きな「十字架」を背負って

ＦＡＰ患者とその家族、彼らを支える志多田正子に、希望とそして苦悩をもたらした初めての海外での脳死肝臓移植。それに挑戦した弘孝則《ひろたかのり》は、第一号であるがゆえに、また多額な費用を捻出するために募金という方法しかとれなかったことで、大きな十字架を背負うことになる。

弘は、自分が募金で海外での移植を受けたことを自覚していて、私が取材したときも実名で報じることに最初から同意してくれた。絶対に実名は困るという患者と家族がほとんどの中、「道しるべの会」の初代会長を務めた崎坂祐司とともに、実名報道を了承した数少ない存在だ。

弘が病気のことを聞いたのは、中学一年のころ。母親から「〇〇病」と言われ、「この病気は、下痢して、やせていって死ぬ」と言われた。すでにそのころ、母は下痢をしてやせ始めていた。遺伝するかもしれないということも聞いた。

小学校五年生のころには、熊本大学の先生が志多田とともに母のもとに来て、自分も含めて採血をしていった。なんのためにこんなに頻繁に来るのかなと、子ども心に感じていた。

症状が進むにつれて母の下痢は頻繁になり、ものを食べればすぐにおなかが鳴った。手足の自由もきかなくなり、おむつをして寝たきりになった。食べたラーメンがそのまま、ラーメンの形のまま出てくるような水便が布団にまでしみた。

母の弟、つまり弘にとってのおじも、同じ病気だった。

「おれもこんなふうに死んでいくのか」。高校生になると、心が乱れた。地元の進学校に通っていて、大学に進学したいと思っていたが、勉強をしようと机に向かうと、病気のことが頭に浮かんできた。大学に行って何になるのか、という思いがもたげてきた。だんだんどうでもよくなってしまう。学校には行かなくなり、バイクに乗ってけんかをする日々を送った。

一六歳でオートバイの免許を取り、寿司屋のバイトで貯めた金で七五〇ccのオートバイを買って、乗り回した。レーサーになろうと思った。だって、死んでも構わないと思っていたから。あとから考えると逃げだったのかもしれない。結局、三重県の料亭に就職が決まった。だが、そのころ、母が心臓にペースメーカーを入れた。父は酒をたくさん飲む人だった。地元に残ってくれるように母に頼まれ、弘は方向を転換、地元の炭鉱に就職した。

そのころの炭鉱は給料がよかった。月に四〇〜五〇万円。ダイナマイトを担いで四年間、炭鉱の最先端で働いた。

だが、そんな豪胆な仕事をしている一方で、そのころ、弘はひどくびくついていた。下痢をすると、「もしかして」という不安に襲われる。その後下痢が治まると、ほっと胸をなで下ろす。そんな日々だった。正直、逃げ出したかった。

二一歳のとき、入院していたおじが自殺した。発病して八年ほどが経っていた。病室で電気ポットのコードをカーテンレールにかけて、首を吊った。四〇代半ば。首にかけたコードは、その一週間ほど前にポットをもって来てほしい、と言われて弘がもっていったものだった。ショックだった。

そして、翌年、骨と皮になった母が亡くなった。四七歳だった。

頭ははっきりしているのに、動けなくなって下の世話をしてもらわなければならない。しかも、激しい下痢に襲われる。「くそまみれになって」も自分ではどうにもならない。弘は母やおじの姿に、自分の将来を重ね合わせた。恐怖だけが頭を支配した。

当時の弘は、体重が八〇キロ近くあった。炭鉱で働きながら、「オレの身体はこんなに頑強だ。病気は出ない。出るわけがない」と念じ続けた。三交代で働きながら簿記の学校に通い、その後、税理士事務所に就職した。どこかで身体が悪くなっても働ける仕事、と考えていた。月収は一〇万円に減った。

税理士事務所に入ってから、高校の同級生と結婚した。二四歳のときだ。病気のことは妻には話した。周囲の親戚じゅうから反対されたが、妻の両親は「お前が決めたのなら」と妻に言った。二人は子どもはつくらないと決めて結婚した。

二六歳で塗装会社の経理部長に迎えられた。それから二年ほどして、弘は下痢をするようになる。だが、その事実をなかなか認められなかった。妻にも言えなかった。病院にも行かず、忍び寄る不安を「ビールを飲み過ぎたから」とごまかした。そのために毎日、二〜三リットルのビールを胃に流し込んだ。病気を受け入れることはできなかった。

半年ほどした一九九三年夏、風呂で足に水がかかった。だが、冷たさを感じなかった。しかも、そのころには、インポテンツにもなっていた。手足の温感がなくなるのも、インポテンツになるのも、下痢とともにＦＡＰ発症の初期症状だ。とうとう妻に「足の感覚がない」と告白。どうしようもなくなって、その年の一一月、熊本大学付属病院へ行った。体重は三〇キロも減り、四八キロになっていた。

一〇年後には死ぬものだと覚悟していた弘に、医師から思いもよらぬことが伝えられた。「残念ながらＦＡＰだが、肝臓移植という方法がある。日本では脳死移植は望めないが、スウェーデンで移植できる。スウェーデンでの成績はよく、八〇％ぐらいがうまくいっている。最低二〇〇〇万円はかかる。金がなければ、募金という方法もある」。一週間以内に返事をするように求められた。

母のような姿では死にたくない。一四歳から二八歳までこれまでの人生の半分は、生きるのか、死ぬのかという不安を抱えながら生きてきた。手術で死ぬのなら死んでもいい。このまま七年も八年もベッドに横たわって死んでいくよりはいい。弘はそう思った。迷いはなかった。翌日には「手術を受けます」と返事をした。

移植を勧めた熊本大学の医師、安東由喜雄は怖さを感じてもいた。弘は二八歳。発症から二年が過ぎていたが、最低でもまだ八年は生きられる。もし、移植手術で死んでしまったら……と考えると背筋が凍りついた。それに免疫抑制剤の副作用で術後にがんになって死亡することも考えられた。「母ちゃんのような死に方はしたくない。手術台の上で死んでもいい」という弘の言葉に、背中を押される思いだった。

ただ、弘にとって問題は、金だった。貯金は一〇万円しかない。友人らに相談すると、募金に動き出してくれた。出発は、スウェーデン側の事情もあり、翌九四年の一月と決まっている。時間は二カ月しかない。幼い子どもの海外移植の場合は金が比較的集まりやすいが、こんな短期間に、しかも大人の移植手術のために二〇〇〇万円も集まるのか。弘も、そして多くの友人も不安に思った。

友人、知人らによる懸命の募金活動が始まる。が、そのためには、病名も明らかにしなくてはならない。それは、FAPが遺伝病であることを公にすることになる。志多田や医師らと病気の説明をどうするか、何度も何度も相談した。

地元にはFAP患者が多数いる。以前は、風土病、奇病と言われ、地域名をとった「〇〇病」、ある一族の名字をとった「××病」などと呼ばれていた。患者や家族は偏見と差別に苦しんできた。その病気が遺伝病であることを公表することへの反発が、ほかのFAP患者や家族には根強くあった。

だが、当時の弘には、病名を明らかにすることに抵抗はなかった。「このまま死にたくない」という思いが先行した。結婚してから「生きたい」という気持ちが強くなっていた。このときのことを弘は「自分のことしか考えられなかった」と振り返った。日本人のFAP患者としては初の脳死肝臓移植に向けて、弘は検査続きだった。自分のことで精いっぱいで、募金に功罪があることなど考える余裕もなかった。

患者やその家族たちからの「どうして病名を明らかにするのか」という視線は感じた。だが、募金活動は動きだし、地域、同窓会、職場で繰り広げられた熱心な運動が実って、一カ月で五四〇〇万円集まった。その報告を聞いた弘は「これで移植に行けるんだ」と素直に思った。

募金に先立ち、弘は二つ下の弟、修と、六つ下の妹にも、病名を明らかにすることを伝えた。二人は黙ってそれを承諾した。

弘の母は、病気のことを隠してこなかった。「だれかに出るかもしれない」と三人の子どもたちに病気のことを話していた。修は母の姿を見て「かわいそうだ」と思う一方で、遺伝するかもしれないということは聞いていたものの、自分の問題としてはとらえていなかった。ただ、兄の孝則が二五歳のころから、どんどんとやせていったのを見ていた。泊まりに行くと、ふらふらして立つ兄の姿に、母と似てきたと感じた。兄は「母と同じ病気やろう」と言った。その兄から、募金で海外移植を受けたい、そのためには病名を明らかにする、と言われたときも、修はそれほど深く考えていなかった。

だが、その後、修を思わぬことが襲う。弘が募金活動を初めてまもなくの九三年の暮れ、六年つきあい、結婚を決めた恋人から突然の別れを告げられたのだ。結婚式は年明けの一月下旬の予定だった。すでに結納も交わし、新居を決め、新婚旅行の予約をし、仲人にもあいさつに行っていた。披露宴の招待状もすべて送り終えていた。慌てて彼女の家を訪ねると、恋人には会わせてもらえず、両親が出てきた。「悪いけど帰ってくれ。親類全部が反対している」と言われた。

兄がスウェーデンで移植を受けるために募金を始めたと、新聞やテレビで伝えられ、FAPが遺伝病であることがわかったことが原因だった。病気のことは、恋人には話していたつもりだった。

FAPは子どもに遺伝する確率は二分の一だ。「もし発症したら、移植でもなんでもするから」。修は恋人に手紙を書いたが、返事はなかった。

FAP患者を抱える家系に生まれた人たちは長い間、結婚差別や偏見に苦しんできた。「あの家系の人ね」とひそひそと話される声におびえ、病気のことはひた隠しに隠してきた。入院した患者を見舞うことをしない親族も少なくなかった。葬式でさえ、親族席には座らない人が多かった。それは、病院に行ったり、親族席に座ったりすれば、FAPの家系だと見られるからだ。

「このまま前の車に突っ込んだら死ねるかな」。修は車を運転しながら思った。酒を飲み、バイクで走り回った。やけになった。どうにでもなれ、と。

だが、周囲では、「移植したい」という兄のために、多くの人が募金に走り回っている。だれにも自分の気持ちは話せなかった。

弟の破談を聞いた弘は、言葉が出なかった。影響はこれだけじゃないんだろうな、と思いながら、だが、やっぱり「生きたい」という気持ちが先行した。その思いで走り続けるしかなかった。

帰国後に生じた「心の距離」

一九九四年一月一五日、弘は妻とともにスウェーデンに向かった。福岡空港を飛び立った飛行機の中に、ホッとする弘がいた。

スウェーデンの病院では、肝臓を専門とする専門医、移植手術をする外科医、麻酔医などから計一〇時間におよぶ説明を受けた。「移植手術で死ぬかもしれないが、覚悟はできているか」。手術にかかわるリスクについてこれでもかというほど説明を受けた。もしかして手術で死ぬかもしれないのだ、ということを初めて意識した。

渡航して一カ月半ほどした二月二三日。朝、連絡があった。「肝臓が来ている。三〇分以内に病院に来るように」。それからはあっという間だった。手術は五時間あまりで終了、術後の合併症もなかった。手術の翌日にはベッドから出て、立つように促された。術後は順調に回復、三月には退院。九月下旬に帰国する。

本来なら日本人のＦＡＰ患者としては初の脳死肝臓移植手術に成功し、みなに祝福されての凱旋という形になるはずだったが、実際はそうではなかった。そのことについて、弘は取材を始めてから三年、移植手術から一〇年して、初めて重い口を開いた。「本当は（移植を終えてから日本に）帰ってきたくなかった」と。だれにも言ったことはなかったのだけれど、と少しずつ、ずっと扉を閉じていた心の奥から言葉を探し、当時の思いを語り始めた。

スウェーデンに渡航するまで、弘はただただ「生きたい」という気持ちで、自分のことだけを考えていた。次々と課せられる検査を受け、とにかく必要な費用が募金で集まることを祈っていた。検査で病院に入院していると、宗教家と名乗る人が一〇人以上やってきた。正直言ってめんどくさかったが、募金をしてもらっている立場からむげに帰ってもらうわけにもいかない。だまって話を聞いた。検査続きで身体もきつかった。必要な金は知人や同級生らが募金で何とかしてくれるだろう、と思った。弘はただ、ひたすら渡航の日を待っていた。渡航の日はすでに決まっていた。移植を受けるということが先に決まっていて、それに突き進んだ。「苦しみから逃れたい一心だった」と弘は言う。

弟の結婚が破談した。申し訳ないと思いつつ、それほど深く考える余裕は正直なかった。目の前の移植に向けて自分のことを考えるのが精いっぱいだった。だからそのまま渡航した。

滞在を続けたスウェーデンには募金で動いてくれた複数の同級生たちから国際電話がかかってきた。「お前の耳にいろいろ入るかもしらんけど、気にせんでいいから」。募金についての批判があることをだんだん肌身で感じるようになっていく。だが、友人たちは「お前のために集めた金やけん、腹いっぱい使ってこい」と言ってくれた。

第一号の移植ということもあって、移植手術後すぐにテレビ局のカメラが病室に入ってきた。募金で来ている以上、マスコミの取材はすべて受けたが、情報を出したい医療側とそうした心の準備が不十分だった弘側に微妙なずれが生じていく。弘の妻はそうした心労から、精神的に不安定になった。

渡航時は何もわからず、服、くつ、コートをはじめ、テレビ、ビデオ、梅干し、米、かつおぶし、缶詰、インスタントラーメンなどありとあらゆるものを船便、航空便でたくさん送った。だが、現地に行くと、その多くが現地で調達できるものだったことを知る。そして、後でそのことに気づいた周囲から批判を受けることになるが、弘は妻の趣味だった琴をスウェーデンに持参した。弘にしてみれば、妻の精神的な支えにと思ってのことだった。だが、募金で渡航するのに、そんな運搬費に金のかかるものを運ぶのか、との思いは周囲に広がった。弘は「いま思えば常識がなかったと思うが、だれも止めてくれなかった。すべてが狂っていたのかもしれない。当時は、琴をもっていくことがいいことか悪いことかなんて考えもしなかった」と振り返った。実際、妻が琴を弾いたことで、現地で友人ができ、精神的な落ち込みが激しかった妻には大きな慰めになった、と弘は言う。だが、「何を言っても同じですよね」と悲しげに付け加えた。

手術後は医師らにとにかく歩くことを勧められ、旅行もした。水死したドナーの出身地であるアイスランドにも、海に花束を捧げに出向いた。弘は旅行の費用は自費で出したと言うが、外にはそう見えなかったようだ。旅行してきたと噂された。

帰国の日は、到着する空港での記者会見がすでに設定され、日を指定されての帰国になった。飛行機チケットがなく、仕方なくビジネスクラスで戻ることになったが、それも外部からは批判の対象になった。

術後、体調が良かっただけに、弘にとっては帰国後のことが心配だった。福岡空港でタラップを下りるときは正直怖かった。募金の使い方への批判、「自分ばかりよかね」と言われていることなどを知っていた。なぜか元気に生きて戻ってきたという喜びの気持ちより、後ろめたい気持ちが先に立った。

弘が戻ってきた地元で暮らす患者たちも複雑な思いを抱いた。闘病生活を送りながら募金に協力した三〇代の女性患者は、弘の帰国のときは「うれしかったけど、自分は取り残されたような気持ちだった。嫉妬があった」と生前、恥ずかしそうに告白してくれた。

そうした手術できない患者の思いを、弘はひしひしと感じた。だから、帰国後は、手術を受けられない患者と顔を合わせるのが苦痛だった。批判されているということも耳に入っていた。とかく何かを言われているように自分自身も思い込んでいた。しばらくは荒尾に帰ることができなかった。弘としては「ありがとう」という言葉しか口にできなかった。それ以上言うと、反感を買ってしまうのではないか。口を閉じておくのが一番。そう思った。その態度が、余計、地元の患者たちとの溝を深めていくことになる。自分には手術は難しいと悟っていた「道しるべの会」の会長の崎坂祐司は弘に体験したことすべてを、ほかの患者のために本にしてほしいと言って多額の募金をした。しかし、弘はそれに応えることができなかった。

弘は地元のスーパーなどでも知らない人からよく声をかけられた。「弘さんでしょ。身体はもういいの?」。相手がだれかもわからない。そのつど「お世話になりました」と頭を下げたが、相手のかけた言葉は「自分ばっかりよかよね」と言われているように感じた。いたたまれなかった。友人からは「あの人ばっかりが病気じゃないのに」と言っている人がいるということも聞いていた。以前勤めていた会社の社長は募金に協力してくれたが、弘の渡航中にがんで亡くなっていた。そんなこともまた、後ろめたさにつながっていった。

志多田は弘に、いいこと、悪いこと、悩みも苦しみもさらけ出し、その後の患者のためにその体験を生かしてもらいたい、と思っていた。募金をして、第一号として脳死移植を受けた弘だからこそと、崎坂祐司の後の会長を弘に引き受けてもらった。
患者会の会員もこんな声を文集に寄せている。筆者は、一二年前に夫をＦＡＰで亡くしたという女性だ。

一つ弘さんにお願いがあります。もっと自分の体験をいろんな人に話して、ほかの人を勇気づけてあげてほしいのと、今、日本で脳死の問題、外国に行かなければ手術を受けられないこの日本、もっともっと働きかけて、この問題を少しでも前向きになるように働きかけてほしいのです。大勢の人々の善意により、自分の生命をもらったわけでしょう。感謝とそして、これから先この病におかされた人々にプレゼントしてほしいと、私も子どもをもつ一人としてお願いと、そして、この会に参加するみなで頑張っていきたいと思います。少しでも前へ進みたいものですね。人と人が力を合わせると、きっとやれると思います。まだまだ何も知りません。けど、私の主人の時より生命を救うことができるときだと思います。

弘が受けた善意と、日本のＦＡＰ患者としては初めてという脳死肝臓移植で救われた弘の命、そして、手術を受けられない患者、これから発症するかもしれないと不安をもつ人たち……。さまざまな思いが交錯した。

だが、福岡で暮らしていた弘と荒尾の距離は遠かった。実際の距離だけでなく、移植できない患者との心の距離も埋めることはできず、弘はまもなく会長をやめ、仕事へとのめり込んでいく。

弘にしてみれば仕事に打ち込めば、余計なことは考えなくてすむからだ。「手術できなかった人たちと顔を合わせるのが本当につらかった。仕事をすることでその気持ちを消していた。いやなことを忘れるために仕事をしたといえるかな」と弘は告白した。「仕事に逃げていたという方が正しいかもしれないが……」とも言った。弘は看板屋に一年勤めた後、一九九六年に独立した。三五〇万円を元手に四畳半一間にコンピューター一台。鉄鋼屋や塗装屋、基礎屋などで二週間ずつただ働きをして学んだ後、福岡で看板屋を一人で始めた。

移植したからといって病気が治るわけではない。症状の進行が止まるだけだ。弘の下痢は続いた。現場にはトイレがないことがしばしばだった。仕事中にトイレに駆け込まなければならなくなることを避けるため、弘は食事もせずに働き続けた。

会社を大きくしたい、そして、将来的には障がい者を雇いたい。特にFAPの患者を雇えたらと考えた。下痢をしたときのために、職場にトイレとシャワーがあれば、座って仕事もできる。そういう仕事をいつか患者に提供できれば、という思いを弘は抱いた。会社を始めて七年ほどするとスタッフを五人抱え、年商一億円を上げるようになった。

スタッフを抱えるようになって現場の一線に出ることが少なくなっても、弘は朝食をとらなかった。昼はラーメンぐらいだが、すぐに下痢で出てくる。食後一時間はつらい時間だった。逆に下痢で出ないと、身体がむくんだ。仕事先と食事をしながら打ち合わせと言われるのが、一番困った。夜は少しだけ、食事をしたが、口に運んだのは、ほとんどビールだった。

志多田は弘を心配していた。募金のいきさつを知っているだけに、「このまま行くと弘は追いつめられていく」と思ったのだ。

追いつめられて

二〇〇三年三月。弘の体重は五八キロになっていた。看板の取り付けの現場で、建物の三階で作業をしていた。弘がふと下を見ると、地上で何かが燃えている。爆発するのではないかと思った弘は八メートルの高さをそのまま飛び降りた。両足のかかとを複雑骨折し、三カ月入院した。

そんな弘を、この年の秋、志多田は患者会の天草旅行に誘った。弘は久しぶりに患者会の行事に参加した。弘の移植から一〇年がたとうとしているときだった。

弘自身、移植手術から戻った直後は針のむしろだったが、その後、患者会からも自費で海外移植に出る人が相次ぎ、「それまではみんな冷ややかだったが、七~八人が海外で移植を受けて帰ってきて、初めて『弘さんのおかげで移植ができるようになった』と言われるようになった」と弘は言った。移植患者が増えていたため、患者会に対して抱く壁の高さが弘の意識としては低くなっていたのかもしれない。

三月の事故で骨折した足をまだ腫らしながらも、弘は夜、ホテルの志多田の部屋にやってきた。入ってくるなり、缶ビールを一気に飲み干した。照れもあって、弘はこう切り出した。

「仕事、仕事、仕事が生き甲斐。チンポも立たない。仕事するしかない。朝も昼もなく、仕事が終わったら夕方になっている」

そんな弘に志多田は「人からもらった命だから大切にしてほしい」と言葉をかけた。

「一三歳の溺死した少年の肝臓をもらったことはいつも考えている。いい肝臓だと言って移植されたわけで、二人分生きているといつも思っている」という弘に、志多田はさらにこう言った。

「人として三食を食べ、身体を大切にしてほしい。朝からビールを飲むのはやめてほしい。働くのもいい。でも、人は睡眠も食事も必要。第一号ということはわかっているのか。熊大に行って検査を受けてデータを出すのも意味がある。(患者会には)子どもたちがいる。みんな、あんたの一号があって、後に続いてきたんだから」

酔いが回ってきたのか、志多田に甘えたのか、弘はこう言った。「オレには何もない。インポで、チンポは立たない。もよおさない。セックスできない。午後六時に帰っても何もできない。オレには仕事しかないんだ」

弘の姿は痛々しかった。正直な思いが吐き出されていく。

「どうしてそう無理をすると？　あんたのつらい気持ちをわかるのは、私たちやで。募金のつらさも話せばいい」と志多田が言うと、弘は表情を一変させ、涙をぽろぽろとこぼしながら言った。「怖かった。（いまは福岡の病院に行っているが）熊大の門はくぐれなかった。この一〇年に二回行こうとしたが、行けなかった。行くと募金のことを思い出すので、行けなかった」

鼻水をかみながら、めがねをはずして、弘は続けた。「電話がかかってきた。山のように。人の金で助かりたいのかと。怖かった。いまでも、病院で薬をもらうときに『弘さん』と呼ばれるとドキドキする」

自分のところにもかかってきたよ、と志多田が言うと、弘は、ちょっとしたことが医療側とも大きな食い違いになっていったことを告白、「あのときは貯金が一〇万円しかなかったから、それで募金したが……」と下を向いた。

「あんたは一号。みんなあんたを見て、一〇年生きられるとみる。みんなの目標なんよ」。志多田はやさしく弘を見つめた。移植一〇年目にしてようやく弘が心を語ったと、志多田は思った。これで少しは弘の心は軽くなるだろうか、そんな思いだった。

志多田自身、募金による渡航には大きな問題を感じていた。地域のつながりの強い地元で強力に推し進められた募金活動によって、三回も四回も募金に応じた患者や家族は少なくない。そして、会計報告のおおざっぱさを不快に思う人も少なくなかった。志多田自身も会計報告に疑問をもった一人だ。そして、スウェーデンから戻った弘の記者会見は、報告書を配っただけで、弘は質問を受け付けない形で行われた。志多田にはその姿はあまりにも不誠実に映った。

ただ、志多田はある研究者からこう言われた。「第一号だから死ぬかもしれない。白木の箱で帰ってくるなら、ぜいたくさせてもいいんじゃないか。だから、いろんなことを大目に見る必要があるのでは。ただ、二度も三度も繰り返すことじゃないけれど」と。そう言われ、志多田は弘への思いには区切りをつけていた。だが、弘に向けられる患者や家族の視線、思いを知っているだけに、十字架を背負った弘の行く末が気になった。

弘の仕事の雲行きは、両足を骨折したころから怪しくなっていく。折からの不況で資金繰りに窮するようになる。弘は眠れなくなり、酒を以前にも増してあおるように飲むようになった。自殺も考えた。だが、募金をして海外移植をした身に自殺は許されない。酒に逃げた。酔って帰ってストーブの前で寝て、左足をやけどした。左足の甲には大きなやけど跡ができた。

結局、弘はアルコール中毒になり、どうにもならなくなった。三〇〇〇万円の借金を抱え、二〇〇五年一〇月に一人荒尾に戻った。荒尾に戻ってくるのは怖かったが、それしか道はなかった。

荒尾に戻っていた弘に、移植手術を受けたことについて私は聞いた。弘はこう言った。

「手術していなければもう死んでいる。手術したことは後悔していない。もう一度同じ状況なら、また生きたいと思うと思う。やっぱり生きたい。募金してもやっぱり移植するだろう。でも、いまでもだれかに声をかけられるのが、怖くて仕方ない」

弘は借金を返すために、小さな看板屋を荒尾でも続けたが、酒を断つことはできなかった。翌春には、アルコール中毒で心臓の動きが悪くなり、ペースメーカーを入れるために入院した。

熊本大学付属病院に入院する弘を訪ねると、いつにもなく意気消沈してベッドに横たわっていた。眠れなくなって、お酒を飲んでいたという。午前中に缶ビール二本、午後にまた二本という具合に。一本飲むと一時間眠れた、と弘は言った。心臓の動きが悪いと感じ、自分で病院に駆け込んだ。

「今は気力もない。本を開いても、同じところばかり読んで全く頭に入らない。本も読めない。無理しとったから、身体にきたとですねえ」と弘は自嘲気味に話し、そして、「やり直せということですかね」と涙をこぼした。

弘の左足の甲は以前のやけどで紫色に盛り上がっていたが、このときは右足の親指にも包帯をまいていた。ファンヒーターでやけどをしたのだという。「感覚がないから全然痛くない。でも、治りも悪い」。弘はさびしそうに、ベッドの上で足先を見つめた。

これが、私が弘を見た最後になった。

二〇〇八年一二月一〇日、弘はこの世を去った。四三歳。同じＦＡＰを患った弘の母親よりも早い死だった。死因は、栄養失調だった。自ら食べることをしなくなった結果だ。志多田は以前、「弘はいずれ自殺に追い込まれるのではないか」と話していたが、その通りになってしまった。

弟の修によると、三〇〇〇万円の借金を抱えた弘は、追いつめられながらも何とか事業を続けていこうと一年以上迷い続けたという。募金して海外に行ったからこそ失敗したと後ろ指を指されたくなかったのだろう、と修はみる。

結局、弘は会社をたたみ、妻とも離婚、実家に戻った。だが、生活は荒れた。二〜三週間全く食事を取らず、酒だけを飲み、倒れては病院で点滴を打って戻ってくるという日々が続いた。精神安定剤もずっと飲んでいた。「それぐらい追い込まれていたのだと思う。事業に失敗して、父親に世話になることを気に病んでいた」と修は言う。

あの日、弘は自宅で「おやじ、おやじ」と叫んだ。近くの病院に運ぼうとしたが、受け入れてもらえなかった。以前、酔って血だらけになって何回か運び込まれていたからだ。そのときは「帰る」と言い張り、暴れたらしい。そんな経験のある病院は、当直に、詳しい先生がいないから受け入れられないと、弘の受け入れを断った。結局、弘は救急車で一時間ほどかかる熊大病院に搬送された。その救急車の中で、弘は何度も「安東先生おらすかな」と繰り返したという。その後病院に駆けつけた修に、弘は「気をつけて帰れよ」と声をかけてくれた。それが、修にとっての兄・孝則の最後の姿だったという。

修は兄の孝則について思う。募金で海外移植をした兄の感じたプレッシャーは相当なものだっただろう、と。戻ってきて、元気でどんどん仕事をし、生活もしていきたいけれど、そこまでは身体がいうことをきかない。完全に治るわけではないからだ。だが、募金で行ったからこそ、元気になってその分成功しなくてはいけない、というプレッシャーを兄は感じすぎていたのではないか。バリバリ仕事をしようにも、食べれば下痢になる歯がゆさが、一番の悩みだったのではないか。そういえば、兄はＦＡＰに対する文句ばかりを言っていた。「下痢をするからね。どこにも行けんもんねえ」と。一度に出てしまう下痢ならば、どれほど楽なことか。五分の間に何度もトイレに駆け込まなくてはならないような症状は、きつい。

その後、兄と同じようにＦＡＰを発症した修だからこそ、余計に理解できる。「元気で頑張っていなければいけない。でも、弱音は吐けない。最後の二年は、無理しているな、と感じた」と修は言う。「募金はきつかぁ……」と何度も言っていた兄の声がいまでも耳に残っている。

修は一九九八年ごろに、勃起しなくなった。下痢も多い。おかしいと感じ、すぐに病院に行くと、ＦＡＰの初期症状だった。兄の渡航をきっかけに、修は自分たちも発症するかもしれないと妹と話し合った。海外での移植は金銭的には不可能だ。兄の姿を見ていて募金では絶対に行きたくなかった。すでに国内では成人間の生体肝移植が行われるようになっていた。だが、修は、当時独身だった妹からは、提供を受ける気は全くなかった。そうすると提供者として残るのは六〇歳の父親だけだ。ドナーとしては年齢的にはギリギリだった。修は自分自身では移植ができればという思いだったが、自らそれを切り出すことはできなかった。

そのとき、まだ健在だった兄の孝則が父親を説得してくれた。一九九九年一月、修は九州大学付属病院で父から肝臓の一部の提供を受け、移植手術を受けた。手術後も下痢の状況は以前とはあまり変わらず、たくさん食べたり、脂っこいものを食べたりするとすぐに下痢をする。トイレが心配なため、仕事をするときはおむつをしているが、職場には復帰できた。だが、アミロイドの沈着が目で進み、術後四年で特に左目はあまり見えなくなってしまった。最初はかすんでいたので、疲れかと思って何度もメガネ屋に足を運んだ。そうして半年ほど放っておいたら、症状が進んでしまった。病院に行くと、眼圧が上がり、失明寸前だった。そのころ、FAP患者を多く抱える熊本大学ではすでに目の問題は話題になっていたが、九州大学ではFAP患者が少なく、情報が不十分だったらしい。右目の症状も徐々に進行している。もしかすると目が見えなくなるかもしれない。その恐怖はあるが、とにかく目が見えるうちに、旅行をしたり、好きなバイクに乗ったり、できることをしたいと思っている。

兄の孝則が亡くなってしばらくの間、修の夢の中によく孝則が現れた。夢の中の孝則は調子が悪いときだったり、好きなバイクを乗り回していたりするが、いつも黙っている。「兄貴、何か言いたいのか」。そう夢の中で語りかけても、孝則は何も言わなかった。

しばらくして修は年を重ね、孝則の亡くなったときの年齢四三を超えた。なぜか、その後は、兄が夢に出ることはなくなった。

3　その後の海外移植

移植できる人とできない人

日本のＦＡＰ患者として初めての脳死肝臓移植は一九九四年二月、スウェーデンで成功した。それを受けて、その後、次々と患者が海を渡った。

第一号の弘孝則《ひろたかのり》に続いたのが、弘よりも三歳年上の、斎藤宏明だった。宏明はＦＡＰについて小さいころは全く知らなかった。小学校の高学年のころに、自分の住む地域に「そういう病気がある」という話を大人がしているのを聞いたことはあった。よくわからずに、「ここの地域にはそういう病気があるのか」という程度にしか思わなかった。だから、当時はまさか、自分の家系がその病気の家系とは思いもしなかった。

一方で、小学生のころから、大阪から大学の先生らが来て、父親の兄弟の血液を採っていたのを知っていた。何かな、とは思ったが、それ以上でもそれ以下でもなかった。

宏明は地元の高校を卒業後、北九州にある土木専門学校に二年通い、それから地元に戻って土建業に携わった。

二〇歳になる前に母が寝たきりの状態になって、入退院を繰り返した。腰の病気でヘルニアだという話だった。母は宏明が二四歳のときに亡くなった。母は病気のことは何も言わなかった。

父と母は遠い親戚だった。父の親戚も、そのころ、次々と亡くなっていく。父親は次男だが、長男、三男、五男がやせて、寝たきりの状態になって逝った。宏明は二二～二三歳のころから、病気のことを意識するようになる。父からは「アミロイドーシス」と聞いた。だが、特に深く考えることもなかった。ただ、四〇歳ぐらいで自分も発症するんだろうか、という思いをもった。

体調に異変を感じたのは、二七歳のころだ。足の疲れをひどく感じるようになった。仕事をしているとき、足が重く感じられた。疲れているのかな。おかしいなあ。筋肉痛だろうか。湿布を貼ってごまかしながら過ごした。

高校卒業時に六五キロだった体重は、そのころには七五キロになっていた。それが、今度は逆にだんだんとやせていった。食欲がなくなり、便秘をした。一〇日も便が出なくなることもあった。どうなっているのか。下剤や浣腸を買い、牛乳を一日に一リットルも飲んだ。それでも、便秘は治らなかった。

半信半疑だった。病気かもしれない。だが、信じたくない気持ちが先に立った。ＦＡＰかもしれない。でも、違う病気かもしれない。そう自分に言い聞かせ、症状のことはだれにも言わなかった。治る病気だとは思っていなかったからだ。いとこにも三〇歳前で発症した人がいた。

便秘の症状は続いた。四〇歳ぐらいで死ぬのだろうか。女性と真剣にはつきあってはいけないと、自分に言い聞かせた。実際、何人かとつきあったが、結婚を考えた人はいない。無意識のうちに自制していた。

一年ほどした朝。起きると足がじんじんと痺れるように痛かった。歩けないほどだった。たまりかねて病院に行った。二カ月ほどしてその痛みは引いたが、今度は足の感覚がなくなった。

熊本大学の医師、安東由起雄に金属を足に当てられ熱くないか、冷たくないか、と温感を聞かれたが、全く感じなかった。冬になって、冷たいはずの川の中に入って作業をしても、冷たさを感じることはなかった。安東には「多発性神経炎」と言われた。「ちょくちょく来てね」と声をかけられたが、薬は出ない。気休めなのか、と感じた。病院に行っても薬が出るわけではない。ＦＡＰではないかと思ったが、なるようにしかならない、とそれ以後病院には行かなかった。しばらくして風邪を引き、かかりつけの近所の中島医院に出向いたが、院長の中島明も何も言わなかった。中島は地域のＦＡＰ患者を長く診てきた人だった。何か言ってくれないかと期待したが、何も言ってはもらえなかった。

足が冷たいので、あんかを入れて寝ると、低温やけどをした。だが、やけどしたこと自体に気づかない。歩きにくさを感じて足の裏を見ると、足の裏に大きな水ぶくれができていた。右足の水ぶくれはすでに破れていた。それでも、痛みは感じなかった。その水ぶくれの痕が治るのに三カ月かかった。

みるみるうちにやせた。体重はいつの間にか五三キロになっていた。足の痛みに襲われ、ひざから下の感覚も鈍くなった。食欲はなく、毎日下痢と便秘を繰り返した。あまりのやせ方に周囲からは「お前、がんじゃないのか」と言われた。宏明はＦＡＰが進行していることを実感した。父親の営む土建業を手伝っていたが、肉体労働でなければどうにか働くことができた。自分ではＦＡＰの発症を確信した。だが、病院で確定診断を受けないまま、そのまま過ごしていた。

ニュースは突然耳に入ってきた。うどん屋でテレビを眺めていたときだった。弘がスウェーデンで肝臓移植を受けるという内容だった。自分と同じ病気だと思ったが、当時、ＦＡＰについての知識がほとんどなかった宏明は、肝臓移植がＦＡＰには有効だということを知り、驚き、動揺した。

その後、移植という言葉が、宏明の中では日を追うごとに、希望の光として感じられるようになっていった。しかし、情報の内容は、新聞やテレビでの報道を耳にする程度のこと。移植をするには海外で手術を受けなくてはならず、そのためには多額の金が必要だということぐらいしかわからなかった。もちろん宏明にはそんな大金を用意できるはずもなく、また、本当に社会復帰できるのかという疑問もあって、気持ちは半信半疑だった。あきらめるしかないと、自分に言い聞かせていた。

弘の海外移植への寄付のお願いが地域からも職場からも来たので、それぞれに応じた。強制ではないけれど、ほかの人と同じように寄付した。寄付したくないとも思わなかったが、積極的に特別に頑張ってきてほしいという思いがあったわけでもない。弘とは面識はなかったし、冷めた感じで見ていたというのが正直なところだ。

その後、弘の移植手術は成功し、術後の経過もよく、大変元気だと聞いた。弘もまた自分と同じ病気で悩み、苦しみ、苦労した末に受けた移植だったはずだ。本来なら心から祝福すべきなのだが、自分が移植できない悔しさからか、宏明には多少の嫉妬心があったのかもしれない。弘に対して素直に喜べない自分に嫌悪感を抱き、このころはなるべく移植のことは考えないようにしていた。

そのころ、一緒に暮らしていたおばが志多田正子のところへ、宏明のことで相談に来た。志多田は患者会の旅行に宏明も参加したらどうか、と勧めた。旅行には熊本大学から安東医師も参加するから、移植の話を聞いてみたらいい、という提案だった。宏明は、戸惑いを覚えたが、話だけならと思って、父親と出かけることにした。

旅行には、ＦＡＰの患者がたくさん車椅子で参加していた。同行していた看護師は、宏明がこのときは暗く、ひどく落ち込んだ様子だったことを覚えている。

当時、父親の営む土建会社の経営が厳しくなっていた。海外での移植に必要な金額以上の借金が会社にはあった。その額は四〇〇〇万円。父親に代わって、宏明が会社を切り盛りしている状態だった。父親は「弘《ひろ》くんの移植の会の残りの金で行けばいい」と言ったが、宏明自身はそんな気持ちはさらさらなかった。それなら絶対に行かない、と決めていた。社会に対して借りを作り、負い目をもちたくないという気持ちが強かった。地元で事業をしている身だ。プライドもある。移植するなら社会復帰するわけで、寄付を受けてまでは行けないと思っていた。

このとき、宏明はすでに発症から二年ほどが経過していた。体はだるく、何をするにもおっくうで、精神的にも前向きにはなれなかった。死にたい、とは思わなかったが、何にもしたくなかった。

志多田に誘われて参加した患者会の旅行は、佐賀の嬉野《うれしの》温泉への一泊旅行だった。一九九四年六月。夕方からの宴席で、安東が弘の経過をみなに報告した。術後は順調だという。移植を受けたい人は、術後の拒絶反応があったときのことを考え、三〇〇〇万円を用意してほしい、ということも言った。「たぶんオレは無理やろうねえ」。そんなあきらめ気分で宏明は聞いていた。

夜、宏明の部屋に、安東がやってきた。手術のこと、移植後のこと、移植に伴うリスク、医療費のことなどを父親とともに聞いた。宏明自身、心の底では、「金のことがクリアできれば、できることならば行きたい。手術で失敗しても構わない」と思っていた。だが、寄付を募ったり、弘の募金の余剰金を使ったりするのは絶対に嫌だった。

「移植を受ける気持ちはありますか」。安東が最後に切り出した。沈黙する宏明の横で、父が言った。「お願いします。お金はどうにかします」。その言葉に宏明は驚いた。父がそんな大金を用意できるはずがないからだ。

安東が部屋を去った後、ケンカになった。「どうしてあんなことを言うのか。金はどうするのか」と抗議すると、父は「金はどないかなる」と答えるだけ。あまりの楽観的な答えに、宏明はうれしくもあり、しかし、悲しくもあり、ただため息をついた。

旅行から戻ると、家族、親類がどうにかして宏明の移植費用を工面しようと動き始めた。宏明からは口が裂けても言えなかったが、周囲から自宅を売却する話が浮上した。それを聞いた宏明は正直、うれしかった。やっぱり死にたくなかった。だが、自宅は、宏明自身が生まれ育った家であり、先祖代々引き継いできた家だ。本家の土地と家を売るという親族たちの苦渋の選択に心が痛んだ。会社を整理し、自宅と土地を売ったが、会社の借金もあって、まだ足りなかった。親族や近所の人たちがお見舞いという形で援助してくれた。円高もあり、二〇〇〇万円あればなんとかなるということで、移植費はどうにかまかなえそうな状況になった。宏明はただただ感謝するしかなかった。

だが、一方で、不安と重圧感にさいなまれた。肝臓移植をして症状はいまよりも良くなるのだろうか。手術は成功するのだろうか。初めての海外での生活はどんななのだろうか。手術後はどうなるのだろうか。家族や親族、周囲の人たちに迷惑をかけ、大金を使ってまで移植することが本当にベストなのか。姉や妹、いとこたちのだれがＦＡＰを発症してもおかしくない状況で、もしだれかが発症したら自分と同じように移植することができるのだろうか。そして、すでに発症して一〇年以上が過ぎているいとこもいる。彼は宏明が小さいころから兄のように慕っていた人だった。宏明が発症してからというもの、そのいとこは自宅のベッドで闘病生活を送る身でありながら、会うごとに宏明を励ましてくれた。そんないとこに、自分が海外で移植手術を受けることを打ち明けたら、彼はどんなふうに感じるだろうか。宏明が数カ月前、弘の海外移植に対して感じた、移植できない者としての自分の感情をよみがえらせ、何とも言えない気分になった。移植できる人と移植できない人。その両者が厳然と存在するという現実の前に、一〇〇%心から素直に喜べない自分がいた。

宏明が兄のように慕っていたいとこというのは、「道しるべの会」の初代会長の崎坂祐司だ。結局、宏明は自分の口から、移植の話を崎坂に伝えることはできなかった。自宅に会いに行ったとき、崎坂はベッドでつらそうにしていたにもかかわらず、「行くからには頑張ってこなあな」と宏明に言った。だが、その心情を察すると、崎坂が無理して口にしている言葉としか、宏明には受け取れなかった。宏明は「頑張ってきます」としか言えなかった。

崎坂は宏明にも多額の援助をしてくれた。宏明の心は張り裂けそうだった。

崎坂は、志多田に吐露したことがあった。「患者会の会長をずっとしてきた。だから、『君は症状が進行しすぎていて、移植できない』と医師からはっきり言ってほしかった」と。八歳年上の崎坂は、「宏明にはオレの分まで生きてほしい」とも言っていた。宏明は、崎坂が年の離れたいとこだったから、そうやって気持ちの整理をつけたのだろうが、年が近ければもっとつらかったのではないかと思いやる。「だって、気持ちがわかるからねえ」と宏明は言った。

宏明によると、送り出す患者は本当はそう思っていないのかもしれないが、移植に行く人間は、ほかの患者の「自分ももっと早ければ行けたのに……」という割り切れない思いやある種の嫉妬心を感じずにはいられないのだという。金の問題であきらめる人、発症からの時間がたちすぎてあきらめる人……あきらめる理由もいろいろだ。そう考えると、宏明は、自分は本当に運がよかったと思う。

一九九四年一一月、宏明は、身の回りの世話をしてくれるおばとともにスウェーデンに旅立った。宏明の病状は手術ができるぎりぎりの段階だった。早く手術してほしいと思ったが、同時にそれはだれかが脳死状態になる、ということだった。それを考えると、心は複雑だった。

宏明はその年の暮れに手術を受けた。術後はＩＣＵに一日、その後、ＩＣＵの横の部屋に移って一日、そして、一般病棟に移った。ＩＣＵにいるときは全く記憶がない。三日目で立ち、数日後にシャワーを浴びた。二週間で退院し、近くのアパートで生活した。最初の一週間は寒気がし、ふらふらしてつらかった。

拒絶反応が出ると、命も危ないし、同時に、入院も長引く。費用は一日数十万円かかる。そうなると金が足りなくなるかもしれない。だから、拒絶反応が出るかどうか、気が気ではなかった。

宏明が帰国したのは翌九五年の五月。生きて帰ってこられたことは、やっぱりうれしかった。帰国後、熊本大学付属病院に、一カ月半検査入院した。その後、荒尾市民病院の外来に出向くと、FAP患者たちが待合室で座っているのが目に入った。視線が痛かった。向こうから「よかったね」と声をかけてもらった。宏明は「ありがとうございました」と言うのがやっと。あとは返す言葉が出てこなかった。闘病生活を続ける彼らに「頑張ってください」などとは口が裂けても言えなかった。

崎坂のところにも行ったが、「よかったねー」とかけられた言葉に返事ができなかった。すぐに話題を変え、スウェーデンの町のことなどを話した。「向こうから聞かれることは答えるけど、それ以上は何も言えん。話すことない。話されんもん、病気の話は……」と宏明は振り返る。

宏明はこの年の一二月に再び建設会社を立ち上げ、仕事を再開した。移植後、立ちくらみはなくなったが、三〇分おきの下痢に苦しむことはいまでもある。手足の温感もない。移植をしても治るのではないという現実が横たわる。

宏明は結婚せず、独り身を通している。「結婚しなかったのは、病気のことがあるかなあ。特別な人がいれば別だったとは思うけど、病気を理解してもらえないと結婚できない。将来を思うとさびしい人生かなと思うが、それも仕方ない」。子どもに遺伝するかもしれないというリスクとともに、特に男性の場合は、FAPの症状であるインポテンツもまた結婚への大きな障害になっている。外見ではふつうの人と変わらない宏明だが、最近は目にアミロイドがたまり、視力が衰えてきている。「根治療法を早く実現させてほしい」。周囲に、いとこなど発症のリスクをもつ人を多く抱える宏明はその思いをずっともち続けている。

宏明は移植患者の中でも早くに手術を受けた人間だ。弘から始まり、宏明らが続き、肝臓移植は、後に記す生体肝移植がその後の中心になって、命を延ばす唯一の対症療法としてあっという間に広がっていく。しかも、理由はよくわからないが、発症が昔に比べ一〇年ほど早まっていることもあり、移植を受けようとする患者自身が、自分の親の症状や病気のことをほとんど知らないままに発症し、移植を受けることが増えている。

スウェーデンで移植を受けた最後の二人

宏明の後に、スウェーデンに渡って移植手術を受けた山下徹、哲兄弟もそうだ。二人は双子の兄弟。父親がFAPで、一九九〇年に四五歳で亡くなった。彼らはすでに二一歳になっていたが、病気のことはほとんど知らなかった。

地元の会社で働いていた徹は、自分が小学校三年のころに父が数カ月入院したのを覚えている。会社員だった父があるとき、疲れると言い出し、さらに足がしびれている、と母から聞いた。父は杖をついて歩き、足はガリガリにやせていた。亡くなる一年ほど前からは車椅子だった。小学生のころ「アミロイドーシス」という病名を聞いたような気がするが、どんな病気なのかはまるで知らなかった。

弟の哲は高校卒業後、県外の会社に勤めた。父が危ないと、連絡があって帰省した。数日後に父は息を引き取ったが、腰を痛め、脊髄をやられて足腰が立たなくなった、と聞いた。病名は知らなかった。

後から母に聞くと、父の病は遺伝病のアミロイドーシスとわかったが、父のきょうだいたちから「アミロイドーシスなんて言われると、奇病と言われて、子どもたちの結婚に差し障る」と厳しく言われた。それで母は死ぬまで内緒にするつもりだったという。

徹と哲は、それぞれ二〇代前半で結婚、一人ずつ子どもを授かったが、ともに数年後に離婚。二人とも一人で地元に戻って生活をしていた。徹の場合、いま振り返れば、離婚する前から発病していた。足が痛く、靴下をはくのにもピリピリとした痛みが走った。指先は針で刺されたような感じだった。子どもが生まれて半年ほどして、下痢が始まった。住宅の電気配線の現場で仕事をしていると、夏の暑いときなのに下痢をした。何かにあたったかなと思っていたが、なかなか治らない。秋に病院に駆け込んで内視鏡の検査をしたが、原因はわからなかった。冬になっても下痢はおさまらなかった。再び病院の門をくぐった。

問診で「手足のしびれはないか」と聞かれた。「おやじもそんな感じだった。アミロイド……とか言っていたかな」と徹が口にすると、目の前の医師は紹介状を書くから、熊本大学の安東医師のところに行くように言った。

徹はそのことを母に話した。「父ちゃんと同じ病気たい。もしかすると哲もそうかもしれない」。徹は哲にも一緒に熊大に行かないかと声をかけた。そこで二人は初めて、体調のことを互いに話した。

実は哲も離婚後、ふるさとに戻り、新しい彼女とデートで砂浜を裸足で歩いていたとき、足の裏に異常な痛みを感じたのをきっかけに、足に違和感を抱え続けていた。指先が針で刺されるように痛く、仕事中にくつをぬぐこともあった。徹から声をかけられたときは、すでに下痢が始まっていた。足は痛いし、疲れるし、自分でも足の筋肉が落ちていくのがわかっていた。車に乗りすぎかなと思って、自転車を買い、二〇分かけて自転車通勤していたころだった。ズボンをはくときも足に痛みが走っていた。

徹と哲は、母とともに、熊大の安東を訪ねた。遺伝子検査を受けると、一週間後にＦＡＰであること、すでに発症していることを告げられた。安東からはスウェーデンで肝臓移植を受けることができると聞いた。すでに四人が成功していた。第一号の弘のことは報道で知っていた。だから、徹は「あまりショックはなかった」と振り返る。「手術すれば助かる、と思っていた」。哲は新しい彼女との交際も深まり、結納を済ませていた。「破談になるかもしれないが、なったらなったとき」と考え、彼女に病気のことを伝えた。ただ、哲は「移植手術を受ければ治る。助かる」と思っていた。破談になるだろうという母や徹の心配は杞憂に終わり、哲は二度目の結婚を果たす。

母は二人に「手術するかい？」と聞いてきた。母は家や畑を売って、哲をスウェーデンに送り、徹には自分が肝臓を提供しての生体肝移植をしようと考えていた。だが、父を知っている親類が援助してくれることになり、親族じゅうからカンパしてもらって、二人でスウェーデンに渡航することになった。安東には「気を詰めると精神的に追い込まれるから、観光気分で行っておいで」と送り出された。一九九八年九月、二人は母とともに機上の人となった。現地ではほかに二人の地元からの患者が移植を待っていた。

一二月はじめ、徹と哲は相次いで移植手術を受けた。一日早く手術を受けた徹は、術後に拒絶反応が出た。吐き気に襲われ、ほとんど眠れなかった。息もできない感じで、「殺してほしい」と思ったぐらいだった。ベッドの周りにサンタクロースが集まっている幻覚を何度も見た。それでも手術の翌日は、歩いて洗面所に行って顔を洗い、体重計に乗ることを求められた。その後も、とにかく歩くように言われた。入院は一カ月以上に及んだ。

一方哲も、想像以上に術後はきつかった。哲の方は、ベッドの横に郵便配達が来た幻覚を見た。暑さと寒さを交互に感じ、暑さを感じてうちわで五分ほどあおぐと、今度は急に寒さに襲われた。毛布五～六枚をかぶり一〇分。するとまた暑くなった。その繰り返しだった。それが数日続き、全く眠れなかった。ベッドからも起き上がれず、「もうあかん。死ぬかも」とさえ思った。だが、一週間ほどすると、体調はみるみるよくなり、術後一〇日もすると、病棟の食堂で食事ができるようになった。新年は退院して病院近くのアパートで迎えることができた。

二人は九九年三月末に日本に帰国。熊大病院で二週間ほど検査入院し、自宅に戻った。徹はその後も、肝機能が低下するなど体調はあまり芳しくなく、五月末には再びスウェーデンに渡った。もしかすると再手術か、と言われていたが、拒絶反応ではなく、ウイルス感染だったことがわかり、三カ月ほど入院して治療した。その間はほとんど何もする気になれず、うつ状態で、「日本に帰りたい」とただそれだけを念じていた。この年の秋には日本に戻ったが、その後も、腎不全になるなど入退院を繰り返した。それでも「おれは症状も進んでいたし、手術していなければ、もうとっくに車椅子だったんだから」と徹は思った。

手術前は下痢になると三時間もトイレに座っていなくてはならなかったが、いまは下痢の回数が減った。ただ、一度下痢になると、何度もトイレに駆け込まなくてはならないのは変わらない。便秘と下痢の繰り返しで、小便の出も悪い。手足の先に温感がない状態も変わらない。手のひらでお湯をくんで顔を洗おうとすると、そのお湯が熱すぎて顔に触れただけで飛び上がるぐらいだ。それほど温感がない。

一方、哲は、手術前は食べれば五分もしないうちに吐き気に襲われて吐いていたが、その吐き気はなくなった。小便は以前よりも出はよくなったし、お通じも術前よりはよくなったと感じる。だが、冬は一時間おきに目が覚めてトイレに行く。ただ、哲はその後、食道に動脈瘤ができ、それが破裂。一時意識不明に陥った。移植手術の影響なのかわからないが、すべてが順調というわけではない。

術後すぐは体調があまり芳しくなかった徹も数年を経て、筋力は落ちているものの体調は安定した。心臓にペースメーカーを入れており、月五万円の障害年金と母親の年金で母とともに暮らしている。ＦＡＰは特定疾患で、医療費はかからないため、生活費に心配はない。その隣の家で、哲は会社勤めの妻と生活する。

徹は言う。「オレたちがスウェーデンで最後の移植だった。責任も感じる。あのとき四人全員が手術を立て続けに受けたから、日本の患者が金にものをいわせている、という批判が出た。オレたちが日本に戻ってきて、スウェーデンではもう日本人は受け付けないという形になった。一年遅ければ手術は無理だったろうし、生体肝移植も、母とは血液型が一緒だが、母はオレと哲と二人にはあげられないわけで、無理だっただろう。だから、オレたちは本当にラッキーだった」

徹はできればもう一度、外で働きたいと考えている。コンビニに就職できそうなときもあったが、夜は一人で勤務と聞き、トイレに駆け込んで一時間も出てこられないことがあることを考えると、不安で就職できなかった。ハローワークにも何度か行ったが、相手にしてもらえなかった。

もともとは明るい性格の二人だが、徹に別れた妻のもとで暮らす子どものことを聞くと、考え込むように話し出した。子どもには遺伝するかもしれないし、遺伝しないかもしれないが、その確率は二分の一だ。移植手術で渡航する前に元妻には病気の話を伝えたが、詳しい症状や病気のことはわかっていないと思う。早めに子どもには伝えなければいけない、と思いつつも、実際はそれができない。全く知らないでもし発病したら、ショックは大きい、ということはわかっている。だが……。「いま願うのは、頼むけん、二分の一に当たらないでくれ、ということばかり」と徹は言う。

「オレはこの病気のことを知っていて、遺伝子をもっているということを知っていたら、結婚せず、子どももつくらんかったやろうねえ」とも吐露した。「でも、遺伝子をもっていると知ったら、やけになったかもしれない。毎日毎日びくびくして生きなくてはいかんかもな」と付け足した。

一方の哲も、前妻との間の子どものことは気になってはいる。だが、最近では生体肝移植もできるようになったから、あまり悲観的に考えることもないか、とも思うのだ。ただ、哲はいまの妻の希望もあって、改めて子どもがほしいという思いを強くした。親類で子どもが生まれたと聞くと、うらやましかった。その気持ちが高じて妻と体外受精を試みた。「子どものことは、（いま研究されている）遺伝子治療にかける。病気のことばかり気にしていたら、子どもなんてつくれないから」

哲はいまでも寝るときには万一のためにおむつをして眠る。妻は、哲が出かけるときにトイレを探していることは知っているが、哲は妻には漏らしてシャワーを浴びたことなどは知らせていない。なんとなく言いにくい。「もしかすると、妻は移植手術をすればオレが良くなると思っていたのかもしれないいな」とぽつりと言った。

徹は言う。「移植してからの一〇年は早かった。あっという間。三〇代は何をしていたかな。手術をしてから三〇歳になったが、三〇代は抜けている感じ。四〇代はこのままじゃいかん。なんか趣味を見つけないかんと、カメラを少し始めた」

移植手術の登場によって、命を救われる患者が出てきた。だが、患者の子どもに二分の一の確率で遺伝するリスクは変わりがない。遺伝子が受け継がれなければ、それは喜ばしいことだ。だが、必ずしもそうはならない現実がある。

長い間、患者を見守り、支えてきた志多田はそれを心配する。「自分が移植で助かっている患者が、子どもたちが発症し、もし移植を受けられないという状況になったら、どう説明するのか。海外移植はもちろん、生体肝移植だってみんなが受けられるとは限らない。そうなったとき、親としては、その覚悟をきちんともっていかないといかん。親の生き方が子どもたちに大きな影響を与える」

スウェーデンは、日本と同じくＦＡＰ患者が数多くいる国だ。そのスウェーデンで日本人のＦＡＰ患者としては初めて脳死肝臓移植を受けた弘の手術から五年ほど、日本人の患者たちは次々と海を渡った。だが、現地では、不足している臓器を外国人に提供することへの批判が出る。その結果、スウェーデンでの日本人患者の受け入れは途絶えることになった。脳死肝臓移植手術はオーストラリアでも受けることができたため、患者たちが次に向かったのはオーストラリアだった。

オーストラリアでの移植

荒尾で生まれ育った四〇代半ばの高橋朋子はオーストラリアで脳死肝臓移植を受けた患者だ。父がＦＡＰだったが、病名は知らなかった。ただよく下痢をし、吐き気が強かったということだけは印象に残っている。病院でよく父の背中をさすった。その父は朋子が二二歳のときに亡くなった。朋子は二四歳で同級生の栄一と結婚、農家の嫁になった。結婚して二年後には長男を出産、舅姑と同居しながら、長男の嫁の務めを果たし、幸せな日々を送っていた。

同級生だった弘孝則が、スウェーデンに肝臓移植のために渡航するとテレビや新聞で報道されたのが一九九三年の暮れ。確か父は弘の母親と同じような症状だったな、と思い出した。弘は遺伝病であることを明かしていた。「もしかして自分も?」。朋子はそう思いはしたが、このときはほとんど気にしなかった。

一九九八年に次男を妊娠した。つわりがひどかった。長男のときはそれほどでもなかったのに。みるみるやせていき、五〇キロ近くあった体重があっという間に三八キロになった。吐き気が激しく、どんな臭いでも吐き気をもよおした。食べ物は受け付けず、水さえも飲めなかった。一日じゅう、トイレの便器を抱え、吐き続けている日もあった。

入院した産婦人科のベッドの上で、自分のやせ細った手を眺め、「もしかして、私は父と同じ病

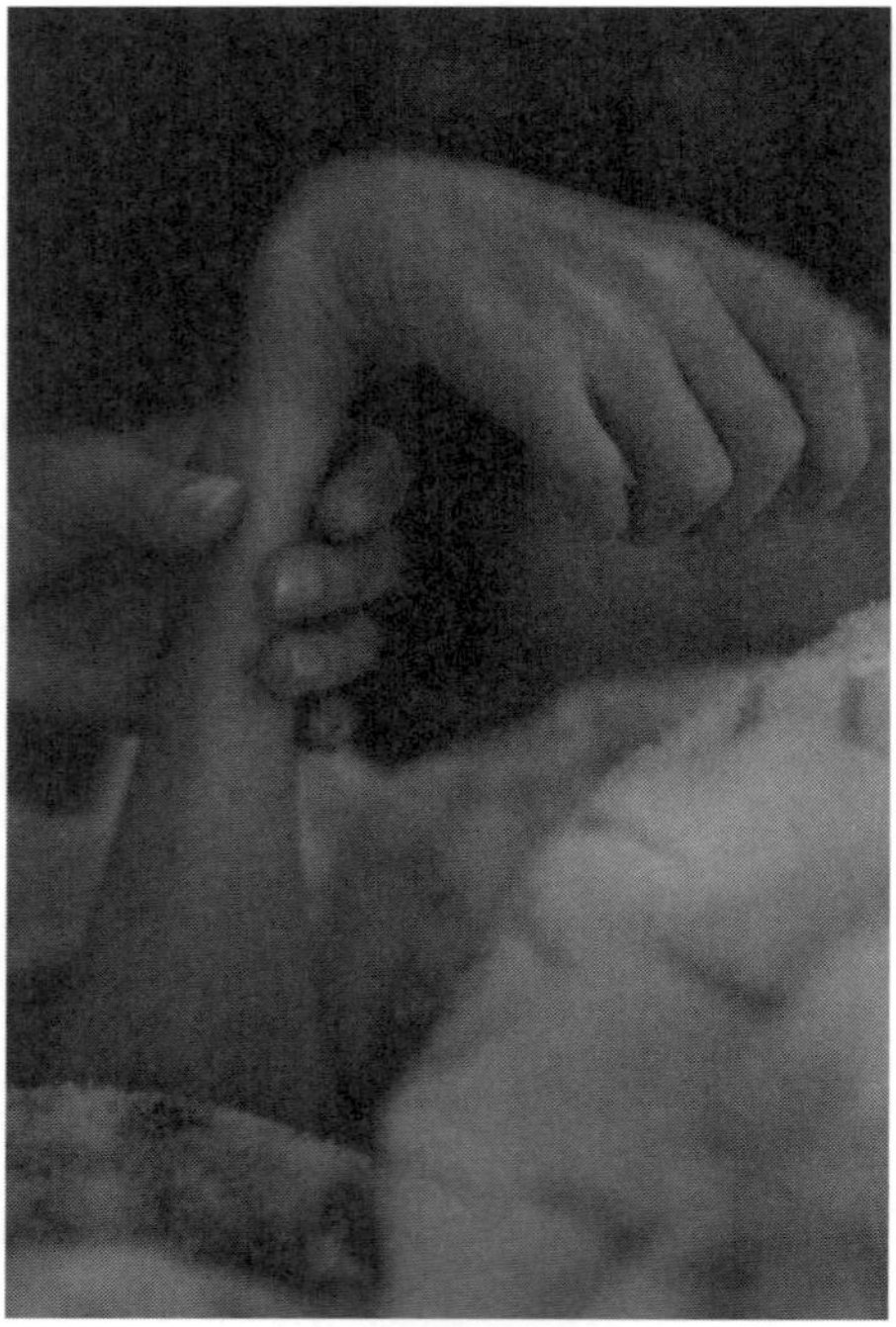

やせ細っていく手。末期になると握力もほとんどなくなる

気なの？」と考えた。怖かった。秘密にしておくわけにはいかない。だが、怖くて夫には言えなかった。その代わり、見舞いに来る夫に八つ当たりをした。一日か二日顔を出さないと夫を激しくなじった。

悩んだ末に朋子は実母に相談した。

「自分の手を見てそんな気がしたんだけど……」。母は「やせているから、もしかしてと思ったけれど。まさか、と思っていた」と目を伏せた。朋子はやせ細った父の姿を思い浮かべて、自分と重ね合わせた。父は一人っ子だった。きょうだいがいないため、だれにも聞けなかった。

母から医師に相談してもらい、朋子は検査を受けた。医師はエコーをして「どうもないから、よかでしょう」と言った。いま思えば、ＦＡＰのことを全く知らない医師だったのだろうが、朋子は「大丈夫なんだ。つわりなんだ」と自分に思い込ませた。

家に戻ると、吐き気は続いたものの、体重は四六キロぐらいまで戻った。不安はどこかに消えていた。九九年春に無事出産した。

だが、その後しばらくして、突然またやせだした。食べているのにやせた。体重計に乗るたびに、体重は減っていった。

夫には夏、作業小屋で「体重が減った」と告白した。三八キロになっていた。実家の母が早急に検査が必要と考え、知り合いを頼って、熊本市内のクリニックを紹介してもらった。血液を調べ、陽性なら胃から組織をとってさらに詳しく調べると医師から言われた。朋子は「発病しているのではないか」という思いばかりで、病気のことも詳しく知らないまま、言われるままに検査を受けていた。むかむかして食べ物はほとんど口にできずにいた。朋子に病気の可能性を告げられた栄一は、弘の募金に協力していたこともあって、「あの病気なのか」と思うと同時に、「検査が終わった後、親に何と言おうか」と考えていた。

検査結果が出たころ、栄一は結果を聞きに行くことを渋った。「おれはわかっとるから、行かんでよか」。そういう栄一に朋子は「逃げんで」と迫った。朋子は「それは結局自分に言い聞かせていた言葉だった」と振り返る。

秋になって、夫とまだ幼い二人の息子、そして実母と、検査結果を聞きに行った。クリニックに着いたのは夜だった。

「遺伝子があります。そして、すでに発病しています。ただし、初期の段階です」。朋子は頭が真っ白になった。予想はしていたものの、実際に言われると、受け止めきれなかった。だから、それ以降のことはあまり覚えていない。

医師は、現段階なら移植できること。生体肝移植と脳死移植があるが、生体肝移植はドナーにリスクがあるから勧めないこと。脳死移植はスウェーデンかオーストラリアで、スウェーデンなら滞在費込みで四〇〇〇万円、オーストラリアなら一五〇〇〜二〇〇〇万円とのことだった。朋子は実際問題として移植を考える余裕は全くなかった。母が「絶対に連れて行きます」と答えたのは聞いた。「移植しなくてはいけないのか」と朋子は思ったが、まるで他人のことのような感じだった。

帰宅途中で、みなでファミリーレストランに寄って夕食を食べた。何を話したのか、何を思っていたのか、朋子は全く覚えていない。ただ、ドリアを食べたことだけがいま記憶にある。夫の栄一は栄一で、帰宅後に父母にどう説明しようかということで頭がいっぱいだった。ビールを三杯飲んだ。

家では栄一の父母、朋子にとっては舅姑が心配して待っていた。結果を伝えると、舅が「移植に行かそう」と言い出した。栄一は「金は銀行から借りるけん」と答えた。

栄一は第一号となった弘の同級生。朋子の病気が、弘と同じであることは覚悟していた。だが、募金で行く気は全くなかった。弘のときの募金には地域、消防団、同窓会と三回も応じた。だが、帰国後、何の報告もなければ、手紙ひとつも来なかった。不信感があった。それに、父も「募金なんかしたら、(周りの目があって)競馬にも行けなくなってしまう」と言った。栄一もその通りだと思った。そして、父は、移植費用は折半しようともちかけてきた。「全額を出すことは可能だが、あとで嫌な思いをするだろうから、折半にしよう」と。舅姑には費用を半分出してもらうことになった。

朋子は移植手術を受けることについては戸惑いや迷いはなかった。移植しなくちゃいけない、と考えていたからだ。死にたくない、その気持ちが強かった。いま思えば、自分では何も理解しないままに、渡航の準備に没頭した。飛行機の手配をしたり、ビザを取得するために領事館に出向いたり。必死だった。だが、渡航の一カ月ぐらい前になると別の感情が吹き出してきた。それは、行きたくない、という気持ちだった。

死にたくはないけれど、家族とは離れたくなかった。特に子どもとは別れたくなかった。医師からはオーストラリアでは一年ぐらい滞在することを覚悟するように言われていた。なぜ日本でできないのだろう。毎日、泣いた。いつ帰れるかわからない。いつまでに帰れるという期限のない渡航だ。家から出たくない、という気持ちが強くなった。毎晩泣き出す朋子に、栄一は「行かんでどうすっとか」と声をかけた。栄一によると、最初はなんとか朋子を説得しようとしたが、途中からは「ハイ、ハイ」と聞き流すようになった。ときには、「いい加減にしろ」と怒ったこともあった。それほど朋子は取り乱していた。

栄一は朋子に、なるべくわからないように渡航してくれ、と頼んだ。朋子が移植手術にオーストトラリアに渡航することを知っているのは親戚と栄一の仲のよい友人五人だけだった。「黙って早く行って、早く帰って来い」という思いだった。栄一にしてみれば、周囲からカンパはしてほしくなかった。カンパなど受けたら、競馬にも行けなくなるし、酒を買いに出かけることもできなくなる。行く前は黙って行こう、と朋子と話していた。

朋子が実母とともにオーストラリアに旅立ったのは二〇〇〇年二月。栄一も荷物持ちと渡航先での生活の段取りをつけるために同行した。朋子は早朝に家を出るときの光景をいまでもはっきりと覚えている。小学二年だった長男は起きてきて泣いた。だが、こたつに潜り込み、朋子が出かけるときには出て来なかった。次男は姑に抱かれ、「おいで」と手を伸ばしても、朋子の胸に抱かれようとはしなかった。胸が張り裂けそうだった。後ろ髪を引かれながら、朋子は日本を後にした。

栄一は四日滞在しただけで、日本に戻った。それからは病院近くのアパートの部屋で母との生活が始まった。しばらくは問題なく過ごしたが、二～三カ月経つと、違和感の方が強くなった。実母とはいえ、朋子が結婚してもう一〇年の歳月が流れていた。母とは生活のリズムが違った。自分の家族は、栄一と子どもたちだ、との思いを朋子は改めて強くした。一番一緒にいてほしい栄一はいない。息子たちもいない。しかも、手術はいつになるのか、全く予定が立たなかった。脳死の人が出なければ手術ができないのだから当たり前なのだが、順番がいつ回ってくるのかわからない、それもいつかわからない。それがつらかった。

しかも、当時、朋子と同じく移植を待つ日本人は八人ほどいた。待ちきれず、精神的に変調を来す人、間に合わなくて亡くなる人もいた。八人の中には、元プロレスラーのジャンボ鶴田の姿もあった。鶴田も同じアパートで待機していた。だが、鶴田の前には五人が待っていたらしい。望み薄と判断したのか、三週間して鶴田はフィリピンに渡った。その後、手術中に亡くなったという知らせが入った。恐怖が一気に朋子を襲った。

なぜこんな、命の保障もないことをしなきゃいけないのか。こんなんだったら、子どもと家にいた方がいい。移植手術で死ぬかもしれないのだ。夫もいない、子どももいない、そんな中で一人死ぬことを考えると、朋子は急に怖くなった。逃げ出したかった。

朋子は「もう帰る。移植なんかせんでいい」と叫んでいた。母と言い合いをし、栄一とも電話でけんかした。アパートからは一歩も外に出られなくなった。足がしびれて痛み、食べたらすぐに出る下痢も三日に一回のペースで続いていた。

五月の連休のころ、栄一に電話し、「帰るから、迎えに来て」と朋子は迫った。

栄一にとっては農作業でもっとも忙しい時期だった。「作業が終わらんと迎えに行けない」と怒った。それでも朋子は「でも、いや。帰る」とだだをこねた。朋子は母にタマネギを投げつけてイライラをぶつけた。ドナーが現れるのを待つ中で、一番厳しい時期だった。

夏になると、少し落ち着いていく。同じ日本人の待機者が一〇人ほどになっていた。同年代の女性で三回目の渡航という人もいた。そんな人たちと、騒いだり、励まし合ったりすることが朋子に元気を与えていった。同じ待機者たちの、病気に対する気持ちを聞いて、自分も病気に負けないようにしなくては、という思いももつようになった。

そのころには、O型は朋子も含めて三人が移植を待っていた。その中でも朋子は三番目だった。O型はドナーが少ないらしい。いつになるのか、正直言ってわからなかった。

八月には妹が妹の子ども二人を連れて訪ねてきた。三週間滞在した妹は、渡航前、栄一に朋子の子どもも連れて行って元気づけたい、と提案したが、栄一がそれを拒んだ。「子どもは連れて行かせない。だって、（朋子は）生きて帰ってくるんだから」と栄一は言った。

朋子自身は、息子たちと会いたかった。だが、来てくれない以上は仕方ない。三週間を妹とおめいと過ごした。だが、結局、息子たちが来なかったことがよかったのだと思うことになる。三週間が過ぎ、妹たち一行が日本に戻った後の虚無感は大きかった。ぽかーんと穴が空いた感じだった。もしこれが自分の子どもだったら、もっと日本に帰りたくなっただろう。栄一の判断は正しかった。朋子はそう思った。

オーストラリアに来てから、栄一は電話で朋子にこう言ったことがある。「おやじに、お前の肝臓は子どものためにとっておけ、と言われた」。朋子は思わず、「言ったの？」と聞き返した。というのは、朋子がＦＡＰと診断されたときに、朋子は医師にひとつだけ懇願したことがあった。朋子自身、遺伝病であるＦＡＰのことは知らないままで結婚した。自分がＦＡＰだと宣告されても、朋子自身が納得できず混乱の中にいた。しかも、自分がＦＡＰを発症しているということは、息子たちにも二分の一の確率で遺伝するということだ。「そんなことを百姓の親、田舎の親に言ったらどうなるのか。孫にまで遺伝するかもしれないという不安な材料をいまはもたせたくない。だから、舅姑には子どもに遺伝の可能性があることは言わないでほしい」と頼んでいた。

しかし、舅が栄一の肝臓は孫のためにとっておいてと発言したということは、孫への遺伝の可能性を知ったことになる。

栄一は「自分じゃなか。看護師をしている親族から聞いて知ったみたいよ」と教えてくれた。息子たちへの遺伝の可能性があることをどう説明すればいいのかと頭を悩ましていた朋子は、それを聞いて、ちょっぴり安心した。「理解してもらっているんだ」。そう思うと、正直ほっとした。

移植手術は突然やってきた。一一月一八日の深夜。いつもならとっくに寝ていたが、この日はスパイ映画の００７シリーズを見ていた。それが終わった午後一一時半ごろ、そろそろ寝ようとしていたときだった。電話が鳴った。「いまから移植する。病院に来るように」。すぐに荒尾の自宅に電話した。だが、栄一は出ない。こんな遅くにどこに行っているのだろう。オーストラリアだから時差はない。携帯電話に電話すると、栄一が出た。自転車でコンビニに酒を買いに行った帰りという。どこに行っていたのかと問うと同時に、手術が決まったことを告げると、「（酒を買いに行ったのは、その）お祝いたい」。栄一は朋子に言い訳にもならないことを言った。

「あー、とうとう来た」。朋子はそう思ったが、案外落ち着いていた。怖さもなかった。まだかまだかとはやる気持ちを抑え、時期が来れば来ると思い至るまでの、それまでの九カ月が、朋子に心の準備をさせていたのかもしれない。このときばかりは、母の方が興奮気味だった。

朋子にしてみれば、失敗するという意識は全くなかった。熊本から海外に出かけたＦＡＰの患者で移植手術に失敗した人はいなかった。「これで助かる。あー、家に帰れる」。そんな気持ちでいっぱいだった。

翌一九日未明に病院に入り、手術を受けた。手術は八時間ほどで終わり順調だった。その日の夕方にはＩＣＵを出て、移植病棟に移った。ただとにかく気持ちが悪く、強い吐き気が続いた。手術の前よりひどかった。おなかの中は空っぽのはずなのに、ただ気持ち悪くて、吐きたかった。何が出てくるわけではなかったが、とにかくゲーゲーと吐いた。痛みというより、気持ち悪さに閉口した。「もうやめて、どうにかして」と叫び続けた。このときは、助かったんだという感慨も、手術から目が覚めたという喜びも感じることはできなかった。

おなかの下がパンパンにむくみ、体のあちこちには管が通っていた。それでも、三日目にはシャワーを浴びるように言われた。背中や腰の痛みをかみ殺して立ち上がり、歩いた。お湯をかけてもらうと気持ちよかった。

その後、少しずつ食べ始めると、吐き気が徐々にとれていった。三週間ほどで退院した。その後も、強い吐き気に襲われ、何回か入院したが、二〇〇一年二月中旬に帰国することができた。日本を離れてちょうど一年が経っていた。費用は計一四〇〇万円余りかかった。

手術後は、とにかく早く帰りたい、と気持ちばかりが焦った。一年の間に日本では祖父が亡くなり、オーストラリアで一緒に待機していた人たちも、精神的に待ちきれずに断念して帰った人、病状が悪化して帰国した人、亡くなった人たちが続出。同時期にいた一〇人ほどの中では、結局移植手術を受けられたのは、朋子だけだった。

実は朋子に移植された肝臓も、本来なら朋子の前に渡航した一〇代の女の子に移植されるはずだった。彼女の病気は何だったのかよくわからないが、彼女はちょうどそのとき感染症を起こしていて移植手術を受けられる状態ではなかった。それで、朋子に肝臓が回ってきた。朋子は彼女と「移植して元気になって日本で会おうね」と約束していた。

朋子は日本に帰国してしばらくしてから、彼女が亡くなったと聞かされた。帰国後も吐き気が強く、熊本大学に入院中だった朋子がショックを受けると思って栄一が二週間黙っていたのだ。「もともと私なんかより強い子だった。日本で会おうと約束していたのに……。つらかっただろうな」と思いを新たにした。

朋子は、移植できた自分の幸運に改めて感謝し、だからこそ、大事にしなくちゃいけない、と思

だが、帰国後も、朋子の体調は優れなかった。吐き気がひどく、下痢も続いた。発熱も続いた。二カ月熊本大学付属病院に入院後、地元の荒尾市民病院に移った。だが、吐き気が強く、どうにも我慢できず、洗面器を抱えたまま、夜の一一時過ぎに病院に駆け込むこともあった。

体調が戻ってきたかなと思うとまた、四〇度の熱に襲われ、一週間から一〇日、市民病院に入院する。その繰り返しだった。医師たちもなぜ発熱するのかよくわからないと言った。帰国して一〇カ月ほどして四回目の発熱があり、熊本大学付属病院で受診した。内科的には大した問題はないとのことだった。外科でみてもらうと、胆道が狭窄を起こしているのではないか、という見立てだった。造影剤を飲んで調べてみると、見立て通りだった。一カ所極端に細くなっているところがあった。オーストラリアに滞在しているなら、再移植のケースだと言われた。

胆道に管を通す手術を七、八回受けた。なかなかうまくいかず、「あと一回にして。それで通らないなら家に帰る」と朋子が言った最後の手術でうまく管が入り、調子がよくなった。退院できたのは、〇二年二月。朋子がオーストラリアから帰国してすでに一年が過ぎていた。

朋子自身、「理解力が乏しかった」と振り返るが、移植手術をすれば吐き気や下痢は止まると思っていた。だが、実際はそれが続いていた。そのため、「なぜ?」「どうして?」と疑問ばかりが大きくなり、精神的に不安定になった。「なんで自分だけ」と思った。帰国後も入院が多く、子どもたちとも一緒に過ごせなかった。「移植してきたのに、また入院なのか」。そんな焦りばかりが募った。

オーストラリアに渡るときに一〇カ月だった次男は、日本に戻った朋子にはなかなかなつかなかった。抱こうとしても嫌がり、よそのおばちゃんという目で自分を見ていた。それがつらかった。

そして、特に舅姑は、移植すれば治ると思っていた。朋子自身がそう思っていたのだから無理もない。「移植してきたのによくならん」「移植してきたのに入院して、どうしてそんなに具合が悪いのか」「あんたが弱いからじゃないか」などと言われた。体の具合が悪いことは、外見ではなかなか理解できない。夫だってそうだ。「きつか。吐き気が止まん」と愚痴ると、栄一からは「しょうがなか」と返事が返ってきた。朋子は「そげんやんね」と受け入れる言葉がほしかった。「だれもわかってくれない」。朋子はそんな思いを募らせた。

その朋子にとって大きな存在になったのが志多田正子だった。朋子は、移植手術後、荒尾市民病院にかかるようになって、医師に紹介されて志多田に出会った。最初は体の具合が悪く、気持ちの上でも家で孤立感を抱えていたため、放っておいてほしい、と思うだけだった。だが、病院に来ては何かと話しかけてくる志多田といつしか言葉を交わすようになる。

「だれもわかってくれない」と朋子がこぼしたとき、「わからないのが本当よ」と志多田は何げなく答えた。「わからそうとするのが無理だけん」。その言葉に、朋子は救われるような思いがした。当事者しかわからないんだ、と痛感した。多くの患者を見てきて実際に経験してきているから、志多田の言葉にはウソがなかった。同じ境遇に立たされた中で、自分が悩んでいることはそんなに大したことではない、と力づけてもくれた。志多田との出会いは、朋子を精神的に助けた。

志多田と話すうちに、自分がしっかりした思いをもっていれば、周囲から何を言われてもいいと思えるようになった。そう考えると、気持ちが楽になった。だから、「移植したのになぜよくならないのか」と言われても、うんうんと黙って聞いていることもあれば、たまには「症状は治らん」と言い返すようになった。夫にさえもときには文句を言った。

朋子は言う。「その場その場で自分の感情は出した方がいい。泣いても叫んでもいい。こもってしまったらどん底までいってしまう。泣きたいときは泣けばいい。怒るときは怒っていい。だれかが受け止めてくれる」

朋子にとって家族は一番大切で、家にいるときが一番安心できた。だが一方で、志多田ら患者会のメンバーと病院で顔を合わせ、話をすることは、気が抜ける。また違う安心を得られる場だった。

志多田によると、出会ったころの朋子は、体調が優れず、本当に元気がなかった。子どもたちと離れている期間も長かったため、特に次男がなつかず苦労していた。だが、時間をかけ、栄一と話し、志多田と話し、朋子は身も心も落ち着いていく。

朋子は日本に帰ってきて、栄一にこう言われた。「婚約のとき病気のことがわかっていたら、結婚せんかった。オレは農家の長男で、跡取りつくらないかんのだから」。その言葉を聞いたとき、朋子は反論こそしなかったが、ショックだった。「あー、そんなもんなんだ」と。だが、朋子と栄一はこういうやりとりをしていく中で、改めて二人の関係、家族の絆を強めていった。

栄一は言う。「病気のことがわかっていたら結婚しなかったというのは、本当のこと。でも、自分が選んだお嫁さんやし、子どもまでは自分で責任をもつ。いま別れてもいいけど、別れたら朋子を捨てることになる。それだけはできない。そんなことをしたら自分も幸せになれない。結婚した以上は責任をもつ」。子どもが発症したときは栄一は自らの肝臓を提供するつもりでいる。

こういう栄一に対して、朋子もこう答える。「十何年一緒に住んで夫の立場がわかってきた。本家の跡取りの立場がある。私も本家の嫁としての責任がある、と感じている。逆の立場だったら、夫が口にした言葉も当たり前だ、と考えられる。私でもそう言うよね、と」

朋子は「ウソを突き通しても疲れるだけ。本音を言っていかないと続かない」と言う。夫とは、素で向き合っている。寝てて、「きつかー」と言う朋子に、栄一が「死ね」というと、「殺して」と返すぐらいだ。「この人がいるからやっていける。最終的には夫。根っこには夫がいるから、帰るところがあるから、私はやっていける」と朋子は言うのだ。

もし子どもがFAPを発症すれば、子どもには自分の肝臓を提供すると話す栄一に対して、朋子は「でも、親がどういうかな。そうなったときは、なんやかんやと言わん?」と返し、「あんまり、わーわー言われるなら、夫がドナーにならなくていい、私が最後まで子どもの世話をする、ぐらいの気持ちをもっている」と笑いながら言った。

朋子が舅姑から、「あんたが弱いけん、息子一人に（生活が）かかっているからかわいそう。私らも年寄りなのに、働かなきゃいかん」と言われたことを話すと、栄一は「これ（朋子）がいいと言って嫁にもらったのは両親よ」と答えた。

そんな栄一がいるから、朋子は舅姑に「あなたが病気になったのは人生設計の汚点のひとつ」と言われても、やり過ごすことができる。「嫁で、金も出してもらっている。やっぱり引け目は感じるし、気も遣う。でもそれはそれで仕方ない」

そんな朋子はこう言う。「まずは子どもがいたからいまの自分がいる。子どもがいなければ自分から別れていた。そして、いまは子どもに対しての親の責任がある。見届けなくてはいけない。意地でも生きなきゃと思っている。そして、自分の本当の姿を見せなくてはいかんと思っている。きついときはきついと見せる。下痢のときは下痢と言っている」

ただ息子たちのことは、二人にとっては今後、最大の心配事だ。

朋子の症状は、移植前と比べるとほんの少しよくなった程度という。膝下からなかった温感は、手術後は足首から下になったものの、くるぶしから先、指先に温感はない。足はしびれているし、数日に一回は下痢をし、吐き気にもときどき襲われる。数カ月に一回はひどい便秘にもなる。おなかがパンパンにはって、四～五日はお通じがない状態だ。でも、移植して進行がある程度止まっているのは事実だ。

朋子にとっては、いろいろな苦労はあっても、生きていることに感謝する日々であることは間違いない。

4 病と向き合う――星下一家の場合

ＦＡＰの患者やその家族たちは、根治療法となる遺伝子治療や薬の開発に希望をかけてきた。自分の子どもたちの時代には、新たな治療法が生まれ、治る病気になっていてほしい、と強く願い続けてきた。そのためには、社会にこの病気を知ってもらい、研究を進めてもらう必要がある。だが、親類縁者のことを考えると、結婚差別がまだまだ根強い中でそれもできない、という人たちがほとんどだ。

遺伝病のもつ問題が、さまざまなしがらみと絡み合い、患者や家族の悩みを増幅させていく。

だが、移植という医療が登場し、しかも、脳死移植という人の命のリレーを受けたからこそ自分は生きることができたとの思いで、実名でこの病気について語る親子も出てきた。地域名や病名をそのまま発する彼らの発信は、ときにほかの患者やその家族の感情を逆撫ですることにもなったが、その願いはほかの患者たちと同じ、研究を早く進めてもらいたい、というものだった。だからこそ、社会の注目を集める必要がある、発信しなくてはわかってもらえない、というものだった。

同じ病気に苦しむ患者と家族同士。本来なら協力し合い、同じ方向を向いていくはずが、願いは同じでも、その行動によって互いに壁ができてしまう。それもまた、遺伝病というＦＡＰがもつ、ひとつの側面だ。

父の決断

荒尾市役所に勤めていた星下昌弘がやせ始めたのは、一九九四年のころだった。身長一六二センチに八〇キロと太っていたため、一日の食事をおにぎり一個に制限、ダイエットに取り組んでいた。その成果が出たのだと、妻の瑠美子は思っていた。だが、便秘と下痢を繰り返すようになり、体はどんどんやせていった。大腸内科にかかると、「過敏性大腸症候群」と言われた。まもなく、手足もしびれるようになり、小便の出が悪くなった。泌尿器科を経て、三つめの病院でＦＡＰを告知された。

妻の瑠美子は荒尾の出身だったが、ＦＡＰのことは詳しく知らなかった。そういう病気があるということだけは知っていたが、そのときまでは他人事だった。だが、夫が遺伝性のＦＡＰを発症したと聞き、目の前が真っ暗になった。「絶望」の闇の中に突き落とされた気持ちだった。瑠美子は「子どもたちに出たらどうしよう」と不安で仕方なかった。「私たちは何も悪いことをしていないのに、どうしてこんなことになるの？」という瑠美子に、昌弘は「宝くじにあたったようなもんたい」と言った。

そのころ、二七歳になっていた長男の修は体の異変を感じていた。実家を出て熊本市で、おもちゃの卸しをしていたが、その一、二年ほど前から足が痺れるようになった。整形外科に行くと、ヘルニアじゃないかと言われた。足は冷たく、ピリピリと痛んだ。そのうちに、小便が出にくくなり、便秘をよくするようになった。立ちくらみがあり、インポテンツになった。泌尿器科に行くが、原因はよくわからなかった。そのうち、便秘と下痢が繰り返し起こるようになっていった。自分の症状は父の症状と似ていた。

ひざの下の温感がなくなり、風呂でやけどをした。もう体がきつくて、立つのも嫌になり、仕方なく父のかかっていた病院に行った。脂肪吸引をして調べてもらったところ、ＦＡＰを発症していることがわかった。修は「あー、一緒だったんだ。おもしろくねえ」と思ったが、あまり動揺はなかった。

診断をともに聞いた父母のショックの方が大きかったかもしれない。父の昌弘は言葉を失った。瑠美子はそれから毎晩、風呂に入っては声を潜めて嗚咽した。

以前の修は一六四センチで体重は六〇キロ以上あった。だが、ものが食べられなくなり、そのころは四〇キロになっていた。

そのとき、医師からは「海外での移植があります」と言われた。だが、修は移植を受ける気はなかった。すでに疲れ切っていた。あと二〜三年生きられるなら、その準備をしなくては。残りの時間をどうやって生きようか、何かを残さなくては、とそんなことを考えた。それまで病院にかかったことなどなかった修には、移植は怖いし、成功して帰ってくる確率は七割と言われ、死ぬ三割の確率を意識した。成功するかどうかわからないのだ。そこまでしなきゃいけないのだろうか、とも思った。

昌弘が「移植があるなら、移植にかけよう」と言うと、医師は「お父さんも移植できますよ」。当の修は「オレは移植には行かない」と答える。昌弘は「私はいいですたい。息子を助けてくださ い」と医師に向かって言った。そして、「ぼく、お父さんの退職金使えん。お父さんが行って」と言う修に、「お前はまだ先がある。お前が行って移植を受けてこい」と続けた。修が「怖い」と言うと、昌弘は「お前が行って、みんなに勇気を与えろ。勇気を与えられる生き方をしろ」と言葉を継いだ。

当時、修は父の昌弘とは仲がいいとは言えなかった。やんちゃだった修にとっては、父はまじめで細かいことばかりを言って、やかましく、煙たい存在だった。かつては「公務員になれ」と言われ、反発して、けんかばかりしていた。そんな父に、「お前が移植に行け」と言われ、修は複雑だった。オレだけ助かっていいのか。おやじが助かった方がいいんじゃないか。そんな思いが交錯した。

父は「おれはもう助からんから、お前が行け」と繰り返した。

瑠美子は、募金活動をして二人が移植に行くということもありではないか、と考えなくもなかった。だが、昌弘は、「人様に迷惑をかけてはいけない」といつも言っていた。市役所に勤めていたこともあり、募金で移植手術に行った例を間近に見ていた。募金の抱える問題も感じていたのだろう。「お前は頑張って行ってこい。オレはもういいから」と繰り返した。

息子に託された命

体が動かなくなり、職を辞した昌弘の退職金を修の移植費用にあてることにした。

瑠美子は「お父さん、ごめんね。お父さんを助けられなくて」と昌弘に言った。親として命をこの世に送り出した以上、子どもに対しては責任がある。子どもは病気をしたくてするんじゃない。だから、親が精いっぱいのことをして、駄目なら仕方ない。何もしなくて死なせるより、一か八かでも手術にかけようと瑠美子は思った。退職金は、家の補修をして借金を返して、あと残りは全部、修の治療費、渡航費になった。「命はお金には換えられない。あとは私が働けばいい」。瑠美子はそう覚悟した。

修は渡航前、自宅で昌弘と瑠美子、そして両親と同居する母方の祖母と四人で食卓を囲んだ。食事を口に運ぶ父・昌弘の手が激しく震えるのを目の当たりにした。「おやじ、きつかっただろうな」。そう思うと、涙が次から次へとこぼれてきた。

「お前、何で泣いているのか？」。そう尋ねる昌弘に、修は「いや、別に。今日最後かなと思うと涙が出た」と返事をした。

瑠美子は自宅に年老いた母を抱え、寝たり起きたりの昌弘も闘病生活を続けていた。だから、オーストラリアに渡航する修に付き添うことはできなかった。医師からは待機期間は半年から一年と考えておくように言われていた。現地からは家族は帯同しないのか、と言われたが、ダメもとで臨むからよろしくお願いしたいとの旨を伝えた。瑠美子は夫がこの先長くないことを感じていた。また、瑠美子自身、生活のためには病院の調理場の勤めをやめることもできなかった。

一九九五年一月末、阪神淡路大震災に見舞われたばかりの日本を、修は一人後にした。日本にはもう帰ってこられないのではないかという思いがしていた修はそのとき、髪を真っ赤に染めた。「カラ元気かもしれんけど、勇気がほしかった。ふつうでは行きたくなかった」。あれほどうるさかった父も髪の色については何も言わなかった。

ドナーは思いの外、早く現れた。オーストラリアに渡って約二週間、「明日移植をする」との連絡があった。その晩、修は遺書をしたためた。父、母、そして友人、渡航前にやめた介護用品を扱う会社の社長などにあてた。母が来たときに渡してほしい、とそのノートを手術室に入る前に看護師に託した。

手術は四時間半ほどで終了した。順調だった。目が覚めたとき、修は自分が生きていることを知り、ほっとした。すぐにシャワーやトイレ、消毒も自分でするように促された。「えーっ」と思ったが、それがリハビリにもなると言われ、従った。廊下を歩くこともリハビリだと促され、必死になって歩いた。

一方、瑠美子は自宅で「お母さん、いまから手術に入る」という修からの電話連絡を受け、「私たちの気持ちが通じた」と天を仰いだ。昌弘も喜んだ。瑠美子はすぐにビザを取得し、夫と母をそれぞれ入院させて、オーストラリアへ飛んだ。瑠美子は一人で行けるか不安だったが、夫の昌弘は「お前は心臓が強かけん、大丈夫よ」と送り出した。瑠美子は英語が全くできない。辞書を抱え、行けば何とかなる、と思って修のもとへ向かった。

修がICUに入っている間に、瑠美子が到着。修を安心させた。瑠美子は二週間、修に付き添った。

修の周囲には、移植を待つ日本人が九人ほどいた。一年半以上待機している人もいた。渡航して二週間でドナーが現れた修は、だれの目からも幸運に恵まれていた。付き添いもなく、一人で渡航し、二週間での移植手術。看護師からは「ラッキー・ボーイ」と呼ばれた。だが、修にとっては、移植を待つ人たちから「よかったね、修くん」と言われることがつらかった。移植を待って滞在が長くなれば、それだけ金もかかる。まだ、みんないつ現れるかわからないドナーを待っている状態だった。ここに自分は長くいてはいけない、と思った。というか、長居することは自分がきつかった。だから、早く日本に帰ろうと、修は必死でリハビリをした。

修は四月末に帰国した。オーストラリアの医師からは「お前のパパ、診てやれなくて残念だったな」という言葉をもらった。

帰国後すぐに修は入院する父に会いに行った。父は「良かったな」と笑った。骨と皮だけになったその姿から、死期が近いことを悟らざるを得なかった。会話はいつものようにあまり弾まなかったが、「今度退院したら、温泉行かないかんねえ」という父の言葉に、素直にうなずいた。そう言う父は厳しい言葉も投げかけた。「サラ金から金は借りていないか」「悪い奴らとつきあっていないか」「子どもは親を乗り越えなきゃいかん。お前は自分で家を建てろ」などと修に言った。もうこのときには、修にはかつてのような、父といがみ合う気持ちはきれいさっぱりなくなっていた。

修は、移植前に働いていた介護用品を扱う会社に再就職、五月の半ばから働き始めた。生活をしていかなくてはならない。体の不調はあっても仕方なかった。

修は手術をすれば病気は治ると思っていた。というか、治っていくと思いたかった。その願望を強くもっていた。帰国後は医師に「治るのか」と何度も繰り返し聞いた。医師は「治っている」と答えた。だが、体の調子はそれほど以前と変わらなかった。それが、修にはきつかった。「インポは治るのか」。その修の問いに、医師は「気長に待った方がいい」と言った。

修は言う。「医師が『成功』というのと、患者が治るという感覚とは違う。命は助かっても体が完全に元に戻るわけじゃない。それに医者に精神的なものまでは治してもらえない。生きているということでは僕の例は成功なのだろうが、僕にとっては一〇〇％成功じゃない。僕は五割だと思っている。もちろん、事故死した一九歳の女の子から肝臓をもらって、僕は一人じゃないし、感謝している。でも治ったわけじゃない」

昌弘は、修が移植した年の八月、修が帰国してから三カ月後にこの世を去った。亡くなる前に、瑠美子にこう言った。「自分は幸せだった。いい人生を歩いてきた」と。

一八歳で昌弘と結婚した瑠美子は、自分の生き方をもった人だったと夫を評す。体が動かなくなると役所をスパッと辞め、その退職金を修の移植費用にあてた。「元気なうちに仏壇を買いたい」と言って実行した。亡くなったときに瑠美子が斎場に電話を入れると、「ご本人様から予約を受けていました」と担当者に言われた。夫はそんな人だった。

父・昌弘の死に、修は「移植で命とともに、親父の気持ちももらった。一生懸命生きていかなくてはいけない」と改めて思った。

娘にも襲いかかる試練

そんな星下家にさらに悲劇が襲いかかる。

瑠美子には修より三歳年上の長女もいる。夫が亡くなるころ、その長女・由香がやせてきた。「きつーい」と声をあげる由香を見ながら、すでに昏睡状態で意識のなかった昌弘に瑠美子は枕もとで語りかけた。「お父さん、どうしよう。由香までなったらどうしよう」。意識のない夫は当然、答えることはなかった。

数日後、夫は息を引き取った。八〇キロもあった体重は、三九キロになっていた。骨と皮だけになっていた。瑠美子は言う。「自分が逝かないと子どもを助けられないと思ったんじゃないだろうか。子どもにしてやれることを、自分の命と引き換えにしたんではないか」。この直後、由香はFAPの確定診断を受け、昌弘の死亡保険金で移植手術に臨むことになる。

由香は福岡県久留米市の保健師学校を経て、一九八五年に荒尾市民病院に看護師として就職した。由香にとって昌弘は厳しい父だった。門限を午後六時と決める父だった。友人宅に泊まって勉強するということは絶対に許されなかった。午前五時半に起きて久留米に通い、午後四時半に学校が終わると、慌てて帰宅した。電車の時刻に合わせて駅で娘の帰りを待っているような父だった。「女が夕方暮れてからうろうろしてはダメだ」が口癖だった。由香にしてみれば、鬼のような父。その父のもとでの生活は地獄のように感じた。

それは社会人になってからも同じだった。看護師は夜勤もあるが、夜は父が送り迎えをした。父親は自分が送り迎えをするから車の免許など取る必要はないと言う人だった。歓迎会や飲み会がある日でも、父は「何時に帰ってくるのか。迎えに行くから、電話しろ」と言った。そのまま黙って午前零時ごろに真っ暗になった玄関を開けてそっと帰宅すると、「お前、何時だと思ってるんや」と父の声が飛んできた。由香がどんなに反発しても、「お前の意見はいくら聞いても同じ」と聞く耳をもってくれなかった。

その父に対抗するため、由香は黙って辞表を出して病院を退職し、熊本市に出た。「不服があるのか。何が不満なのか」と父は怒ったが、今度は由香が聞かなかった。

だが、このころ、由香がふるさとの荒尾を離れたのは単なる父への反発の気持ちだけではなかった。実は、由香は父親がFAPを発症したのではないか、と感じていた。「私もそうなるのかもしれない」と思うと、弱っていく父親の姿を見たくなかった。逃げたかったのだ。母の瑠美子にはそんなことは言えず、「お父さんを病院に連れていった方がいいんじゃない?」と声をかけた。父は「なんも悪くない」と全面否定していた。

由香は小さいころから、FAPという病気の存在は知っていた。どうやって知ったのかは記憶にないが、徐々に体が壊れていって亡くなる病気という印象があった。保健師学校にいるときもFAPの患者に接することがあったし、就職した荒尾市民病院にはFAPの患者で透析を受ける人たちがいた。ひとつひとつの経験が少しずつ結びつき、FAPのことを由香は知ることになっていく。

病院ではFAPの家系と言われる××という名字のおばあちゃんに、「星下さん?」と声をかけられた。父母に「××さんって知ってる?」と聞いた。その××さんの孫は、夫に内緒で実家に戻ってきたといって病院に入院していた。吐き気の強い症状だった。

同じような症状で入院していた学校の先生の母親は、由香に向かって「私が業をもっていたから」と言った。由香は意味がわからず、瑠美子に「どういう意味?」と尋ねると、母は「そういう家系ということではないか」と教えてくれた。

また、入院してきた患者のことを、ある看護師が「よう子ども産むよねえ」とひそひそと話しているのも聞いたことがあった。子どもを産むことは罪なのか、と受け取らざるを得なかった。「いやーねー、あんな死に方されると」という言葉を吐く看護師もいた。

FAPについては家系図があると聞いていたので、内科の医師に由香はそのことを聞いてみた。すると「君の名字は?」と尋ねられた。「星下」と答えると、「ふーん」という返事だった。このとき、由香は、もしかして、うちもFAPの家系なのではないか、と感じた。父親の具合も悪そうだ。体質的に自分は父親に似ている。自分もFAPになるのではないか、由香はそう考えた。

父が小便の出が悪くなった、下痢をしたということを聞くにつけ、父には「FAPじゃないのか」と由香は尋ねていた。だが、父は認めようとしなかった。たぶん、親類のことを考えていたのだろう、といまでは思う。

結局、父は由香が熊本市に出ることを許した。由香とともにアパート探しをして、弟の修と一緒に暮らすということを条件にした。由香は熊本市でＪＡの保健師をした。それでも、父からは毎日電話がかかってきた。

由香はいまの夫と一九九二年に結婚するが、実はその前につきあっていた人がいた。

最初は保健師学校時代に知り合った医師。六年つきあい、結婚しようという話が出ていた。自宅にも来て父とも食事をし、彼は父にもかわいがられていた。だが、由香は、ＦＡＰのリスクがあることを言わなくてはいけない、と自分で考えていた。「言わなければ詐欺みたいになる。それでもいいからと言ってくれる人のところでないと、将来的にうまくいかない。相手にも家族があるのだから」

病気のリスクがあることを伝えると、彼は押し黙った。その後一回も会わず、電話をかけてきて「別れよう」と言った。父には病気の話をしたとは言えなかった。ただ、別れた、ということだけを伝えた。「結婚は最終じゃない。仕事がある」と父は言った。

由香自身、もう結婚には縁がないと思うようになった。傷つくのは嫌だし、結婚はしない、と考えるようにした。

熊本に出てきてからも、つきあった人がいた。この人も医者だった。一年ほどして病気のことを話すと、絶句した。次に出てきた言葉は「つきあいはしないでおこう」だった。

同じようなことが二回も続くと、さすがにこたえた。なぜ？　なぜ自分だけ？　と問うしかなかった。父を憎む気持ちはない。相手に対する恨みもない。ただ、こういう人だったんだという、あきらめの気持ちだけだった。だが、自分自身がいやになった。睡眠薬を二ビン飲んだこともあった。たまたま早く帰宅した弟に発見され、病院に運び込まれた。ICUで一週間、目が覚めなかった。

FAPはボロボロになって死ぬ病気。あんなふうにはなりたくない。きれいなうちに死にたい。そう思ったのだった。由香の耳には、病院で耳にした「いやーねー、あんな死に方されると」という声が何度も何度もよみがえってきた。

人を信用できなくなった。ボロボロになるまで仕事をしようと思った。出張の仕事は全部引き受け、猛烈に働いた。

しばらくして、あるパーティーでひとつ年下の男性と出会った。公務員だった。同じことは繰り返したくない、つきあい始めてすぐに病気のことを話した。父親が病気だということ。自分もそうなると思うということ。彼は「だから何？」と聞いてきた。由香は子どもも産む気はないことを伝えた。それにも、この男性は「いいんじゃない」と返事をした。

この人なら、自分のいまのペースで仕事ができるかもしれない。そう思った由香は、知り合って一年ほどで結婚した。

結婚した九二年のころは、父はすでに弱り、足を引きずっていた。由香は、父自身はそれを自覚していたと思う。だが、娘が結婚するときに自分の病気を表に出すことはできないと考え、知らん顔をしていたようだ。

子どもは産まないと言っていたにもかかわらず、結婚して三年、由香は妊娠に気づく。生理がなくなり、吐き気がするようになった。すぐに堕ろそうと思った。夫にそのことを伝えると、「由香が決めればいい」と言ってくれた。脱水症状で何も食べられなくなり、点滴を受ける日々。妊娠は間違いじゃないのか、間違いであってほしいと願いながら、由香は病院を三軒ほど渡り歩いた。堕胎する病院を探していた。

三つめの病院で、事情を話し、「産めない」と言うと、医師はこう言った。「三〇歳を超え、はっきり言って、あなたの場合は年齢的にギリギリです。あなたの体力でいうと最後のチャンスです。ご主人と来てください」。つわりもひどいし、出産も大変だと思うが、「二人は本当に子どもをいらないのか」と医師に念を押された。「妻であるあなたの問題でもあるが、ご主人の問題でもある。ご主人は本当にそう思っているのか」と問われた。

夫と話をすると、夫はこう言い出した。「産んでくれないか？　君の病気は一〇〇％なると決まったわけじゃない。産んでみない？」

当時、由香にはFAPの症状は出ていなかった。出産を勧める夫の言葉に、由香はそれでも「どうだろうか」と迷いに迷っていた。ただ、自分で堕ろすということができなかった。夫には「できるだけ産む方向で考えたい」と返事した。

つわりはひどかった。自分の手で堕ろせない以上、自然に流れてしまえばいいと、無理して出張

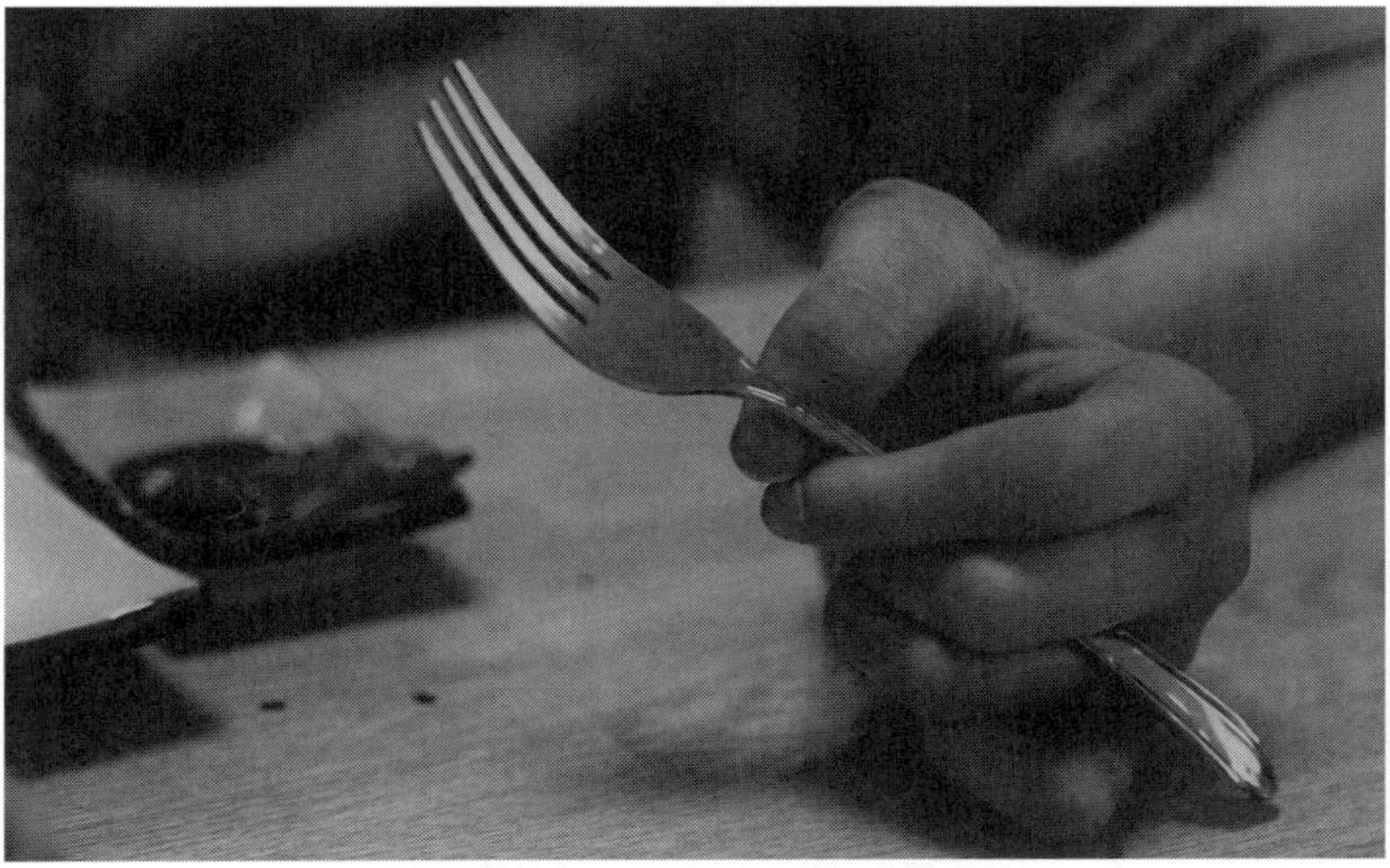

症状が進むと、手が自由に動かなくなる

し、仕事を入れた。子宮が開いたり、出血したりする。食欲もなく、体重は増えなかった。しかし、流産しなかった。「この世に自分を出してくれ」と小さな命が主張しているように感じた。妊娠四カ月のころから、由香は産む決意を固めた。

産むからには健康な子どもを産まなくては。その気持ちが通じたのか、それからは食事もとれるようになった。おなかの中のまだ見ぬ我が子に「がんばろうね」と声をかけ続けた。つわりは産むまで続いたが、九四年五月、三日がかりでやっと男の子を出産した。二五三〇グラム。父も母も喜んだ。

出産後すぐ、母に実家に来てほしいと頼まれた。父がFAPの確定診断を受け、生きる気力を失っているというのだ。エネルギーを与えてほしいというのが、母の願いだった。実家に帰ると、父はもうすでに立っていられない状態だった。手も不自由で、鉛筆は握れるが、ぎこちない。父は何かの拍子に「お父さんはもう死ぬんだから」という言葉を吐いた。

由香は悲しかった。「なんでそんなことを言うの?」「なんで後ろ向きばかりのことを言うの?」と泣き出した。父は何も言わなかった。

後から母に聞いた話では、父は母には「かわいそうなことを言ったな。やっと孫が生まれたのに死ななきゃいけないのはつらいなあ」と漏らしていたという。

生きる理由

出産から数カ月して、由香は自分の体調の変化に気づく。体がきつく、足がだるい。しかも、やせてきた。お酒を飲むと、酔うようになった。二日酔いだったり、吐いたり。いくら飲んでも平気だった以前には考えられないことだった。

保健師の仕事には、産後二カ月半で復帰した。家にいると、社会に置いていかれてしまいそうで怖かった。毎日、子どもを保育園に預けて慌ただしく出勤、夜は子どもを迎えて帰宅し、家のことをした。そうした忙しい毎日を送ることで、考える時間を自分からなくしていた。父の病状が悪化していることは母から聞いていた。見舞いに行きたいが、同時に父の姿を見るのが怖かった。弱った父の姿に自分の姿を重ねてしまう。それが怖かった。

すでに弟・修の発病も聞いていた。「うちはどうなるのだろう」。父の次は自分だと思っていただけに、弟の発症は由香にはショックだった。そういえば、一年ほど前「オレ、立たないんだよ」と弟が言ってきたことを思い出した。「おしっこも出にくい」とも。「病気もらったんじゃないの?」と返していたが、あれはＦＡＰの症状だったのだ。移植の話が出ていると聞き、移植が治療法としてあることを知らなかった由香は、弟のかかっている医師のもとを訪ねた。医師からは、ＦＡＰの症状の原因となるたんぱく質が主に肝臓で作られているため、その肝臓を取り換えることで、進行を止められることがわかってきた、と説明された。だが、まだ移植が始まったばかりの時期だった。ふってわいたような話を由香はただ黙って聞いた。

一九九五年八月八日、父が亡くなった。

一週間後、由香はＦＡＰの確定診断を受ける。「たぶん大丈夫だろうけど、念のために受けておきましょう」と言われて受けた検査だった。医者からかかってきた電話も大丈夫と言われると思っていた。ところが、「本当にまれなんですけど……」と言われ、自分もＦＡＰであることを悟った。由香はその日、何も考えられなくて、ただ呆然としていた。

移植は受けない。だって金がかかりすぎる。由香はそう思っていた。だが、母・瑠美子は違った。移植を受けさせると心に決めていた。

一一月ごろ、母が由香の長男を見て泣きながら言った。「かわいいねえ。この子がお母さんの顔がわかるぐらいまで生きんとね。そうでないと、この子がかわいそうよ。星下にとっても唯一の孫。あんたが、死んだら、私も会えなくなる」

その言葉が由香の背中を移植へと押していった。

父が生きていたときのことだ。一歳になり、ぱたぱた歩きまわる長男に、父が声をかけた。「アイスクリーム買わんね」と。そして、一万円札を差し出した。由香が「お父さん、こんなにいらんよ」と返した。このとき、父は後で「孫が『おじいちゃん、アイスクリーム買って』というまで生きたかなったなー」と言っていたと、母から聞いた。

「移植は金がかかるでしょ」という由香に、瑠美子は「お父さんの生命保険で行くしかないたい」と答えた。

このころの由香は、飲んだり食べたりすれば、すぐに吐き気に襲われ、これでもかというほど吐き続けた。三日も続くと、二週間はぐったりとして起き上がることもできない。脱水症状になって、点滴を受ける。そして、また食べると吐く、という繰り返しだった。

瑠美子は由香の姑に「孫を私に預けてください」と頭を下げに行った。由香のオーストラリアでの移植手術には、孫を連れて瑠美子が付き添いたいと思った。由香の様子を見ていると、もしかすると由香は帰らぬ人になるかもしれないとの思いがよぎったからだ。ならば、孫を連れていってやりたかった。

由香は由香で身辺整理をした。弟・修から移植に行く前に身の回りを整理していった方がいいと言われたが、自分もそのつもりだった。渡航前に通帳、生命保険、離婚届を用意して、夫に「後から読んで」と渡しておいた。もし自分が死んだら、新しい妻を迎えるにしても離婚していた方がいいのではないかと考えたからだ。夜になってそんなことにあれこれ考えを巡らせていると、どうしようもなく泣けてきた。だが、由香は夫の前では涙を見せなかった。

由香が渡航したのは、修から遅れること約一年。一九九五年の一二月だった。長男を産んでいなければ、踏み切ることはなかったと由香が思う移植への旅立ちだった。

だが、オーストラリアに入っても、死ぬことしか考えられなかった。自分が生きて帰るイメージをもてなかった。母と長男が白木の箱を抱えて帰国する、そんなイメージばかりが膨らんだ。「どうして私なのか」と泣いた。

渡航から一カ月ほどしたある日、病院から持たされていたポケベルが鳴った。ドナーが現れたという。だが、結果的にそのドナーの肝臓は脂肪肝で移植できなかった。

待機中、長男は外に出たがった。小さな子どもだから当然だ。だが、由香の体がついていかない。五回せがまれて一回はつきあうようにしたが、自分の体が弱っていっているのを実感させられた。気長に待たなくてはいけないということはわかっていても、待つ時間は長く感じた。つらかった。

二回目のポケベルが鳴ったのは一九九六年二月一〇日の未明。最初は半信半疑だったが、無事、移植手術を受けることができた。弟・修の手術のほぼ一年後だ。「お母さん、あとはよろしくね」。そう言い残して手術室に向かった。この段階でも由香は生きて帰れるとは思っていなかった。

手術は三時間一五分で、順調に終わった。

由香の耳に「お〜い、いい加減に起きんか」と父の声が聞こえた。由香はその声で麻酔から覚めた。「生きている」。それを実感した瞬間だった。生かされていることが本当にありがたかった。感謝の気持ちでいっぱいになった。

それまではいつ発病するのかなどと考え、追いかけられてきた日々だった。だから、手術後のことは想像をすることもできなかった。それが、手術後、父の声で目が覚めてから、初めて感じたことがあった。いまから何をすればいいのだろう。生かされていることに感謝して、人の役に立つ仕事をし、人の役に立つ人生を送りたい。そう思った。

由香に付き添った瑠美子は瑠美子で、もしお金が足りなければ家を売ればいい、お父さんの年金もある、と考えた。自分も働けばいい。ただただ由香を助けることだけを考えた。孫を抱き、孫に向かって「あんたの時代はきっといい時代がくるよね」と話しかけた。

由香の術後は順調で、九六年六月に帰国した。オーストラリアから戻った夜、瑠美子は一人で寝ていると、体が温かくなるのを感じた。「あー、お父さんだ」。移植手術後に麻酔から由香を目覚めさせたのも夫の声だった。夫がついてきて、守ってくれていることを感じた。

命のバトン

由香は翌年の春から職場に復帰した。保健師として働いたが、給料を受け取るのが悪いなと感じるほど、「動くな、動くな」と大事にしてもらった。だが、もっとバリバリと働きたくて、半年弱で退職、看護師に復帰した。体調は移植後もあまり変わらない。便秘と下痢を繰り返し、食べれば吐き気がする。吐くものがなくなっても吐きたくて仕方なくなる。入院することもある。

だが、職場では、氷をひとつ口に入れ、一日働いている。「こがん病気しても元気に働いているということをみなに見せたい」というのが由香の口ぐせだ。

由香は言う。「移植後、私は生まれ変われた気がする。いままでのことすべてを変えることはできないけれど、捨てることはできた。自分が病気に対して卑下してきた気持ちを捨てることができた」と。

日本に帰国してすぐ目にした新聞で、数日後に福岡で移植者を支援する団体が勉強会を開くという記事を目にした。由香はすぐに福岡に出向き、勉強会に参加した。その後もその団体に連絡をとった。ちょうど九七年には臓器移植法が成立したこともあり、学園祭で移植について取り上げたいという大学があった。依頼を受けて、由香は話に行った。求められれば、市民講座などでも話した。

ＦＡＰであるとかないとかということについて、移植後に由香は吹っ切った。母の瑠美子は繰り返しこう言っていた。「お父さんは何も罪を犯していない。恥ずかしくはない。うちは捨てるものは何もない。金もだれかに出してもらったわけではない。堂々としていればいい」

以前はそういう理屈はわかっても、感情がついてこなかった。だが、移植後はだれかの役に立ちたいという思いの方が強くなった。由香は、自分がＦＡＰであることを言うことはプラスでもマイナスでもない、と言う。ただ、言わなければ直視していることにならないのではないかと考える。父は友人にもＦＡＰのことは打ち明けていなかった。父の中にもたぶんＦＡＰを恥ずかしい、隠しておきたいという気持ちがあったと思う。時代的なこともあっただろう。だけど、由香は自分は胸を張って生きなくては、と思うのだ。それまでは、逃げるように生きてきた自分だから。怖くて恐れて、後ろ向きだったかつての自分がいる。だが、子どものことを考えたからこそ、きちんと向き合っていかないと、子どもに自分と同じ思いを背負わせることになるのではないかと思った。あなたがもしＦＡＰになったとしても恥ずかしいことではないのだということを伝えておきたいのだ。子どもを産んだ以上、親としての責任を果たしたい。自分のように父親を恨む気持ちを少しでも持つことがないようにしたい。

そのためにも、隠してばかりではなく、突破口を開かなくてはいけない、という気持ちが由香には強い。自分がこうあるのは、あっちこっちで助けてもらったからだ。次は私がだれかを助けたい。

最終的には子どもの世代で、もう同じ苦しみをさせたくないと思うのだ。産みたくないじゃなくて、別に産んでも大丈夫だよ、と言える時代になってほしい。産んじゃいけないと考えるのは、自分の体験からもとてもきついことだ。切って貼ってどうにかなる病気ではない。何とかして根治療法を求めていきたい。現段階の「助かりますよ」は絶対ではないと感じている。いまの主流は生体肝移植だが、常に一〇〇％ではない。だれかを傷つけて自分だけが助かるということも起こるかもしれない。だからこそ、由香は積極的に、テレビや雑誌の取材にも応じた。

ただ、一人だったらよかったなと思うことはある。結婚すれば、親族が増える。テレビに出れば、周囲から「出ているね」という言葉が姑にかかっているだろう。申し訳ないと思いつつ、だが、隠すことはできない、と思うのだ。

ＦＡＰという病気を公に出すことに不協和音が起こっているのも事実だ。でも、星下一家は信念をもっている。

母の瑠美子は言う。「海外で移植をした人は、将来につなげるような運動をしていかなければいけないと思う。この病気は表には出ない。ハンセン病の人たちも差別とたたかってきた。どこかで断ち切らなくてはいけない。もらった命ならば、いま展開していかないとチャンスを逃してしまう。ＦＡＰだけではないけれど、根治療法がないのだから、病気のことを公にしない限りは、多くの人に理解してもらえないし、研究も進まない」

瑠美子は夫の発病、長男・修と長女・由香の発病、移植手術と次から次へとやってくる難題の中、懸命に生きてきた。移植手術後に、修に拒絶反応が出たときは、一本一三万円の注射を打たなくてはならなかった。それを一〇日間。支払いをすると、その後はその日暮らしになった。結局、あちこちにかけ合い、なんとか研究費から出してもらえることになったが、それでもきついと思わなかった。移植費用は渡航費や生活費も含めて、二人合わせて約四〇〇〇万円かかっている。だから、瑠美子の老後の蓄えはない。でも、「これ以上欲を言ってはいけないと思っている。だって、子どもの命が助かったのだから。私が働けば、年金と給料でどうにかやっていけるのだから。くよくよ考えても仕方ない」と瑠美子は繰り返す。

「子どもたちは頑張っていますよというメッセージを送りたい。それが先。せっかく生まれてきたのだから、大輪の花が咲くような生き方をしてほしい。泣いたって何も変わらない。人がしてくれるのを待っていてはダメ。自分で動かない限りは物事は動かない。海外で臓器をもらってきた人は、特に感謝を忘れてはいけないと思う。自分のしなければならないことも決まっている。問題は提起されている。元気な姿を見せるのは、ドナーやドナーの家族への恩返しでもある。だから、たたかわなくてはいけないの」

ただ、瑠美子は長男の修のことは心配だ。息子に聞けないことがひとつある。結婚のことだ。それだけは、聞く勇気がない。好きな人ができても息子は打ち明けられないのではないかと思う。息子が生きていても仕方ないと思っていることがあるのではないかと感じる。由香には夫と子どもがいるが、修は一人だ。結婚だけじゃなく、移植してきてほかの人からは治ったとみられるが、実際は治ったわけではない。そのことをなかなか理解してもらえないことが、つらそうだ。母親だからそれが痛いほど伝わってくる。

修は不整脈が出て、意識を失い、運転中に事故を起こしたことがある。それで心臓ペースメーカーを入れた。下痢も多く、夜は四時間ほどしか眠れない。食べればすぐにおなかがぐるぐると鳴り、横にならなくてはならない。だから、朝も昼もほとんど食べない。お茶碗一杯程度の食事を一日に三回から五回に分けて食べている。長時間立ちっぱなしでいることも難しい。だから、仕事がない日は家でごろごろしている。仕事でも、いつでも紙パンツを身につけ、万が一のときのために換えの下着をもち歩く。

修は自ら「結婚したい」と言う。発病後は結婚はせん、と思っていたが、移植後は結婚したい気持ちが強くなった。由香に「結婚して子どもがいていいね」と言ったこともある。だが、自分の子どもはできない方がいいと思うから、子どもがいる人と結婚できれば、と思うのだ。

そんな状況も修は正直に語ってくれた。こういう病気があって、こういう人間がいることが伝われば、少しはＦＡＰに対する理解も進んで、研究も進めてくれるのではないかと思ってのことだ。「みなが表沙汰にしたくないのは、結婚できないという問題が出てくるからでしょ」と修は言う。でも親は、良いか悪いかは別にして、子どもに事実を伝える義務があると思っている。結婚する前に相手に伝えるのが絶対必要だと思う。「そりゃ、怖いですよ。理解してもらわないといけないしね。でも、もし壊れたらそれはそれで仕方ない。この問題は逃げられない。だって、知らずに結婚してそれであげくの果てに『産まなきゃよかった』なんていう言葉を吐かれたら、たまったものではない。それは許せないから」

瑠美子は由香と修のやりとりを聞きながら、こう言った。「この子たちにとっては病気になったことは不幸だが、人との出会いがあった。助けてもらった人への感謝を忘れてはいけないと思う。幸せはあとからついてくるもの。金は全部吐き出してしまったけど、公にしていくことはみんなに勇気や元気を与えることにもなるんじゃないかと思う」

その後、修は体調を崩し、二〇一一年三月末に亡くなった。脳死移植での肝臓の再移植を希望していたが、それはかなわなかった。亡くなる前に、修は母・瑠美子に「お父さんとお母さんの子どもでよかった」と言ったという。四四歳だった。

一方の由香は職場のストレスなどから体調には波がある状態だ。しかも、アミロイドが目にたまり、左目は緑内障の手術を二回受けるなど、かなり視力が衰えてきた。「覚悟は決めているが、この病気からは逃げても逃げられない」

瑠美子は修を失い、「こんな病気を抱えていくことはつらい。この病気を背負った患者はいま生体肝移植をしているが、これといった薬がない限り、病気は進んでいく。私は何とか次の世代につなげたい。薬がほしい。薬がほしいのです」と力を込める。京都大学の山中伸弥教授がIPS細胞の研究でノーベル賞を受賞すると、すぐに手紙を送り、FAPについて薬の必要性を訴えた。その後、福祉施設で働く一方で、年金の中から一部を研究に役立ててもらおうと、寄付することを始めた。何とか薬を開発してほしい、との強い願いがこもっている。

瑠美子は言う。「本当につらくて苦しい人生を強いられたと思う。私たち親子は生と死をみつめながら生きてきたが、私にはこの世に生まれてきた意味があると思う。私の人生は、これと出会うためにあったのかもしれない。孫のためにも、FAPという病気にじっと耐えている人たちのためにも、訴えていきたい。この病気で苦しんでいる人たちのために何かしなければ、前に進むことなどできない」

星下家のたたかいはいまも続いている。

5　揺れる患者会

凪よ

志多田正子

ごめんなさい　もう終わりにしたいの
疲れた　自分の気持ちを　きっと伝えて
ほんの少しで　いいから　私の話
人の言葉　ちゃんと聞いてよ
これ以上　同じ苦しみを　させないで
せめて　自分の子には　真実を話してよ
放棄しないで　親だったら……

いつか来る　別れの時　後悔しないために
自分でできることは自分で　一歩から
人は失して　はじめて
その　ありがたさが　わかると言うけれど
それでは　いけないよね

もう終わりにしようよ　終わりに
答えを出すのは　貴女　貴男ですよ
残された　自分の人生
子ども　孫　そして老後のために
時間をもっても　いいでしょうか
走りすぎて　もう息が止まりそうなの
きっと　老いた性《さが》
風よ　かならず伝え　約束しよう
返事　いらないから

一九九四年に弘孝則《ひろたかのり》が募金による海外での脳死肝臓移植に成功すると、その後、スウェーデン、オーストラリアへと渡航する患者が相次いだ。そうした中で、移植へと旅立つ患者たちを支援し、同時に手術を受けられない患者を抱え、彼らのもって行きようのない気持ちも受け止めながら日々を送っていた志多田は、自身もしんどさを抱えていく。

「道しるべの会」は、生を全うするために、よりよく死を迎えるために、互いに助け合い、支え合っていこうという思いで始めた患者会だった。だが、「移植」という医療技術が先行し、患者の気持ちはそれぞれにバラバラになっていく。

そうした状況に、志多田は道しるべの活動から手を引きたい、引くべきかもしれないと思い始める。文集作りも一区切りをつけた方がいいのではないか。そんな思いも生まれた。だが、志多田を頼る患者がいる現実が、志多田の背中を押し続けた。

志多田は、弘の海外移植の翌年、一九九五年には、長野の信州大学で九三年から実施されていた成人間の生体肝移植について勉強しようと、信州大学の医師を招いて講演会を開いた。多額の資金を必要とする海外移植に比べ、費用はその一〇分の一程度ですむ生体肝移植に、希望はあるのか。それを探るためでもあった。信州大学で生体肝移植を受けたＦＡＰ患者も医師に同行した。

海外移植に比べてかかる費用は格段に少ないが、何よりも発症からあまり時間が経っていない患者が対象だった。これは海外移植の場合と変わらない。また、健康な肝臓をもつ提供者がいなくては成り立たない技術であること。ＦＡＰ患者の場合はほとんどがどちらかの親がすでに亡くなっていること。兄弟姉妹から肝臓の提供を受ける場合は、その兄弟姉妹がＦＡＰの遺伝子を受け継いでいないか調べなければならないこと。遺伝子診断でマイナスならば、移植はできるが、もしプラスに出れば、移植はできず、さらにその兄弟姉妹がいずれは発病するであろうという現実に向き合わなければならないこと。また、この時点では、生体肝移植では結果が芳しくない例もあったこと……などが伝えられた。

「何のために生きているのか」

患者たちの反応はさまざまだった。まだ発症間もない人や配偶者をＦＡＰで亡くし、子どもが発症するかどうか不安を抱える人は前向きにとらえた。だが、症状がかなり進んでいる患者にとっては、改めて厳しい現実を突きつけられることになった。

三〇代の女性患者は、移植を受けて生きたい、だが、それが許されない状況にあることを正直に吐露する文章を、文集「道しるべ」に寄せた。

――――

今この病気は「助かる人」「助からない人」に分かれ、さらに「金があれば助かる人」「親族に臓器を提供する人がいれば助かる人」とに分類されてしまった。

そして、たぶん我々患者は自分でそれを選択することができない。したくてもできないのがほとんどだろう。

すでに自分の「死」を見つめて生きる決意をした者もいれば、いちかばちかでも生きる可能性に賭けたいと思う者もいる。

どれがよくて、どれが悪いかではなく、今の自分の状況により決意は異なる。そして日々変わることもある。

だれもが「生きたい」。少しでも良い状況を維持して「生きたい」。寝たきりで自分の意思で動くこともできない状態で、ただ動物的に「生きる」のではなく、自分の力で行きたいところへ行き、食べたいものを食べ、当たり前に排泄し、家族や友人や恋人と笑い合い、だれかを幸せにしたいと思う。

だれかの役に立っているのだという満足感を得たいと思う。少なくとも私は、それが「生きる」ことだと思う。

私は……私はいま、まだ移植のできる身体をもっている。現段階で、移植はいろいろな問題をはらんでいるにしても……少なくとも今より病状が進行しないのであれば、その可能性を信じて受けたいと思う。それは今の私の体力が最低限社会生活のできるギリギリのところで維持されているからだ。

ひどい時には、夜中に何回もトイレに駆け込み、会社でも昼食を抜いて夕方までやり抜き、家に帰ってからも三〇分〜一時間横になり、やっと夕食の用意にとりかかれる……。夕食を終えて洗い物をしている途中で下痢がもれる。自宅の二階へ階段を上ると目の前が真っ暗になり、しばらく休まないと動けない……。こんな状態でも、私が仕事を続けているのは仕事が好きでたまらないからではない。

健康な時には、仕事は人間として生きていく上で自分を成長させる糧であり、収入を得るということは社会人として生きていく上で当たり前の事だと思っていた。

昔から他人に依存した生き方はしてこなかった。

結婚していようといまいと、仕事をするということは、自分の人生を生きる上では当たり前のことであり、仕事をとるか、家庭をとるかなど迷ったことはない。人間は仕事をし、同時に自分で自分（家庭）の事をする能力は養われているのだから。

自分の衣服を洗ったり、食事を作ったり、掃除をするくらいの事は、手足が動いて普通の感覚であれば、何の苦もなくできることだ。ところが今は、たったひとつの家事をするのに数倍の時間がかかる。休みの日は、朝から今日やりたいこと（やらなければならないこと）を書き出して、五つほど優先的にやり始めても血圧の上がらないときは、朝食の用意、片付けをして洗濯物を始めるころに休まなければならなくなる。部屋の掃除も、子どもの靴を洗うのも、買い物も後のことは全くできない。

そしてまた、次の休みまで家の中はやり残した家事でいっぱい。夫は「無理していろいろしなくていい」と言う。洗濯物も干してくれたりもする。けれど、私はいま、家のローンを払うためだけに働いている。徐々に麻痺していく足を引きずって、毎朝ビルの三階にある事務所に上っていくことから私の仕事は始まる。

一体いつまで働きつづけなければならないのか？　働けるのか？

幸い、いまの会社の事務なら座ったままなのでまだ何とかこなせる。残業や締め切りがあるわけでもないので、比較的毎日を同じペースで運べる。周囲の人々の協力で何とか一日を社会人として生きている。

夫は私に「できるだけ働いてほしい」と言う。「できるだけとは、いつまで?」と聞くと、「何と言えば気がすむのか?」と言う……心が硬くなっていく……

正直言って、これからどうなるのかわからない。どうしたらいいのかわからない。ただ言えることは、今は「できれば、移植をしたい」。そして、もう一度希望をもって生きてみたい。

病気の進行に心を乱し、家族とも深い溝をつくり、ますます悪くなっていく体で働き続けながら、私は一体何のために生きているのかと思う。経済的な余裕もない。親も、兄弟もいない私にとって、今の暮らしを続けることが唯一の生きる道なのだろうか？

――――

私の思う「生きる」という意味とはかけ離れた「生」にしがみついて生きるより、私は別の道を選びたい。選べるものならば……。

――――

文集「道しるべ」の存在

このころ、志多田は会員に「しあわせについて」書いてほしい、と文集への寄稿を求めた。手術を受けられない患者を見捨てることはない、という志多田なりのメッセージだ。

会長の崎坂祐司は同じころ、テレビやラジオで、難病とたたかいながら教壇に立つ教師としてたびたびドキュメンタリー番組に取り上げられていた。番組はどれもＦＡＰという病気を正面から報ずるものではなく、あくまでも、難病とたたかう、けなげな教師という視点だった。その姿は一般的には感動的ではあったが、患者の中では、多くの人に支えられ、自費出版をしたり、講演をしたり、社会的な活動をする存在は珍しく、患者会の中では番組も冷ややかに見た人が多かった。番組の中での崎坂の姿は崎坂自身なのだが、すべてが映し出されているわけではなく、崎坂はそのギャップを感じていた。そんな崎坂はこんな文をつづった。

――――

テレビやラジオ、そして本や新聞は、私でない、別の私を作りました。確かに病気をして、みのっちゃん（こころを通わせた同僚の教師）と出会い、教師として何かをつかんだかもしれません。最後には、何か見えたような気もします。しかし、患者としては、いまだにもがき、苦しむ毎日です。

母にわがままを言う。妻に愚痴をこぼす。子どもたちにあたる。そして、謝る。その繰り返しの日々。情けない自分がそこにはいます。だれにあたってもしょうがない。そんなことをしてもどうにもならない。ただただ、家族を苦しめ、悲しませるだけなのに。でも、そうでもしなければいられないのが現実です。悟るなんて、まだ今の私にはできません。

診察で医師に「前回とあまり変わっていませんね」と言われても、体の持ち主である私にその変化がわからないはずはありません。食事をしていて、スプーンを落とす。ワープロをたたく指の感覚が鈍い。自己導尿が一人でできない。病気の進行は毎回の診察も次第に虚しいものにしていきます。

肝臓移植、生体肝移植の話を聞いても、素直には喜べません。手術のできない私は、手術を受ける患者に対して、心の中で、少なからず嫉妬しているのです。そして、そう思うことが、更に自らの人間の小ささを感じさせ、自己嫌悪に陥らせます。

しかし、不思議なことに、この運命を受容してしまう心もどこかにあります。それは病気が治らないと思っているからだろうと言われるかもしれませんが、そうとばかりは言えません。確かに病気になったことは不幸なことでしたが、いま不幸かと問われると、必ずしもそうではないように思えるからです。

わがままを聞いてくれる母がいる。愚痴を聞いてくれる妻がいる。手助けをしてくれる子どもたちがいる。

人生、最高の友である、みのっちゃんと出会えた。

かつての同僚たちが話に来てくれる。

先輩が、同級生が会いに来てくれる。

教え子たちが訪ねてくれる。

全国から毎日お便りが届く。

これで不幸と言っては、罰があたるように思います。

幸せは人それぞれの心の持ちようです。どんなに逆境にあっても、幸せと思う人は幸せだし、何不自由ない暮らしをしていても、不平不満を言う人は幸せにはなれません。

そういう意味で、私はもっともっと人間として成長し、もっともっと幸せにならなければならないと思います。


三〇代の女性患者も文章を寄せた。

私はまだ仕事を続けています。下痢も昼間はそうひどくないし（主に夜に来る）、事務なので体力的にもまだ続けられそうだからです。

会社では病気のことはだれにも話していませんが、症状がもっとひどくなれば（欠勤が多くなったりして）言わざるを得ないと思いますが、いまは話したところで、理解してもらえるかどうかわかりませんし、かえって同情されて仕事にハンディをもらうようなことは自分でもイヤだから、できる限りのところまでは頑張ろうと思っています。

ところで、最近何かおもしろい本を読まれましたか？　私は『病院で死ぬということ』（山崎章郎著、文春文庫）という、ややストレートなタイトルの本をおもしろく読ませていただきました。これは、病気に苦しんでいる人間だけではなく、現代人の九〇％近くは病気で死んでいくような世の中なので、健康な人もぜひ読んでみてほしいと思います。

作者は現役の外科医でがん患者を対象にした医療現場の内情を切々と訴えています。それには、現役の総合病院の多くは、入院患者を社会復帰できる人を対象とした扱いをしているため、毎日が時間に追われた機械的な業務で終わるため、一緒に入院しているがん患者などの精神的ケアなどとうてい難しい。そのため、治る見込みのない患者は満足できるような「死」を迎えることができず、疑惑と苦痛の中で不幸な「死」を迎える者が圧倒的に多いという事実。そして、作者は「ホスピス」という人間らしい医療を受けられる場へと到達します。

ホスピスとは、ただ「死」を待っているだけの場ではなく、治る希望を持ち、なおかつ満足できる「死」への準備さえできるという、精神的に非常に充実した医療施設です。

本人が家に帰りたいときには（もちろん体調もありますが）帰ることができ、無意味な延命治療はせず、本人と納得のいく治療方法でケアを続けていこうという趣旨の施設です。これは末期がん患者のためではなく、治る可能性の少ない難病に苦しむ者すべてが望む最終ケアではないでしょうか？　私もできることならふつうの病院ではなく、こういう施設で「死」を迎えたいと思います。もちろん家族の負担にならなければ、自分の家で「死」を迎えることが一番望ましいのでしょうが……。

この先、ＦＡＰという病気に確立された治療法ができるのか、肝移植が本当の光明となり得るのか。さまざまな問題が山積しています。

いつのまにか、この病気は私たち患者個人の手を離れたところで一人歩き出したようにも思われます。

しかし、今この病気と闘っているのは間違いなく私たちＦＡＰ患者自身なのです。考えてみれば、私たち患者一人ひとりにもさまざまな家族があり、症状があり、生き方があり、死に方があります。

けれど、みな同じように健康で生きている人にはわからない思いを背負って生活しています。

健康な人にはわからない思い……。

当たり前に食事をして排泄をして歩いたり走ったりできるということ、自分で自分のことができるという幸せを、健康なときには気づきもしなかったことを……。

明日が来ることを当たり前のように信じている人にはわからない痛み、そういうことを感じられる人生をもてたということはかなり貴重な体験であり、幸福なことでもあると思います。

「幸せばかりある世界にいたからといって、それが幸せにはなりません。それを幸福とはいいません。幸せというのは苦しみの中にあります。苦がそのまま楽であり、楽がそのまま苦なのです……」云々と続く文章の中に少し救われたような思いを感じながら、一日一日を積み重ねて生きてゆきたいと思っています。

文集「道しるべ」の存在は、患者たちにとっては心の支えになっていた。別の三〇代の女性患者はこんなメッセージを文集に寄せた。

七年前のちょうど今頃、二八歳。子どもが二歳と四歳に程なく手が届くころ、さあ今からというとき、告知を受けた。絶望の淵にいた。そのときに志多田さんと「道しるべ」（文集）に出会った私はおおげさでなく、助けられた。

「道しるべ」で出会った一人一人の文。限界を乗り越えて生きる崎坂さんや、ほかの人たちの姿を「道しるべ」で目にすることで、この七年少しずつだが、私は変わった。……変わったと言われるようになった。もちろん前向きにである。「道しるべ」は私にとって文字通り方向を示す道標だったかもしれない。「道しるべ」に原稿も載せてもらった。

本音を書けなかったこともあった。でも、それはそれで書くことで気持ちも落ち着いたし、私の意見が活字になることで、ひそかな楽しみもあったりして……しかし、移植のことが持ち上がったとき、現実を思い知らされた。「死にたくない……。このまま止めたい。私も生きたい」

「道しるべ」にも本音の原稿が寄せられた……。道しるべがあって志多田さんの話を聞くことが、病気を発病し、くじけそうな心に励ましにもなった。

一年ほど前のあるとき、今は亡きFさんを訪ねた。三階にあるその人のところに、志多田さんが私をおぶって連れていったことがある。Fさんはまだ学校に通う子どもさんがいるため、自宅にいる。

志多田さんが来たらまずはお茶を出した。台の上には子どもさんが用意し少し固くなったおにぎりがあった。今まで何も食べていないのか……もう昼の二時……。

志多田さんは下の世話をして、また私をおぶって下りた。Fさんは、ただ志多田さんの来るのを頼りにして、私にも「また来てね」と何回も言った。近い将来の私の姿かもしれない……。何の手立てもないのか。

志多田さんはあるときは移植で世話になった人々に、裏では心労しながらも頭を下げて回っている。または手続きのため市役所を何回も何回も走り回っている。水曜日になるといつも市民病院にいて、自分の体調を顧みないで患者の世話をしている。あくまでも無償である。「ボランティア」と名乗った時から、私も含めて患者の中には、それが当たり前になって、電話一本で動き回ってくれるなんて思い上がっている人もいるんじゃないかと思う。ボランティアを超えたボランティアという一言では片づけられない。

この病気にとっての取り組み方を見るにつけ、最後に書かずにはいられなかった。読んでいる人の中には、自分は世話してもらっていないからという人もいるかもしれないが、十数年前母を見ていた私の目には、確実に環境が変わったと思える。（中略）

一言で言えば、私にとって「道しるべ」と志多田さんは、私を、私の考えを変え、そして主人を変えてくれた人じゃないかと思う。

志多田が手作りで作り続けてきた文集「道しるべ」。小さな手作りの冊子は、患者たちにとっては、自分の存在を確かめ、自分の生き方を模索する窓でもあった。よく文章を寄せた三〇代の女性患者は、一九九六年の念頭にこんな思いを寄せた。

新しい年が始まりましたが、昔ほど「お正月」という行事にとらわれなくなりました。一二月三一日が終わって、テレビやラジオで「おめでとう」を連発されても、何がめでたいのかさっぱりわかりません。去年の暮れにはエイズの進行を抑える薬が開発されたような記事も載っていましたが、FAPの進行を止める薬はまだまだ先のことかもしれません。

それでも去年一年を何とか生き抜き、新しい年を迎えられたということに対して、ありがたいという気持ちを抱いています。

一九九五年はいろいろな意味で今まで自分が生きてきた中では、一番「命」ということについて真剣に考えた一年だったという気がします。移植の問題、家族のこと、生活のこと……。答えは自分の中で何度も出したはずなのに、またそれをくつがえしている自分がいるのも事実です。家族（夫）に対しての信頼はなくしても愛情があるのは事実です。少なくともいまの私を支えているのは、この家族の存在なのですから……。

信頼とは……相手に対しての厚い期待、この人ならきっと自分を裏切らないという希望。

愛情とは……相手のために何かをしてあげたいという心。相手の幸せを願う気持ち。

そんなふうに自分の中ではとらえています。

それでも、この先自分の病気が進行していくことによって、自分も周囲の者もどう変わっていくのかはわかりません。

二〇年前私の母が入院し、四年の歳月が流れたころ、中学生だった私が母に対して抱いた気持ちは「治る見込みのない、ただ生きているだけの毎日なら、お母さんなんて死んでしまった方がいい……」という悲しい思いでした。そのころは母のことを書いた作文が市のコンクールに入賞し、私は不治の病の母をもつけなげな中学生として多くの人から同情され、励まされました。

将来自分が母と同じように、家族から否定される日が来るかもしれないとは思いもせずに……。結婚し、子どもをもち、毎日が幸せであるということに気づきもしませんでした。そんなときに、いつ来るかも知れない病気のために年に数回の検診を受け、「道しるべ」を読むことは部外者のようで真剣にはなれなかったのかもしれません。

しかし、年月がたち、下痢がひどくなり、血圧が落ち、体が思うように動かなくなってきて、初めて自分の体（病気）や心を解放するのに、この小さな冊子はとても重要なものだと感じるようになりました。

ボランティアの方々の手で発行されていることに感謝し、同時にうわべだけではない本音の部分を出して語り合うことで、自分の病気を受け止め、ほかの人（病気）の気持ちを知り、当たり前のことだけれど、人にはすべて一人一人違った人生、生き方があるのだと知りました。医者、看護師、ボランティア、そして私たち患者、一人一人にそれぞれの人生があり毎日を生きている。

このFAPという病気を介して私たちは知り合い、「道しるべ」の中で会話をしている。だからこそ、この「道しるべ」はいつまでも続けておいてほしい。私たちの命が受け継がれていく限り終わることなく……。

私たちの子どもがやがて成長し、FAPという病気の治療法が確立されるまではずっと……。今、この病気の入り口に立つ者も、長く歩いて来た者も「道しるべ」がなければ道に迷う。先に進むことはできない。歩き続けるために「道しるべ」を追って間違った方向に進まぬように無駄な遠回りをしなくていいように、最後までたどりつくために……。

今年の目標は「無理せず、あきらめず」。一日一日を丁寧に生きたいというのが願いです。今年もまた、病気は止まることなく進行していくでしょうか。自分もまた、それに負けることなく、強くなろうと思っています。

患者会の旅行

文集は、志多田自身にとってもときに「道しるべ」となった。患者やその家族がどれほど文集や患者会の活動を必要としているかが、伝わってきたからだ。

一九九七年早春には、患者、家族、医師ら総勢二九人で、一泊二日の筑後川《ちくごがわ》温泉への研修旅行を実施した。公園を散歩したり、焼き物をしたりしながら、交流を深める旅だ。体の自由がきかない患者にとって旅行は夢のまた夢。患者を抱える家族もなかなか二の足を踏んで連れていけないのが実情だ。車椅子を連ね、医師、看護師、ボランティアが同行してのこの旅行の直後の文集には、楽しかった旅行の雰囲気がそのまま、そして学びの多かった旅行についての記述が並んだ。

ある女性患者の「思い出」という手記。

天気に恵まれ、まさかと思っていた旅行に三年ぶりに行けました。志多田さんをはじめ、ボランティアの方々のおかげで、本当に楽しい思い出に残る、最高に楽しい旅行をすることができました。特に私はつきそいの妹がついてこられず、看護師の○○さんには何回もおんぶしてもらい、ほかの人にも甘えさせていただき、本当にしみじみありがたいと思いました。次の日は、仕事でさぞかしお疲れになられたのではと心配しています。

そして、二日後は長女の卒業で、旅行後のケアも志多田さんにはしていただき、体調もよく、旅行にも卒業式にも参加でき、本当にすばらしい日を過ごせさせていただきました。この冬の間は外出していなくて、久しぶりの外出で明るく歌を歌っている二人の娘をみると、あの笑顔がジーンと心にしみて思い切って来てよかったと涙が出そうになりました。

帰ってきたその夜、長女が「お母さん、私はちっぽけだなあと思った」と言いました。Sさんの娘さんやお世話をする人たちを見て、とても感動したようです。(私の)病状が進むにつれて、接し方も難しくなってきたところでしたが、お金では買えない大切なものを感じているようです。この旅行では娘を大きく成長させてもらいました。
△△ちゃんとも仲良くなったこともうれしかったようで、帰ってからもいちご狩りに連れていってもらったり、お手紙をいただいたりしています。△△ちゃんとこれから何でも話せ、困難を乗り越え、励まし合ったり慰めあったり、良い友だちになっていけたらと思います。
みなさんお世話になりました。幸せをありがとう。

まだまだ負けずに頑張ります。応援してください。


小学校六年生だった、この女性の長女もこんな作文を書いた。


私はこの旅行に行ってたくさんのことを学んだと思う。みんなけがもせず体調が悪くなる人もいなくて無事二日間の思い出を作れたこと、これ以上のことはないと思う。

私の心の中ですごく変わったことがいま考えてみてたくさんある。私がすごく思ったことは、健康な（お世話をする）人が患者さんのことをすごくよくしてあげたこと、きっとほかのかんこう客は、人とちがう見方をして冷たい目をしていたと思う。自分にかんけいないからと思う人もいたはず。でもみなさんは、すごく患者さんによくしてあげていらした。すごいと思う。

Sさんというお姉ちゃんは、きれいで流行をすごく知っていて歌もすごくうまいし明るくて話しやすいお年ごろってかんじなのに、いっしょうけんめいお母さまのお世話をしてあげていた。私のお母さんと同じ病気の人だと思う。でも、私は、お母さんの世話なんてしてあげていない。子どもだから……というわけでもなく、めんどくさいとか、はずかしいとかそういう気持ちだったと思う。

そして東京のきれいなお姉さんは、医者と患者との接し方、病気のけん究をしているらしい。都会の人ははじめはツーンとしていると思った。でもぜんぜんちがってきれいで、おもしろくて、その場をもりあげてくれて歌うとき楽しくてすごくうれしかった。患者さんにもほかの人にも子どもたちにも顔色ひとつかえないで明るくしていた。そういうところがすごく心に残った。若いから、かわいいから、いい人、わるい人が決まるんじゃなくて、心の中できまるんだと思った。若いから何もしないんじゃなかった。

この方たちだけでなく、ほかの人もいつもニコニコしてくれてすごくうれしかった。看護師長さんは、お母さんがおむつを替えるのをトイレの中にいっしょに入ってくれた。本当は私がしなくてはいけないことなのに。志多田さんは家にくるいつもの志多田さんとはちがいとてもすごい人だと思った。みんな志多田さんのはなしを聞いて集まってきた。志多田さんはすごい人だねとお母さんもいった。私もすごくそう思う。病気の世話をしてもらうのはお母さんだけじゃない。お母さんと同じ苦しみ、かなしみ、病気を持っている人みんなが助けられて生きている。そして、患者さんを助けるのはお医者さんだけじゃない。若くて遊びたい人も病気をなおしてあげたくていっしょうけんめいお世話をしている。すごく感動した。

前まで私は少し消極的なタイプだった。だから明るくなるためにタレントを目ざした。でもそれも途中であきらめてしまった。それからかっこいいのにあこがれてネイルアーティストがいいなあと思った。でも今は何となく思った。かわいいだけじゃない。流行だけじゃない。その向こうに心の中のやさしさがあると思う。病気の人を世話をするやさしさにふれた気がする。私だけがくろうしてるんじゃない。なんだか自分がちっぽけにみえた。

最後になるけど、△△ちゃんと友だちになれてよかった。△△ちゃんは、おもしろくて明るいね。これからもおたがいお母さんを大切にしてがんばろうね。

この旅行に行けて本当に良かった。すごくすごく楽しかったです。

患者会の旅行は、患者が家族との思い出を作る場であり、また、患者の子どもたちがほかの患者家族を見る場であり、つながり、成長していく場にもなっていた。この長女の母親も、△△ちゃんの母親も、移植手術を受けられず、進んでいく症状の中で、生と死に向き合って日々を暮らしていた。

すてきなお姉さんと作文に書かれていたSさんも、またFAPを発症し、車椅子の生活になった母親の世話をしていた。そのSさんはこう綴った。

母と旅行に行くのは何年ぶりかなと思うくらい、久しぶりでした。母は旅行のずいぶん前からそわそわして楽しみにしていたようです。

ちょっと出かけるときは、私ひとりでも大丈夫ですが、一泊となると、一人じゃとても私の方に自信がありません。こんどの旅行に参加できたことがとても良かったと思います。

私は、家族に障がい者がいるという事を通じ学んだこと、考えさせられたことがあります。その中に人に対する思いやりがあります。旅行でも、一人じゃできないことやいろいろ手助けしてもらったり、声をかけてくださったりしました。してくださっている方たちは、何でもないことかもしれませんが、してもらった方はとてもうれしいことです。ある患者さんは、おいごさんと一緒にこられていました。親子、兄弟じゃないけれど、いやな顔一つせずいろんな事をされていました。私はすごいなと思いました。もし、私に障がい者が家族にいなかったらできただろうかと考えました。もしかすると考えることもできなかったかもしれません。

――旅行へ行き、反省する事もありました。私は、先の事を考えないで……確かに、考えるのが怖いだけかもしれませんが、今を母と一緒にたくさんの思い出づくりをしたいと思います。

Sさんの母親はこの二カ月後、息を引き取った。患者にとっても、そして家族にとってもかけがえのない思い出となった旅行だった。

こんなことを日記に記した患者もいる。旅行当日の日記だ。

――本当に「神」というものが存在するなら、その「神」に感謝したい気持ちでいっぱいです。今回の旅行は、天気にも恵まれ、人と人とのふれあいもできて、私自身の体調も大変よく、下痢をしなかったということに感謝しています。

どんなに薬を飲んでも下痢をするときもあるし、下着を汚すと、やはり落ち込むし、おなかが落ち着かないと、何も食べる気になれないけど、今回はおいしいものをたくさん食べられたし、何より、自分の足でこんなに長く歩いたのは久しぶり。ペースメーカーのおかげです。

いままでは買い物に行っても途中で目の前が暗くなっていたのに、亀山公園では車椅子に混じって夫と一緒に歩いたし、二人で歩くということがこの一〇年ほとんどなかったので、本当にうれしかった。

気候もよくて、やっと桜が咲き始めていた。川の流れがおだやかで「幸せ」な気持ちでいっぱいになれた。夜のカラオケも夫と歌うなんて本当に何年ぶりだろう。私が一番楽しんでいたようで、他の人たちにちょっと悪かったかなとも思う。でも、幸せを感じられるうちにたくさん感じたい。そして、自分を少しでも良い方向に向けてゆきたい。家族旅行では味わえない楽しさを満喫できた。ほかの患者さんたちの笑顔も見られてよかった。

秋月を歩いたのはちょっときつかったけど、私の好みの街並みで、一五年前に仕事で来たときのことを思い出して懐かしかった。また来たいと思った。本当に良き二日間をありがとうございました。また、これからも、ガンバって明るく生きていこうと思います。

志多田はこうした患者たちの思いを受け止め、手術を受けられない患者の子どもたちの世代につながる治療法はないのかと、この年の五月、信州大学を患者の代表らと訪問する。Sの母親の死期が近いのを感じ、当初の予定を決行するか迷っていた志多田だったが、Sの母親は志多田にこう言った。「私には三人子どもがいる。行って来て」と。その言葉に背中を押された志多田は、熊本大学ではまだ実施されていなかった生体肝移植への希望を見いだせないかとの思いをもって、信州大学に向かった。募金をするか、あるいは土地や財産を売っての渡航しかできない海外移植よりは、生体肝移植の方がいいのではないかと、このときの志多田は単純に考えていた。

信州大学では、志多田らを歓迎してくれた。移植手術の後に志多田を病室に入れてくれたり、夫婦間で移植手術をした患者に話を聞かせてくれたりした。数日の滞在中、志多田は根治療法がない現段階では、これからは生体肝移植に切り替えなくてはいけないのではないのかとの思いを強くしていった。ただただ患者を救いたいという気持ちだけだった。信州大学は、希望するならば荒尾の患者を受け入れるという姿勢だと、志多田は感じた。

その志多田に、熊本大学で研究を続けていた安東は「オレを裏切ったのか」と腹を立てた。このころは志多田と安東はすでにぶつかり合いながら信頼関係を築き、互いの思いをさらけ出していた。懸命にFAPの研究を続けていた安東にとっては、別の大学にまで触手を伸ばす志多田が許せなかったのだ。「生体肝移植は、健常者を手術台に載せる技術だ。健常者をオペにかけるなんて」。志多田に思わず大きな声で安東は怒鳴っていた。当時、まだ安東は生体肝移植を前向きにはとらえることはできていなかった。何よりも提供者である健常者にメスを入れること、移植されるのは肝臓の一部であることが背景にあった。脳死移植の方が健常者にリスクを背負わせることもなければ、肝臓を丸ごと移植するために予後もよかった。だが、日本では、この年一九九七年の一〇月にようやく脳死移植法が施行されたばかりで、脳死移植は実施もされていなかった。海外移植となれば、多額の費用がかかる。志多田には「二〇〇〇万円もかかる治療を強要されてきた」と言われた。患者や志多田が生体肝移植に心を動かすのは理解できる。だが、安東は信州大学に行くことはないだろう、という思いだった。

安東に文句を言われた志多田も、そこで考えが変わる。やはり近くにいる熊大と、安東らとともに歩むべきだと考え直すことになる。

海外移植も転機を迎えていた。世界中がどこも臓器不足。日本人ばかりを受け入れられないと渡航は難しくなっていく。ＦＡＰの根治療法がない以上、海外移植の道も絶たれるとなれば、安東も生体肝移植を考えなくてはならなくなった。「必要悪」という考え方で取り組んでいくしかないのではないか。そう考えた安東は舵を切る。熊本大学は一九九九年一月に同大学ではＦＡＰ患者としては初の成人間の生体肝移植を実施する。

以降は生体肝移植が治療のメインになっていく。だが、生体肝移植が増えるに従って、またその問題点も志多田の目に大きく、はっきりと映るようになっていった。

III

葛藤——広がる生体肝移植

1　広がる生体肝移植

夫から妻へ

熊本大学でのＦＡＰ患者に対する初めての生体肝移植は、一九九九年一月に行われた。熊本県内では前年暮れに胆道閉鎖症の女児に手術が行われたのに続いて二例目。ＦＡＰ患者としては、それまでに信州大学で一一例、九州大学で一例が実施されていた。

熊本大学でのＦＡＰ患者の生体肝移植は、夫から妻へ肝臓の一部を提供するものだった。提供を受けた妻、山中葵は、当時三五歳。荒尾の出身だったが、結婚して二人の子どもに恵まれ、県外で暮らしていた。

葵は生後七カ月のとき、炭鉱の爆発事故で、父親を亡くしている。それからは母が米屋で働きながら、葵ら三人姉妹を育ててくれた。母方の親類が何人も亡くなっていた。

中学から高校にかけてのころ、大阪から大学の先生が来て、葵は母と二人の姉とともに血液を採取された。長姉が「あなたたちはならないでよかったね」と言ったことを覚えている。だから、よくわからないが、自分は病気にはならない、と思っていた。

葵が一〇歳のころ、母がバイクで転び、頭の骨にひびが入って入院した。それから母の衰えが目立つようになった。高校に入るころには、母は自宅で寝ていることが多かった。

母はやせて、骨と骨の間に皮膚が落ち込むような感じだった。目だけが飛び出してギラギラしていた。足の親指はやけどしたのか、溶けて半分なかった。床ずれも激しかった。一週間下痢して、一週間便秘する、という繰り返しだった。布団にビニールを敷き、その上にシーツをかけ、紙おむつをして寝ていたが、便秘が終わって下痢が始まると、異様な量の便が流れるように出てきた。ビニール、布団、じゅうたん、畳まで便がしみこんだ。母は「悪いね、ごめんね」と繰り返した。

寝たきりの状態の母親に代わり、炊事、洗濯をしたのは五歳上の長姉だった。その姉も就職して県外に出ると、三つ上の次姉と家事をした。金がなかったため、親類の家の馬小屋の隣の、掘っ立て小屋に住んだ。食事も粗末で塩をかけただけのごはんということもしょっちゅう。もらったニンジン、タマネギで作ったかき揚げがごちそうだった。

母は葵が一九歳のとき、四九歳で亡くなった。

葵は自分に母の病気が関係するとは露とも思わず、二二歳のとき、バイト先で知り合った夫と結婚した。ずっと病気のことは意識していなかった。

一九九六年、友人に勧められてヨーグルトきのこを飲んだら、じんましんが出た。病院に行くと、病歴を聞かれた。母の病気の話をし、だが、自分は高校生のときに大丈夫と言われた、と伝えた。医師は検査を勧めた。勧められるまま、皮膚科から内科に行き、血液検査をした。それから、神経内科を受診し、検査入院した。結果はＦＡＰの遺伝子を受け継いでいた。

どういうふうになるのかと聞いても、医師は説明してくれなかった。人づてに聞いた移植のことを尋ねたが、何も言ってくれなかった。葵は自分はもう死ぬんだ、と思った。母のようになって死ぬんだ、と。だから、このころから、二人の子どもに、米の炊き方や洗濯の仕方などを教えるようになった。

そのころから便秘をよくするようになり、足には付け根までチクチクとした痛みがあった。

ちょうどそのころ、弘孝則《ひろたかのり》に続いて募金で海外移植に行こうとしていた女性のＦＡＰ患者のことを新聞で目にした。葵は寄付をした上で、電話をした。そこで、熊本大学がＦＡＰに取り組んでいることを知った。一九九八年の夏、熊本大学を訪れた。

診察してもらうと、発症から一年八カ月が過ぎていると、言われた。医師からこれからとれる治療法の話を聞き、志多田や海外で移植を受けた患者にも会って話を聞いた。

熊大や九大などでいろいろ話を聞くと、移植手術は米国のシカゴだと七〇〇〇万円、スウェーデンだと四〇〇〇万円かかるという。海外移植のことを告げると、夫は「なぜそんなに元気なのに、手術しなくてはいけないのか?」と言った。外見では葵はまだまだ元気だったからだ。夫は酔ったとき、「そんなに多額の金は出せないから死んでくれ」と漏らした。だから、葵は自分は死ぬのだと思った。

まもなくして、熊大の医師から電話があった。「旦那さんの血液型は何型?」。当時は血液型が同じであることが生体肝移植の第一条件だった。夫の血液型は自分と同じA型だった。だが、生体肝移植の話を、葵自ら夫に言うことはできなかった。

夫は会社の営業マンとして忙しく働いていた。熊本大学に赴くこともできなかった。それで海外出張に出かける途中の医師に夫が空港で会い、生体肝移植について説明してもらう、ということになった。ところが、夫は医師に会い、腰掛けるやいなや「生体肝移植でお願いします」と言った。

後で葵が「なぜ?」と尋ねると、夫は「大きいことは即決する」と答えた。子どもにもし遺伝していたらどうするのか、と問うと、「またやるよ」「それに何年先になるんだ?」と夫は言った。子どものときには、医療の進歩もあるかもしれない、という思いだった。葵が「それに賭ける気にはならない」と言うと、夫は「僕はそれに賭けたい。僕は子どもと自分だけの生活は考えられない。いまはお前に生きてほしい」と言った。

葵は自分が生きるために、健康な夫の体を傷つけていいのか、と悩んだ。だが、同時に生きたい、とも思った。母のような死に方はしたくない。その気持ちが強かった。

体の大きかった夫は、脂肪肝だった。仕事が終わって帰宅する午後一一時すぎから約五キロ、毎日走った。二カ月半で十数キロやせ、脂肪肝を克服、葵に提供できる肝臓にした。

移植手術の前、葵は二週間、夫は一週間入院し、備えた。手術の前日は、夫は緊張していた。「二人に何かあったら、子どもたちはどうなるのか」。不安が先に立ったという。一方の葵は「私は助かるんだ」という思いが先で、熟睡していた。

手術は成功。夫は約三週間で退院、葵も三カ月ほどで退院した。だが、葵はその後、腸閉塞を起こし、痛みにのたうち回った。二週間入院した後は何とか暮らしている。

手術の前に比べると、足のピリピリとした痛みはなくなったが、便秘はそのままだ。毎日下剤を飲んでいる。低血糖も出やすいし、疲れやすいなとは感じている。だが、葵は自分が両親を早くに亡くし、行きたかった大学にも進学できず、さびしい思いを抱えてきた。親はいるだけでも違うと感じてきた。だから、子どものために、カラ元気でも元気にしていたい、と思う。子どものために何かをしたい、と思うのだ。手作りのおやつを毎日作ったり、独居老人の訪問とか障がい者の介助とかボランティアにも連れて歩いたりしている。いろんな人を見て、自分で考える力を養っておいてもらいたいと思う。

手術後に変わった夫婦の関係

葵は移植手術を受けて、性格が変わったという。「手術したんだから、変われ」と夫に言われた

ことも ある。手術前はあまり喜怒哀楽を表さなかった。夫に文句を言ったり、逆らったり、楯を突いたりすることは全くといっていいほどなかった。だが、手術後は、完全に自分を表現するようになった。ときには夫に文句を言い、対等に話をする。

手術を受ける前には、「これで一生、夫には頭が上がらないかもしれない」と心配していたが、術後、それは杞憂に終わった。「金使いすぎ！」なんて、夫に怒ることもある。以前なら絶対に言えないことだった。夫がお風呂で頭を洗ってくれたり、寝ているとマッサージをしてくれたり、本当に自分を大切にしてくれていることを感じる。子どもたちも「お父さんが変わった」というぐらいだ。夫にドナーになってもらい、迷惑をかけたのは十分に理解している。体も傷つけたし、仕事も休ませた。だが、移植することが決まってから、夫と腹を割って、さまざまなことを話し合った。隠し事なしに。それがよかったのかもしれない。手術後はなんでも話し合える仲になった。夫は「先送りの人生はやめよう。楽しんで生きていこう」と葵に語りかけるのだった。

一方、葵は、次姉にも手遅れになってはいけないと検査を勧めたが、当初、姉は「そんなことで電話してくるな」と怒った。だが、姉は症状が出てきたのだろうか、あるとき検査したいと連絡があった。検査をしてみると、ＦＡＰを発症していた。だが、姉は姉の夫とは血液型が違った。当時は生体肝移植はできなかった。

姉は募金という方法で海外での移植を選択した。手術は成功、無事帰国したが、姉は精神的には非常に不安定だった。姉を見ていると、葵は心のカウンセラーは重要だと痛感した。病気のカウンセリングだけではなく、家族の状態も理解しての心のカウンセリングが欠かせないのではないか、と感じた。姉は募金という方法をとったことで、周囲の目を非常に気にしていた。

花をもっていこうとすると、「買ったと思われるからもってこないで」と言った。移植から戻ってきてからは、外食をすることもはばかられ、できあいのお総菜を買うのにも周囲を気にしたという。「そこまでしなくても大丈夫だよ」と声をかけても、姉は「言われたくない」と言った。

ただ、葵にしても、もし子どもにＦＡＰが遺伝していたら、と考えると心配は絶えない。葵の肝臓はもちろんだが、夫の肝臓も子どもたちに提供することはできない。子どもたちに病気のことを聞かれたときには隠さず話そうと決めてはいる。そして、できちゃった結婚は怖いから、恋人のことを隠さず話せる雰囲気を作っているつもりだ。

日本で最初の生体肝移植は一九八九年に行われた。胆道閉鎖症の我が子を救うために父親が子どもに肝臓の一部を提供したのが始まりだ。日本では脳死移植をするための法整備がままならず、また、海外での移植も「臓器売買」との批判を受けるようになり、脳死による移植手術を受けることそのものが困難になっていた。九七年には日本でも脳死移植法が制定されたが、なかなか脳死による移植は進まなかった。その状況に、国内では、生体肝移植の実施が増えていくことになる。時代とともに日本でも脳死移植が増えるが、特に、明日明後日に死ぬかもしれないという緊急性に乏しいとされるＦＡＰ患者の場合、脳死肝臓移植の対象になるのはなかなか難しい。そのため、ＦＡＰ患者の間では九三年に信州大学で初めての生体肝移植が実施されて以来、生体肝移植が急速に拡大していった。

ＦＡＰは難病指定されているため、医療費はほとんどかからない。だから、国内での生体肝移植は、多額の費用を必要とする海外移植に比べ、患者にとってはぐっと身近になった。根治療法がない現状では患者や家族たちの支えにもなっている。だが、臓器提供者がいなければ受けられない治療法でもある。

四九歳で亡くなった橋本太郎には提供者がいなかった。海外での移植は最初からあきらめていたが、生体肝移植は考えたことがあった。だが、実母や妻とは血液型が違った。手術を受けるのは無理だった。

「命の差別？　それはあるかもしれないけど、仕方なかね」

悟りなのか、あきらめなのか。やせ細った顔に苦笑いを浮かべながら、橋本は亡くなる二年ほど前にそう話してくれた。

生体肝移植の拡大に、志多田正子は、患者の命を救うためとわかってはいるが、正直戸惑いも感じている。「親ならば、どんなことをしても助けようという気持ちになるのはよくわかる。だから親から子への移植に私は何の文句もない。だが、夫婦間、義理の親子間、最近は子どもから親への移植まである。提供者が本当に自由意思で手術を受けることができるのだろうか。そして、提供者がいない患者はどうなるのだろう」と思うのだ。

ＦＡＰ患者の場合、少なくとも親のどちらかがＦＡＰだ。つまり、肝臓を提供できる親は一人しかいない。もし、子どもが複数いて、いずれもＦＡＰの遺伝子を受け継いでいたらどちらに移植をするのか、という問題が起きる。

また、兄弟姉妹間の移植にしても同じ親から生まれていれば、兄弟姉妹にもＦＡＰの遺伝子が二分の一の確率で受け継がれている。すでに発症して移植を受けたいと希望する患者が、兄弟姉妹から移植を受けようとすると、肝臓提供の意思があるその兄弟姉妹はまずＦＡＰの遺伝子をもっていないか、遺伝子検査で確認しなければならない。

遺伝子検査は、血液を調べて、その人がＦＡＰの遺伝子をもっているかどうかを診断するものだ。ただ、遺伝子診断には、医師の診察の結果、発症が疑われる場合に行われる確定診断と、満二〇歳以上の成人で本人の希望で実施される発症前診断がある。肝臓を提供するドナーになろうと思って受ける遺伝子診断は、後者になる。

検査の結果、遺伝子がなければ、肝臓を提供することができる。だが、健康な体にメスを入れる手術だ。一〇〇％安全とは言えない。その兄弟姉妹が結婚をし、あるいは子どもがいたら、その兄弟姉妹の家族はどう考えるのか。また、もし、肝臓を提供しようと考えていた兄弟姉妹に遺伝子診断で遺伝子が受け継がれていることがわかれば、彼らもいずれ発症するという現実と向き合わなければならない。

夫婦間であれば、提供する側の家族、舅姑がどう受け止めるのか。また、夫婦間で肝臓移植をしてしまえば、もし子どもが発病したときには、親からは提供できないという現実が将来やってくる。そして、志多田がもっとも恐れるのは、肝臓移植が治療の中心になり、移植ができない患者は昔のように医療の現場から捨て置かれるような状況になるのではないか、ということだ。「自分は石ころじゃない」と叫んで亡くなっていったＦＡＰ患者たちの苦しみが、再来するのではないかと志多田は危惧している。

志多田は熊大でＦＡＰ患者への生体肝移植が始まり、こんな詩を文集に寄せた。

アミロイドーシスと共に　歩んだ旅三〇年
それは平坦な道ではなかった
時代と共に人も変われば　言葉も変わる
治療法のない苦しみ　一つの目標に

夢と希望の灯り　それはガラスの城

当時だれも想像しなかった　肝移植
アミロイドーシスからＦＡＰへと
あれから五年　初めて知る生命の差別
今始まる新たな苦しみ　生体肝移植
心のケアだれがする　患者と家族の

医師と患者家族は　決して分かり得ない
難病という　研究疾患だから
ものじゃない　人間なんだと叫んだ心
フリーになった時　医者の言葉も変わる
決して　同じ立場に立つ事はない

報道の嵐　根底から消えたガラスの城
いつかは消える時代と共に　もう元にはもどらない

新たに自らの生きる道を　きっとある
強くたくましい城　患者の心に
いつか　笑える日が来ると信じて

妻から夫へ

荒尾市に暮らす鈴木孝夫、和子夫妻も一九九九年に夫婦間での生体肝移植に踏み切った。鈴木夫妻の場合は、姉さん女房の和子が、ＦＡＰ患者の孝夫に肝臓の一部を提供した。和子三二歳、孝夫は三〇歳。二人には一女一男がいた。

孝夫は、幼いときから農業と漁業に携わっていた父の体の具合がよくなかったことを覚えている。小学校に入ると、父が入院した。ベッドの横にポータブルのトイレが置いてあった。父はそこで用を足した後、自力でベッドに戻れず、孝夫はよくそれを手伝った。父の病気は、地域名がついた「〇〇病」と聞いた気がする。みながコソコソと話す様子に、人には言えないことなのだろうか、と幼な心に感じていた。

当時、ラジコンが流行っていた。親に買ってもらう友だちも少なくなかった。孝夫もほしかった。一度だけ「ほしい」と口にしたが、ダメと言われ、それ以降、「ほしい」とは口にしなかった。小さいころから、何となくそういうことを背負う子どもだった。

父は孝夫が一一歳のとき、亡くなった。八歳上の孝夫の兄に「家のことは頼んだぞ」と言って息を引き取った。四五歳だった。

兄は高校を出て地元で就職していた。その兄は二四歳のころ、腰が痛いと言い出し、近くのクリニックを受診。そこで、FAPとわかった。兄はやせていった。入退院を繰り返しながら働いていたが、少しずつ体力が落ちていった。

高校を卒業した孝夫は、兄の病気のこともあり、地元の会社に就職した。だんだん弱っていく兄の姿を見て、「自分もなるかもしれない」と怖かった。友人とバカ騒ぎしていても、ふと病気のことが頭をかすめ、落ち込んだ。

孝夫は和子と知り合って、二年ほどつきあい、二三歳のとき、結婚した。

当時、孝夫の兄は車椅子だった。たまたま家で会う義兄の姿が、和子は気にはなっていた。義兄は階段をはってのぼっていた。何の病気なんだろう。結婚前、和子は孝夫に聞いたことがある。「お父さん、何で亡くなったの?」。孝夫は「うーん、病気で」と答えるのがやっと。「何の病気?」と聞かれ、「原因はわからん病気」と言った。和子はそのとき、孝夫がしゃべりたくなさそうだな、と思った。これ以上聞いちゃいけないのかも、と感じ、そのままにした。

和子も荒尾生まれの荒尾育ち。「○○病」という名前は聞いたことがあったが、どういう病気かは知らなかった。ただ、親が「あそこの人は寝たきりになってかわいそうね。水が悪いのかねえ」

などと話していたことが記憶にはあった。だが、それは「○○病」とは結びついてはいなかった。孝夫は結婚のとき、病気のことは「言いたかったけど、言いきらんかった」と振り返る。孝夫の兄は、車椅子姿で、二人の結婚式に出席した。

孝夫と和子の間には九四年に長女、九六年には長男が生まれ、幸せな日々を送っていた。長男が生まれて一年ほどして、「道しるべの会」の初代会長を務めた崎坂祐司のことを取り上げたテレビ番組が放送された。家族ぐるみでつき合っていた地元新聞の記者から録画を頼まれていた。和子は録画しながら、孝夫と一緒に、その番組を見た。

すると、孝夫が「これ、わかる?」と和子の顔をのぞき込んだ。画面に映った崎坂の手足は、孝夫の兄の状態と同じだった。「お兄さんの病気と一緒かな」と和子が答えると、孝夫は「そう」とうなずき、「お父さんもその病気やった」と付け加えた。

番組が終わった後に、二人はもう一度録画を見直した。どちらも泣いていた。孝夫は病気のことを告白したことで、和子が離れていくという怖さはなかったが、これまで言わなかったことを責められるのではないかと思っていた。

和子は孝夫に「あなたは大丈夫と?」と聞いた。孝夫は「たぶん大丈夫」と言ったが、和子は心配する気持ちを抑えきれなかった。孝夫の兄は二四歳ごろから症状が出ていた。孝夫はもうすでにその年齢を超えていた。

友人の地元新聞の記者から「道しるべの会」の文集を借りてきてもらった。和子はそれを読み、ＦＡＰがどういう病気であるのか、少しずつ知った。ＦＡＰは二分の一の確率で子どもに遺伝するということもわかった。心配でならなかったが、孝夫の言った「大丈夫」という言葉を信じたかった。でも、不安を消し去ることはできなかった。夫に遺伝していなければ、子どもに出ないこともわかっている。だが、夫に遺伝していればどうなるのか。夫はＦＡＰの遺伝子を受け継いでいるのか、受け継いでいないのか。和子ははっきりさせたかった。「将来、ＦＡＰになるのか、ならないのか。子どものために検査を受けてほしい。もし遺伝していたとしても、方法がないわけじゃないけん」と和子は孝夫に迫った。

一方の孝夫にしてみれば、患者会の文集を読むのにも勇気がいった。やせ細り、下痢を繰り返す病気、悲惨な症状に、どういう病気であるかを受け止めること自体が難しかった。それでも文集は何回も読み返した。患者の不安と怒り、哀しみ、傷つけられる人間の尊厳とそれを守ろうとする努力、生への渇望と死への恐怖……。患者たちが記した文章に涙した。

当時の孝夫には自覚症状は何もなかった。和子と和子の友人の新聞記者に検査だけでもしてみたらと何度も勧められた。孝夫自身は、検査は受けたくなかった。まず発症前に遺伝子診断ができることを知らなかったし、とにかく怖かった。もしＦＡＰだったら、移植もあるからいいじゃないか、と和子に言われた。そう言われると、そうかもしれないと思いつつ、それでも戸惑いは残った。一カ月近く、二人は話し合った。結局、孝夫は自分一人の問題ではないから、はっきりさせておかなきゃいけない、と検査に臨む覚悟を決めた。孝夫は、兄にも遺伝子検査を受けることを伝えた。兄は「お前は大丈夫だと思うけどなあ」と言いながら、医師を紹介してくれた。

和子は当時をこう振り返る。「とにかくはっきりさせておきたかった。『大丈夫』の方が先に立っていた。だけど、いま思うと、自分のためだった」。和子は三人目の子どもをほしいと思っていた。そのためには、はっきりさせてからと考えたのだ。たぶん大丈夫なんだから、検査だけはして確認しておこう、と思った。「子どもがいなかったら検査していなかったかもしれない。子どもがどうなのかという心配の方が大きかったかもしれない。だから、夫を押した。夫はいやいや仕方なく、という感じだったかな」と申し訳なさそうに振り返る。

採血をしてもらうために、荒尾市民病院に行くと、志多田正子がいた。一九九八年一〇月ごろだ。志多田は孝夫と和子の姿を見て、「何しに来たん？」と尋ねた。「白黒はっきりさせようと思って」と孝夫が遺伝子検査をするために来たと伝えると、志多田は「まあ、しとくたいね」と言った。

だが、孝夫は検査を受けてから急に怖くなった。自分にＦＡＰの遺伝子がなければそれですべてが丸く収まるが、もし、プラスだったら、子どもにも二分の一の確率で遺伝してしまうのだ。大丈夫だといいながら、結果を猛烈に心配する自分がいた。ビールや焼酎を飲んでは寝る日が増えた。ひまになると、病気のことが頭をもたげてきていた。孝夫にとってはＦＡＰになるということは、イコール死ぬことを意味していた。すでに兄を看取る気持ちでいたからだ。和子は方法はあるとは言ったが、現実問題として、金はない。募金は志多田もやめておいた方がいいと言っていた。ということは、方法はないのではないか。考えれば考えるほど不安になった。

約一カ月後。孝夫は和子と子ども二人を連れ、病院に赴いた。家族四人で結果を聞きに行った。二人は「大丈夫よね」と話をしていた。そのころ、孝夫はたまに下痢をするとは言っていたが、それは焼酎を飲み過ぎた後だった。ほかの症状は出ていなかった。

診察室に呼ばれた孝夫は長女を抱っこし、和子は長男を抱えて椅子に座り、熊本大学から外来に来ていた医師の安東由喜雄と向き合った。最初に安東は孝夫に向かって「お兄さんと顔が似ていますね」と語りかけた。その後、資料を出して、「残念ながら、遺伝子があります」と言った。

その言葉を聞き、孝夫は目の前が真っ暗になるのを感じた。うなだれるしかなかった。和子は、はぁーと、大きなため息をついた。心の中では、「えー、うそー」と叫び、子どもに二分の一の確率で遺伝する、という思いだけが渦巻いた。ほかは何も考えられなくなった。孝夫ががっくり来ているのはわかったが、その様子を見ている余裕は和子にはなかった。

安東は、何回も検査をやり直したが、間違いない、と断言した。

和子が覚えているのは、安東に「何か聞きたいことはあるか？」と尋ねられ、自分が「三人目はつくることができますか？」と聞いたことだ。安東は、「スウェーデンでは遺伝子をもっていても七割の人は発症しない」と言った。それを聞いた和子は、それにかけたい、と思ったことを覚えている。

スウェーデンではＦＡＰの遺伝子をもっていても七割の人が発症しない。これは事実だ。だが、それは日本にあてはまることではない。それでも、あまりにショックを受けている二人に希望をもたせるために安東が口にしたことだった。

安東は二〇〇〇万円ぐらいで海外に行って移植手術を受けることができるとも言った。もし金がなければ、募金という方法もある、家を売って行った人もいる。もしだれか親戚にドナーがいれば生体肝移植もある、と説明してくれた。

ただこのときは孝夫にはまだ症状が出ていなかった。安東からは半年後にまた来るように言われた。孝夫はこのとき安東に、子どもはどうなるのかと尋ねた。「それはわからない。確率は二分の一。二人ともなるかもしれないし、一人かもしれない。また、二人ともならないかもしれない。だが、子どもの検査はできない」。それが安東の答えだった。発症前の遺伝子診断は成人になった人が、自分の判断で検査すると決めなければ受けることができない。親が勝手に、子どもに病気が遺伝しているかどうかを調べることはできないのだ。

診察室を出て行くと、志多田が「どうやった?」と聞いてきた。孝夫は「出た」と答えるのがやっとだった。志多田は安東のところに行って何やら話をし、戻ってきてから、スウェーデンで肝臓移植をしてきた斎藤宏明に連絡をとった。やってきた宏明の姿を見た孝夫は「移植手術をすればこんなに元気になるのか」と思った。宏明の姿は、波立つ心を少し落ち着かせてくれた。

和子もまた、宏明の姿を目にして、「こんなに元気でいられるんだ」と思った。そして、志多田に方法はいくつかあるからと励まされ、その言葉を反芻した。志多田は「いまは移植もできるし、生体肝移植もあるし……」と言って、「血液型は何型？」と尋ねた。孝夫も和子もA型だった。それを聞いた志多田は「同じならよかった。それなら大丈夫」と言った。

和子はこの志多田の言葉で安心し、自分の心の中で、自分が肝臓を提供する生体肝移植の存在が大きくなった。二人がA型で生体肝移植をすれば助かる。そう思うと、和子は何とかなるのではないか、と思えた。何とかなる、と思いたかった。だが、志多田はその後、孝夫に「私があああいうふうに言ってよかったのだろうか」と吐露している。志多田の言葉は、孝夫と和子を絶望のどん底から救う一方で、方向性を示すものにもなった。その意味を志多田は十分に理解している。しかも、志多田は諸手を挙げて生体肝移植に賛成しているわけではない。問題点が多々あることを自覚している。だからこそ、そこに志多田の苦悩がある。「私は悪女」とたびたび志多田が口にする台詞は、こうした志多田自身の葛藤が現れている。

遺伝子診断の結果を聞いてからというもの、孝夫はしばらく落ち込んだ。仕事中や運転中にも不意に涙が出てきた。「どうして僕が……」と思わざるを得なかった。そんな様子を見た和子は「発症したときは、私が何とかしたる。借金してでも、募金してでも」と言った。「先生はスウェーデンでは七割は発病しないと言っている」とも言って励ました。

孝夫と和子は検査を受ける前、大丈夫だったら、家族でディズニーランドに行こうと約束していた。大丈夫ではなかったが、孝夫は家族四人で一一月に二泊三日で出かけた。気分転換になるかと思っていたが、子どもたちと和子と濃密な時間を過ごし、孝夫は家族のために頑張ろうという気持ちを固めることになる。

このころ、和子は地元に薬害エイズで亡くなった草伏村生《くさぶせむらお》の人生を取り上げた一人芝居を誘致した。草伏の著作を読み、舞台を見て、「いろんな病気の人がいる」ことを知り、勇気づけられた。自分と向き合わなければいけないということにも気づかされた。目を外に向けると、アジアの子どもたちは朝から晩まで働いて寝るときに幸せを感じるということも聞いた。自分だけが悲観的になることはない。幸せは自分でどう思うかではないか。そんな思いを胸に、孝夫の病気がどう進行していくのだろうか、と話し合った。早くわかった方が準備ができる。生体肝移植もある、と二人ですでに話を始めていた。

ドナーとなった妻の苦悩

半年ほど経った九九年春。志多田からそろそろ受診したら、と連絡があった。孝夫は熊本大学に出向いて胃の組織をとってもらった。とりあえず、の気持ちだった。

約二週間後、孝夫は、荒尾市民病院に診察に来ていた安東を和子とともに訪ねた。このときも「残念ですが……」と安東は切り出した。すでに胃にアミロイドが付着しているという。つまり発症しているということだった。安東はいくつかの選択肢を示した。海外での移植。金がないなら、募金という方法もある。生体肝移植もある。治療薬の開発を待つという道もあると言った。孝夫はこのときの衝撃を、遺伝子があると言われたときに比べればその半分だったと振り返る。ある程度覚悟ができていたのだろうと自分で思うのだ。

孝夫と和子は話し合いを重ねた。金もないし、問題があると言われている募金も避けたい。夫婦間で移植ができればいいな、という話にはなった。だが、孝夫にしてみれば、自分から肝臓がほしいとは言えなかった。和子は「そのつもりやけん。(海外に行く) お金ないんだから」と言った。だが、孝夫にとっては兄に対して、「自分だけ助かっていいのか」という思いを抱いていた。入院する兄の元に頻繁に通い、一人では歩けない兄を病棟の外に連れ出しては、好きなタバコを吸うのを手伝った。発症していることを伝えると、兄は「移植しかなか」「募金とかで行くしかなか」と言った。兄貴は移植とか考えなかったのか、と尋ねる孝夫に、兄は「この状態で移植してもなあ……」と言葉を濁した。「うちの母ちゃん (和子) がどがいかすると言うてる」と孝夫が話すと、兄は「よかねー」と言った。兄は独身だった。とても和子から肝臓をもらう話が進んでいるとは言えなかった。兄はエレベーターに乗りながら、孝夫に言った。「こうなるのは怖かろ」。孝夫は「うーん」とあいまいな返事をするしかなかった。兄はまだ生きているのに、自分だけが助かっていいのか。自分だけが助かることに、罪悪感を抱く孝夫だった。

兄は、その夏、この世を去った。三八歳だった。

和子は、孝夫に助かってもらう、ということしか考えられなかった。

だが、海外に移植に行くようなお金はない。子どもには何を残すのがいいのか。自分の肝臓か。それとも、病気の父でもこんなに頑張って元気になっているという姿を見せるのがいいのか。子どもは二人ともまだ小さい。父親が死亡し、子どもたちにも「あなたもあの病気」と言うよりは、父親が生きて、こんなに元気になっていると伝えながら生活していった方がいいのではないか。和子はそう思った。

夫に肝臓を提供すれば、もし子どもが同じ病気になっても、そのときは自分がドナーになることはできない。だが、もし今回夫に肝臓を提供せず、子どものためにとっておくという決断をしても、子どもが発病したときに自分の肝臓が子どものときに使えるという保証はない。父親の存在は幼い子どもたちにとっては大きい。だから、同じ血液型の自分が夫の肝臓移植のドナーになると決めた。

ただ女性の場合はふつうでも男性よりは肝臓は小さい。さらに、生体肝移植の場合は、肝臓の一部を移植するため、さらに小さくなる。だから、手術に適合するかは、詳しく調べてみないとわからない。和子は孝夫とともに、肝臓の大きさや機能、その他、移植手術に必要な検査を、兄が亡くなってから受けた。大きさはギリギリで手術ができる、とのことだった。

孝夫は最初は固辞していたが、和子に「子どもには父親が必要」と言われ、生きることを選択、肝臓の提供を受けることにした。和子への遠慮はあったが、早く手術した方がいいと言われ、失敗を考えず手術して早く元気になろうと心を固めていった。

だが、手術が近づくにつれ、和子の心の中に「なぜ夫に？」という気持ちが強くなる。子どもなら自分の命に代えてもいいと思える。だが、夫は違う。将来、子どもたちはもしかすると二人ともFAPになるかもしれないと思い始めると、一度決めたはずなのに、迷いが生まれた。それを孝夫にこぼすと、「それなら、それでもういいよ」と孝夫は答える。だが、孝夫にそう言われると、和子はまた、子どもは小さいし、一人で育てるのは大変だし、やっぱり夫に肝臓をあげて生きてもらった方がいい、と思い直すのだ。

だが、その思いがつい口に出てしまう。

「自分が死んでも子どもを助けるというつもりでいてくれんと、肝臓はやれん」

「子どもにはもう肝臓はあげられないから、その分あなたが元気になって稼いで。子どものために」

「あなたはどう考えとると？」

孝夫はもともとおとなしい性格だ。はっきり物を言う和子の言葉を黙って聞いていた。お金もないのに、子どもが二人ともFAPになるかもしれない。それを考えると、和子は平静ではいられず、孝夫に迫っていたのだ。その様子を見ていた長女がこう言った。「保育園の先生が四つ葉のクローバーを見つけると幸せになるって言ってたよ。私がもってきてあげる。それと、お金はコピーすればいいんじゃない?」。和子ははっとした。けんかせずに冷静に話さなくては、と思い直し、また孝夫と向き合った。

いまにして思えば、和子は孝夫に対してひどいことを言ったと思うが、和子も必死だった。自らの健康な体にメスを入れ、肝臓を提供するという決断は大きいものだ。

和子は生体肝移植をすることを決めてから、両親や弟に伝えた。反対されたら、縁を切ってもいいと思っていた。弟には「二人に何かあったらどうするの?」と言われた。だが、両親も弟も反対はしなかった。

和子は手術に臨む怖さを医師に訴えたことがある。すると、医師は「ドナーは失敗したら、次の手術ができない。だから、慎重にやる。患者さんは失敗することはあるかもしれないし、そうなっても仕方ないけど」などと言った。臓器を取り出すドナーの手術が失敗し、健康だったドナーに何かがあれば社会的に大問題になる。そうなれば、その影響で次の手術ができなくなるかもしれない。それに比べて臓器を提供される患者はもともと病気であり、その治療の過程の手術で問題が起こっても、ドナーの手術に比べれば、その社会的影響は小さい、ということだ。つまり、ドナーの手術は絶対に失敗できないという覚悟で慎重に進める、という意味だった。和子には医師の言葉の意味することがすぐにわかった。

隣には孝夫がいた。和子は安心する一方で、孝夫の気持ちが心配になった。孝夫は孝夫で、和子のことを思えば安心感が芽生えた。それだけだった。孝夫は失敗する気は全くなく、手術に臨むにあたって遺書も書かなかった。

和子と孝夫は二人ともに失敗し、死ぬことはないだろう、と話し合っていた。「どっちかが死んでも、生き残った方が子どもをちゃんと育てようね」。一〇〇％本気でそう言っていたわけではないが、万が一のときのためにと、そんな心の準備もしていた。

「お父ちゃんはお母ちゃんの肝臓をもらわんといけん病気になった」

幼い子どもたちにはそう伝え、二人は一九九九年一一月に移植手術を受けた。

予想を超えた術後の苦痛

孝夫の手術は約一七時間に及んだ。目覚めた孝夫は「終わった」と思った。だが、それからがきつかった。幻覚に襲われた。裸電球のぶら下がった古い病室で自分がベッドに横たわり、実験台になっている夢を見た。三日ほどして和子が点滴台を転がしながらベッド脇にやってきた。和子の顔を見て、孝夫の目からは安心からか涙がこぼれた。和子も無事だったのだ。だが、移植した肝臓は小さいので体を動かさないように、と注意されていた。動くことができなかった。

ＩＣＵに五日ほどいて、その後、病棟の個室に移った。吐き気や熱が続き、だんだん声を出すこともできなくなっていった。朝夕に採血、三時間置きに体温、血圧などを測られた。予想以上に体がきつく、幻覚も現れ、気が変になりそうだった。「殺してほしい」とさえ思った。血管の詰まりがないかどうかを見るエコーも日に三～四回あった。だが、体に触れられることが嫌で仕方なかった。寝ても寝ても時間が進んでいないように感じた。

食事も、ごはんを一口、二口食べるのがやっと。薬さえも飲むのが大変だった。一〇日は起き上がることもできなかった。孝夫は「手術をしてよかったんだろうか。手術はまだしなくてもよかったのかもしれない」と、ぼーっとした頭の中で考えた。

そのころ、和子は、目もろくに開けられず、薬さえも満足に飲めない状態だった孝夫の姿に「もうダメなのかもしれない」と思った。孝夫は薬をすりつぶしても飲めなかった。見ている方がつらくなった。和子には孝夫が命がけで薬を飲んでいるように感じられた。

点滴の管も十数本。孝夫は寝たきり老人のようになっていた。孝夫のベッドの横に簡易ベッドを置き、和子はそこで寝た。幻覚を見るのだろうか。孝夫はときおり「外に子どもがおる。声が聞こえる」と言った。「こんなはずじゃなかった。手術してよかったのだろうか」。この時点での和子の率直な思いだった。だが、怖くてだれにも言えなかった。

看護師には「何かあれば相談して」と言われたが、「もうダメかも」と言われるのが怖くて、何も相談できなかった。手術前には、移植手術を受けた患者にも話を聞いたが、まさかこれほど大変とは思っていなかった。手術前は、二人とも、ドラマの中で見たシーンのイメージで、目を開けて「生きていてよかった」と実感するのか、と漠然と思っていたが、実際はそんな余裕は全くなかった。悪い方に考えたくない心理も働いて、「大丈夫ですよ」と医師に言われたことをそのまま信じ切っていたが、現実はそんなに甘くなかった。

「手術前より、手術の後の方が不安だった」と和子は振り返る。「こんな状況になるとは聞いていない」という思いが強かったからだ。

術後、病室に来た担当医に「移植したのは、肝臓の二八％だった」と告げられた。当初の予定は三八％だった。それよりももっと小さかった。孝夫はそれを聞いて「大丈夫だろうか」とショックを受けた。だが、担当医は「世界最小です」とニコニコと笑顔を見せ、論文を書くと言った。孝夫も和子も、世話になっていることはわかっているが、その様子に違和感を覚えた。

一〇日ほどしてやっとベッドから起き上がることができた。だが、腕に力が入らず、ベッドに腰掛けたり、ベッドに横になったりするのも大変だった。それからしばらくして、親に預けていた子どもたちが見舞いに来た。現金なもので子どもの顔をみると元気が出た。孝夫が歩けるようになったのはこのころだ。

ドナーだった和子は一七日で退院する。だが、和子も体に違和感があった。入院中はごはんが食べられない。食事をして寝ると、切ったおなかが引きつる感じがした。それでも、自分の痛みより、孝夫のことが心配だった。手術前には傷痕も見たことがなかったが、鏡で自分のおなかをみると、ベンツのマークのような逆Y字型に、大きな傷痕があった。夫にも同じ傷痕が残る。「あー」と思ったが、傷痕はしょうがない。「こんなもん」と自分に言い聞かせた。

和子は一年以上、痛くはないものの、腹が引きつれる感じに悩まされた。食事も量が食べられないし、走るのも怖かった。一年半すぎたころから週一回ダンスを習うようになり、初めて「大丈夫かな」と思えるようになった。だが、精神的に元に戻るには三年ほどかかっただろうか。寝ても寝てもだるく感じた。疲れやすく、疲れがとれにくくなった。かぜをひいても、以前より治りにくいと感じた。「きついな」と言うと、孝夫に「お願いだから検査して」と懇願された。病院に行って検査をするが、数値などの異常はなかった。それでも、自分としてはどこか違うように感じられた。

一方、孝夫の回復には時間がかかった。術後、拒絶反応が出た。結局、退院するのに四カ月かかった。その後も、肝機能の数値が悪く、入退院を繰り返した。孝夫の回復の遅さが一番の予想外だった。手術後の二年の半分は入院していた。薬を減らすと数値が落ち着かなくなる。顔もむくんだ。だが、手術直後の声も出ない、歩けないような状態と比べれば、明らかに元気になっていた。和子はあまり深刻に考えず、「いつかよくなるさ」と構えることにした。

孝夫は運良く、会社をやめないままに手術に臨むことができたため、社会保険から傷病手当を一年半受けることができた。そのおかげで、入退院を繰り返していても、生活は何とかなった。だが、二〇〇一年夏に職場に復帰した後も、体調を崩し、入院することが続いた。元通り仕事ができるようになればいいと思っていたが、そうはいかなかった。仕事には月の半分出るのがやっと。時給七〇〇円弱で、手取りは月五万円にもならなかった。結局、退職。失業保険を三カ月受け取り、その後職業訓練校に六カ月通った。

夫婦の危機

手術から三年、孝夫は自分の体調を見ながら仕事ができるようにと、自営業を立ち上げた。それでも、体調がすぐれないときもあり、なかなか収入は増えていかなかった。

和子は言う。「生体肝移植では、患者が夫で、術後にその夫が長い間働けないとなると、生活していくのは本当に大変だ。ドナーが夫だったらまだましかもしれないが……。手術前は、保険にも入っているし、貯金もあるし、などと思っていたけど、全然違った」。傷病手当を受けることができたのは大きかったが、もしもっと早く会社をやめていたら、生活苦に陥っていた、と和子は振り返る。

結局、自営業を始めるのに貯金は使い果たし、思うように業績が伸びないこともあって、生活はギリギリだった。「月に七～八万円稼げないなら、離婚した方がいいかも」。和子はつい、そんなことを口走ったこともある。言い方は冗談っぽく言っていたが、半分は本気だった。このころは、将来の生活が見通せず、気持ちが焦っていた。

和子自身、以前から始めていた木のおもちゃなどを扱う仕事をしていたが、もうけというより子どもたちの成長や育ちにかかわることにやりがいを感じて始めた仕事だ。だから、収入は月に数万円だった。孝夫の収入が激減し、週三回、夜間のアルバイトもした。フルタイムで働くという方法もあったが、そうなると、ストレスがたまり、「あんたのせい」と孝夫にあたってしまうのではないか、と和子は恐れた。自分のやりたいことだったら、収入が少なくても、苦労も我慢できるから、そちらの道を選んだのだった。

それでも、思うように働けない夫の姿にいらだちは募った。「そげん仕事をする気がないなら、(肝臓を)やらんとよかった」。言った後にしまったと反省するのだが、そんな言葉が和子から孝夫に投げつけられた。子どもがＦＡＰになったらお金がかかる。だから、ちゃんと稼いでよ、という気持ちをもってしまうのだ。金があれば助かる時代ではないが、それでも、肝臓をあげることのできない自分たちが子どもに残せるのは金じゃないのか、と思ってしまうのだ。「子どものために残さないのなら、子どもはだれが助けると？」。そうした言葉が和子の口をついて出た。

そういう言葉が出るのは、ほんのちょっとしたことがきっかけだ。何かをしてほしいときに孝夫がぼーっとしていると、ついきつい言葉がこぼれた。

「私だったら、自殺してしまうかもしれない言葉をかけているんですよね」と和子は反省する。子どもに肝臓を提供したのなら、絶対にそんなことは思わない。「生きててくれてありがとう」という気持ちばかりではないか、と和子は想像する。

そんな和子の言葉に、孝夫は言い返しもせず、黙って聞き流した。「仕事したくないというわけじゃなか。そがん言ったって……」と思ったが、言葉は出てこなかった。「妻はズバズバ言うけど、僕は言い返せない。負い目があって言えないのではなくて、そういうときにどう言っていいかわからないから」。孝夫の性格だ。

だが、和子から「体がきつい」とか「だるい」「風邪をひきやすくなった」「疲れがとれん」などと言われると、孝夫は負い目を感じた。肝臓の提供をしたからではないか、と。すべてがそれに結びついた。「肝臓をもらった負い目はそんなにないが、妻の体調が悪いと聞くと、心配になる」と孝夫は言う。

その後、孝夫の体調は徐々に落ち着き、事業もだんだんと安定し、収入も増えていった。いま思えば、二人にとっては術後三～四年が一番つらい時期だった。それを二人は乗り越えた。

孝夫と和子はなんでも話をする仲の良い夫婦だ。だが、夫婦といえども、さまざまな感情が交錯する。「子どもがいたからここまでこられた。後悔はしていないが、夫婦間移植は難しい」と和子は吐露する。自分は、天使になったつもりで肝臓を提供したが、人間だからそんなことは無理だ。和子は自分が恩を着せられるのが嫌なので、恩を着せるようになったら夫婦であっても離婚しようと考えていた。恩を着せたら夫婦じゃないと。だが、実際、そんなきれいごとではすまなかった。ドナーは自分の体を切って、肝臓の一部を取り出すが、その後の自分は元の体に戻ると思っていた。だが、必ずしもそうではないのだ。肝臓を提供した夫の体調もいっこうに上向かない。さらに、生活のことも考えなくてはならない。和子自身、自分の感覚として体調はあまり芳しくなく、精神的にきつかった。さまざまな問題が出てきた中で、きつい言葉を吐き出さなければ、和子自身がもたなかった。

「私だったら肝臓をもらわないかもしれない。もらう方は並の神経では難しい。それほど大変だ。提供する方は恩を着せることもあるということを相手に話して、そういうこともあると相手も受け止めてくれれば、何とかなるんだろうけど」と和子は言う。

孝夫は「子どもたちのために移植して」と言われたから、夫婦間での手術を受ける決心がついた、と話す。いまは子どものことが心配だ。自分の経験からは結婚するときには先方にはちゃんと話しておく必要があると感じている。「オレはずるかった。言わんといかんかったけど、言えんかった」

一方の和子は、孝夫が病気のことを黙っていたことは仕方なかった、と受け止めている。悪意があって隠していたわけではない。そのことに不満はあっても、結婚したことに後悔はない。ただ、知っていたらどうしただろうと、自問すると、答えは出せない。結婚はしても、子どもはつくらなかったかもしれない。でも、そのときになってみないとわからない。

いまは、生体肝移植をしてよかったと思う。そうでなければ、いまごろ、夫はすでに寝たきりになっていた。いま元気だからよかったと思える。

ただ幼かった子どもたちも成長している。成人になる日もそう遠くない。

いま和子が心から願うのは、子どもに肝臓をやればよかったと思う日が来ないことだ。迷いに迷って決断した夫への肝臓提供を、後悔することがないことを祈るばかりだ。親として何ができるのか、二人はそれを考えている。

夫婦間の生体肝移植は外から見れば、美しい「夫婦愛」からの行為と見られがちだが、そう簡単ではない。関東地方で暮らす四〇代の女性患者は、夫から生体肝移植を受けた。姑からは「あんたと結婚しなければ、息子はこんな手術しなくてよかった」と言われた。こんなときは「ごめんなさい」という言葉しかない。手術後は、姑からは「体はどう？」と聞かれたこともない。移植後も以前からの吐き気は変わらない。だが、姑の前ではゲーゲーと吐いている姿は見せられない。夫の前でも、具合悪そうにはできない。疲れた姿を見せると、「大丈夫？」と心配されるからだ。大丈夫じゃなくても、「大丈夫じゃない」などとは口が裂けても言えない。肝臓をもらったことに負い目は感じていないが、「もらったから元気になった」と、ことあるごとに口にしている。そうでも言わないとやっていけない自分がいるからだ。だが、今後、夫が病気にでもなったら、姑から何を言われるかわからない、と思う。

また三〇代で夫から生体肝移植を受けた女性患者も「移植後のことを考えると夫婦間はきつい」と漏らす。夫の家族にはいつも感謝の態度を見せなくてはならないと感じる。「もらっとる以上は、というのが相手の家族にはあるから」。言葉少なに彼女は言った。

だが、同時に彼女は、ドナーになってくれた夫が言った言葉も忘れられないでいる。「断るに断れん。断ったら、断ったがためにあれこれ言われるだろう」。医師からも少なくとも二回は、ドナーにもリスクがあることを伝えられ、「それでも気持ちは変わりませんか」と聞かれた。だが、「それで『変わりました』とは言えんでしょ」。夫はそう言っていた。

義父から子どもへ

夫婦間に限らず、義理の父から子どもへ、子どもから親へ、といった生体肝移植も実施されている。

父親が小学校四年のときに、ＦＡＰで死亡。一八歳のときに母が再婚した三〇代の田中聡子は、二〇歳のころ、母と義父からＦＡＰの話を聞かされた。義父は実父のいとこだった。

聡子は実父は病弱で亡くなったと思っていたので、遺伝する病気だと知り、ショックを受けた。父が下痢をしていたのは気がつかなかったが、やせてあまり動けなかったということは知っていた。母と義父の話を聞き、父の親戚たちが亡くなった過去のことを重ね合わせていった。「もしかすると、私も父と同じ病気になるかもしれない。それで死ぬのかもしれない」。何ともいえない不安に襲われた。

すでにつきあっていたいまの夫にそのことをそのまま話した。

「なってから考えればいい。いま落ち込んでどうするの」と夫は言った。いま思うと、夫は何も考えずに言ったのだが、あのとき、聡子はその言葉に救われた。

三年のつきあいを実らせ、二三歳で結婚。病気のことは母と義父が、夫に説明した。

すぐに子どもを授かった。長男を二〇〇一年に出産、翌年には次男を産んだ。ところが、出産後、足先にピリピリとした痛みを感じるようになる。何だろうと思ったが、放っておいた。すると、足先だったその痛みが、上の方に上がってきた。もしかしてＦＡＰなのか。恐怖が全身を襲った。足の温感がなくなり、足先はほとんど感覚がなくなった。お風呂に入っても温かくなく、真冬でも冷たいはずの足先は何も感じなかった。母に相談したが、母も怖かったのだろう。なかなか動いてくれなかった。

聡子はどっちつかずの状態にしびれを切らした。病気かどうか、白黒つけたいと思った。母がようやく志多田に連絡をとってくれ、数カ月後、荒尾市民病院を受診した。血液を採取して、遺伝子があるかどうか検査した。夫には検査を受けることは伝えた。

四十数キロあった体重は、三五キロになっていた。当時はレストランでアルバイトをしていたが、働いた後に息子たちを保育園に迎えに行って帰宅すると、夕食の準備ができないほど疲れていた。仕方なく、仕事を辞めた。検査結果を熊本大学付属病院に聞きに行ったのは、仕事を辞めてからだ。聡子は、安東から告げられた言葉は全く覚えていない。だが、結果は陽性だった。「あー、やっぱり」。そう思ったことしか覚えていない。余命は一五年とも伝えられた。その場には、母と義父、夫、姑も同席した。

姑には、症状が出だしたときに夫と二人で病気のことを伝えに行き、検査することを話してあった。姑は結果を聞いて、すぐに病院を後にした。

ＦＡＰの遺伝子を受け継いでいる。私はＦＡＰなのだ。聡子はその結果に打ちのめされた。だが、姑には一回はきちんと話に行かなくてはならないと思った。少ししてから、聡子は夫と一緒に姑のところに説明に赴いた。

覚悟はしていたが、姑からはきつい口調で言われた。

「結婚する前に、こんな話は聞いていない」「こんなことがわかっていたら、結婚させていない」

「子どもは産むべきじゃなかった」「お金があれば手切れ金を渡して離婚だ」「なんで自分の息子がそんな苦労をしなくてはいけないのか」「血を汚された」——。

責められるしかなかった。聡子はただひたすら「すみませんでした」と頭を下げ続けた。その場でただ黙っていた夫は後で「うちの親がそこまで言うとは思わなかった」と漏らした。

FAPを告げられたショックと、さらに姑から責められたショックで、聡子は自分でもどうすればいいのかわからなくなっていた。医師からは海外移植もできるという話も聞いた。母と義父は、お金の工面をどうしようか、と話し始めていた。聡子は、そこまで親に負担をかけていいのか、そんなにお金をかけて生きていいのか、と悩みながらその話を聞いていた。

ただ、そのころはすでに自国優先との方針を打ち出していたスウェーデンからは患者の受け入れを断られるようになっていた。渡航移植が続いていたオーストラリアに聡子の検査データなどを送って移植を検討してもらった。

だが、しばらくすると、オーストラリアでも外国人である日本人に優先的に臓器を提供することに批判が出て、すでに渡航している人を最後にするとなったらしい。それで、海外移植はできなくなったと連絡が来た。

次に勧められたのが生体肝移植だった。だが、聡子は母とも兄とも夫とも血液型が違った。夫と義父はインターネットで調べて、中国でも移植ができる、と言った。だが、医師に相談すると、

「中国での移植は勧められません」。

母は自分がドナーになると言い出したが、血液型が違うので、同じ血液型よりリスクが高い。聡子は迷った末に、母と義父と三人で話をしているときに、血液型が同じ義父に自分から頭を下げた。「助けてもらえないでしょうか」と。義父は即答はしなかった。無理してほしくはない。嫌なら嫌と言って、と聡子は伝えた。

ただ、聡子は自分自身もいっぱいいっぱいで、その後のことは記憶が飛んでいる。その後、義父からは母と一緒のときに、「自分がドナーになる」と伝えられた。

あとから聞いたところでは、母は義父には「(娘のドナーになってとは)言えなかった」と吐露した。義父は「言えばよかったのに」と母に伝えたという。

それからまもなくして、聡子は検査入院をして、移植手術を受けた。太っていた義父は食事制限をし、懸命に歩いて、移植に適した肝臓にしようと努力してくれた。

一方で、義父がドナーになることに反対をした人たちも少なくなかった。まずは義父の年老いた母親が反対したのだ。義父の母親にしてみれば当然かもしれない。かわいい息子の健康な体にメスを入れ、一〇〇%安全とは言えない手術をするのだ。母が義父とともに、頭を下げに行ってくれた。

反対する義父の母親に、親類たちも便乗した。「親が反対しているのに、なぜ手術をするのか」と医師に手紙を出した親類もいれば、志多田のところに文句を言いに来た人もいた。志多田は義父からの生体肝移植に全面的に賛成していたわけではない。むしろこのケースはドナーの自由意思がきちんと確認されているかどうかを倫理委員会にかけるべきだと考えたケースだ。だが、ドナーが決めたことならば、応援するしかない。それを、あれこれ言ってくる親類の姿にあきれた。聡子が自分の娘ならどう考えるのか、とその親類に、志多田は投げかけた。

こうした周囲の反応を知っているからこそ、聡子は手術前から、これでいいのか、ほかに方法はないのか、とずっと思い続けてきた。手術後も、健康な人の体を傷つけてしまったという思いもぬぐい去れない。本当にこれでよかったのだろうか、その思いはいまも聡子の胸の中にある。

聡子は手術にあたり、手術後どうなるか、どんなに苦しいかということは聞きたくなかった。寝ている間に好きにやってくれ、という感じだった。余計な知識はいらない、と思っていた。「一回は死ぬ思いをするよ」と移植経験者には言われた。

術後は、目が覚めて、死ぬ思いというのはこういうことなのか、という状況はあった。頭では考えられるが、体はまるで自分のものではなかった。死んだ方が楽に思えた。自分で動けるなら、病室の窓から飛び降りたかった。体が重くて苦しくて、とにかく楽になりたかった。動けないからどうにもならない。そして、義父の顔が思い浮かぶと、それじゃいけない、と思う自分もいた。あと一日我慢しよう、あと一日、と思い続け、何とか切り抜けた。二カ月の入院中は吐き気がずっと続き、退院後もそれはおさまらなかった。食べると腹痛がして、下痢もひどかった。だが、精神的に落ち着いていくと、徐々に吐き気もおさまっていった。

移植手術をした熊大病院は当然ながら、術後管理にも細心の注意を払っていた。日曜日にもかかわらず、突然執刀した外科医がエコーの機器を一人で押して病室にやってきて検査した。ドナーになった義父は、経過良好で一四日目には退院、一カ月後には職場に復帰した。職場で前例がない特別休暇を与えてもらった義父は職場や友人らの温かい支援があったからこそ、と感じている。

聡子は退院後、義父に「お父さん、助けてもらってありがとう。お父さんに何かあったら、私が助けるから」と言った。すると、義父は「お前は自分の子どものことを考えればいい」と言ってくれた。その義父とは本当に仲がいい。メールも一番やりとりする間柄だ。

義父の母親は、手術後に義父が行って、元気な姿を見せると安心したらしい。だが、義父に何かあれば、自分が責められても仕方ない、と聡子は思っている。生体肝移植でもドナーが死亡したケースがあったが、そのニュースを聞いたときは、どきりとした。もし義父がそうなっていたらと思うと怖くて仕方なかった。

ＦＡＰの発症がわかったころには厳しい言葉を吐き出した姑だったが、聡子が入院している間は幼い孫二人を預かって世話をしてくれた。手術翌日は、まだＩＣＵで麻酔の眠りの中にいる聡子を見舞い、その足でドナーの義父の元を訪れ、感謝の言葉を伝えた。後日、聡子と義父の付き添いをしていた聡子の母に、手作り弁当の差し入れもしてくれた。

このころは、聡子の夫は勤務している会社が清算状態になり、家庭の内でも外でも難題に直面していた。聡子にはそれをフォローする余裕はなかった。一方で聡子は、夫とは病気の話はあまりしない。あんまり期待しても自分のイライラが募るだけなので、言ってもわからないもの、当てにしないで自分でできることは自分ですると決めている。姑にあれだけ責められても何も言ってくれなかったのは、たぶん何も考えていなかったんだと思うからだ。何も期待していなければ、イライラすることもないし、たまにしてもらうと、ありがとうと思える。それが家庭円満の秘訣と心得た。だからその分、母や友人にはよく愚痴る。

息子たちは、具合が悪くてトイレで吐いていると、背中をさすってくれたり、「ママ、何かあったら呼んでね。あっちでテレビ見てるから」と声をかけてくれたりする。小学生のころ、一緒に風呂に入ると、腹に刻まれた大きな手術跡を見て、息子が言った。「ヘリコプターみたいだね」。聡子は「これがママが元気でいられる証しなんだよ。このおかげで、みんなとごはんを食べられるのよ」と答えた。

この息子たちに同じ苦労をさせるのかと思うと、聡子の心は平静ではいられない。だが、手術後の聡子の体調は順調で、このまま元気でいれば、子どもたちの不安も少しは軽減できるのではないか、と考えている。

志多田の前で聡子は「子どもがＦＡＰになったら私が生体肝移植のドナーになる」と言った。志多田が「それはできないんよ」と告げると、「そうなんですか。できないんですか」と聡子は目頭を押さえた。

「一番良い方法は、本棚に文集や本を何げなく入れておく。子どもは自然と本棚から読むようになる。そのとき、あんたに聞くと思う。高校生のときにそういうことが始まるから、覚悟しておけばいい。親として子どもにどう接し、どう説明するか考えておくことだね」と志多田は助言した。

聡子にとっては、結婚する前に結婚相手にきちんと理解してもらっていなかったのはきつかった。遺伝子検査をしてから結婚した方がよかったのだろうか、とも思う。子どもたちにはそうしたことも考えてもらわなければならない。

もうすでに海外移植はできない状況になっている。聡子は思う。海外移植はできればその方が助かるけれど、考えると、自分の国のことは自分の国で解決するのが当然。臓器がないならそれを受け入れるしかない。だが、それはもし息子たちがＦＡＰになれば、息子たちに降りかかってくることでもある。

「ＦＡＰはひとつ山を越えても、また、次がある。ここで終わりならどんなに良いか。遺伝をしていくということは、また次に責められるわけで、山が続くということは皮肉だなと思う。ここで終われば、責められることもここで終わるのに。『汚れた血』と言われたが、遺伝するということはそういう考え方もあるのか、と改めて思う」。聡子はしみじみとそう言った。

恋人が結婚してドナーに

愛する恋人を助けたいがために、自らドナーになった若者もいる。

関東地方に暮らす三〇代の井上晶子は、一七歳のときに母親を亡くした。母は四三歳だった。小学生のころから母は寝たり起きたりで、中学に入るころには、両脇を抱えられて歩くのが精いっぱいだった。高校時代は、母は吐き気と下痢がひどくなって、寝たきりの状態だった。朝から晩まで苦しそうに大きな声をあげて吐いていることも珍しくなかった。病院に行っても、治療法がないと言われ、病院をたらい回しにされていた。実験台のように体のあちこちの写真を撮られたが、それを母は嫌がった。

「病気のこと、みんな知らないからああしてほしい、こうしてほしい、ということも看護師に言えない。足をさすってもらいたくても言えないの」と母は言っていた。痰がのどにつまって吸引するときも、ベッド脇に来た看護師に声もかけられずにいきなり吸引されることを、母はすごく嫌がった。だから母は「家に帰りたい」と言い続け、家で過ごすことが多かった。爪切り、歯磨き、トイレは晶子が世話をした。そのうちにトイレにも行けなくなり、おむつも晶子が交換するようになる。吐き気があると「背中をさすって」と母は懇願した。

晶子は小学生のころ、かぜをひいて病院にいくと、「あの患者さんの娘さんね。お母さんは珍しい病気の人だよね」などと声をかけられた。血を採られたことも覚えている。父からは母の病気は「がんみたいなもの」と教えられていた。母の入院先で、父が席を外しているとき、だれかに「母の病気はどういう病気なんですか」と聞いたことがある。そのときは確か「う〜ん、難しい病気だからね」と言われた。

母は血を吐いたり、何も食べられなくなったりしたときに病院に短期間入院することはあったが、ほとんどを自宅で過ごした。世話は家族がした。父が母の体をさすり、晶子がおむつをかえ、ひとつ下の妹が食事の用意をした。

母は亡くなる約一カ月ほど前に入院し、そのまま帰らぬ人となった。亡くなる二〜三日前に、見舞いに来てくれた父の姉に母はこう言っていたという。「晶子と晶子の妹にはこの病気が出ないように、私が全部もっていく。自分で終わりにする」

母が亡くなってから約一〇年。いとこが死んだと連絡があった。晶子は葬儀に妹と一緒に出かけていった。すると、ほかのいとこたちから「(亡くなったいとこが)遺伝子をもっていた」と聞いた。いとこたちと話すと、母のきょうだいは六人いて、そのうち五人がこの病気で亡くなっていた。晶子は母の病が遺伝病かなとは思っていたものの、このいとこの葬儀でそれが現実のものであることを初めて知った。父は母の病気の話には触れたがらなかったからだ。

いとこたちからの情報では、遺伝子検査ができるという。検査をすれば、病気になるかどうかがわかるというのだ。だが、晶子は最初は検査を受けるつもりはなかった。結婚はしていなかったし、する気もなかった。発症すれば、一〇年ぐらいで死ぬと聞いた。その間をどういうふうに生きていくのか、晶子は自問した。

会社勤めをしていたが、晶子は母親似で冷え性だった。足が冷え、便秘もした。もしかしたら、という不安もあった。病気のことが気になりだしてからは朝から晩まで働いた。疲れないと眠れなかった。

妹は結婚をしてすでに、二人の子どもがいた。すでに発症しているいとこもいた。昔、衰えていく母の世話をしながら、晶子は「どうして私ばっかりこうなるのか。お母さんの世話で友だちとも遊べない」と思ったことがたびたびあった。吐き気の強い母親に何もしてやれなかった無力感と、自分勝手に思っていた悔恨とがずっと胸の中にあった。だからこそ、だれかの役に立ちたいという思いを強くもっていた。遺伝子検査をしてマイナスであれば、自分がドナーになれる。妹でも、いとこでもいい。役に立てるならドナーになりたい、と思った。

それと、つきあい始めた健の態度も、晶子の背中を押した。健は晶子に熱烈に交際を申し込んできた。半年も続いたため、晶子は病気のことを話した。「母は遺伝病で死に、もしかすると、私もその病気になるかもしれない」と。そう言うと、ふつうはみな去っていく。母のときは周りの人がみんな潮を引くように遠ざかっていった。だが、健は違った。ほとんどの人が興味本位に聞いてくるだけなのに、健は「自分に何ができるのか」と真剣にかかわってきた。

「それだったら検査しないと何も始まらない。結果がどうであっても何も変わらないから」。健はそう言った。

晶子は職場では、体調が悪くなったときは、同僚から「お前はよかったな。独身だから。子ども産んでいないし、迷惑をかけないですむ」「自分なら結婚しない」などと言われていた。そういう接し方をされるのがふつうになっていた晶子にとって、健の態度は心に響いた。晶子は健とつきあい始めた。

「大したかかわりのない人なら引いたかもしれないけど、そのときは僕はもう晶子を好きになっていた。僕に何ができるかなと思っただけ」と健は振り返る。

晶子はいとことも話し、検査だけでも受けてみようと、熊本大学付属病院をすでに受診していたいとこに連れられる形で妹と熊本に向かった。大学病院で血液を採取、おなかの脂肪も取った。足や目の検査もした。これで、ＦＡＰの遺伝子を受け継いでいるかどうか、すでに発症しているかどうかがわかる。

だが、晶子はなかなか勇気が出なくて、結果を聞きに行けなかった。病院からは「早く来てほしい」と何回も連絡が入った。「家族も連れて来てほしい」。そんな病院側からの要請に「あれっ」とちょっと引っかかった晶子だった。

一カ月後、晶子は、夫と子どもたちを伴った妹と熊本大学付属病院に検査結果を聞きに行った。家族の帯同を求められたが、晶子は父親を連れて行きたくはなかった。もし悪い結果が出たとき、それを聞いた父は死んでしまうのではないか、と不安だったからだ。

診察室には妹家族が先に入った。妹家族の面談は一時間半で終わった。晶子が部屋に入ると、妹たちはいなかった。「妹に会わせてください」と言うと、医師は「妹さん、疲れているから」と言った。それを聞いた晶子は診察室を飛び出し、病院中を探し回った。すると、待合室のソファで泣き崩れている妹がいた。何かがダメだったんだな。晶子はそう思ったが、「大丈夫だから」と声をかけて、一人診察室に戻った。医師は晶子に向かって、資料を見せながら、「これはふつうの人、こちらは晶子さん」と言って、「遺伝子をもっています。残念ながら、発症もされています」と付け加えた。そのときの晶子は、妹のことで頭がいっぱいで、正直、自分のことを言われても「ああ、そうですか」という感じだった。

「妹のことを教えてほしい」と医師に尋ねると、「いまは晶子さんあなたの話をしています。妹さんは、まだ発症していないけれど、遺伝子はもっています」と言われた。妹のことを聞き、晶子は衝撃を受けた。それ以降、ほとんど記憶が飛んでいる。医師には再三、「お願いだから、自分のことを考えてください。妹さんは発症していないから、まだ患者ではない」と言われた。

移植という方法があることは、いとこから聞いていた。

診察室から出た晶子は、泣いている妹のところに戻った。「大丈夫、大丈夫。方法はあるから」と声をかけた。「お姉ちゃんは?」と聞かれ、「発症していた」と言うと、妹は泣きやみ、「移植の話を聞いてくる」と言って、医師のもとに戻っていった。

その後、病院の中庭で、一時間ほど妹と二人っきりで黙って座った。二人の間に亡くなった母親がいるような気がしていた。「パパになんて言おうか」。晶子は妹と相談した。妹は「お姉ちゃんがいなくなったらどうしよう。私がドナーになりたかったのに」と泣き続けた。一方の晶子は、家に帰るまで、涙は出なかった。

父と同居していた晶子は、妹を連れて自宅に戻った。ごはんを作って三人で食卓を囲んだ。無理して明るく振る舞った。「二人とも遺伝子をもっていたよ。しょうがない。私は発症していた」と晶子が言い始めると、父が身を固くしたのがわかった。「でも移植っていう方法があるんだって。大丈夫だって。なんでお母さんのこと話してくれなかったの?」。晶子は心の中で手術はできないだろうなと思いつつ、父を安心させたくて、そう続けた。父はただ黙っていた。

しばらくして、こんな状況にもかかわらず、健が晶子と結婚したいと、父にあいさつに来た。父は、病気のことを知らないなら結婚には反対する、ときっぱりと言った。「思い出したくないぐらい(病状は)過酷だった。患者本人が一番大変だが、周りも大変。どうしようもなくなったときに、一緒にいてくれなければ晶子がかわいそうだ。だから、結婚することがいいことかわからない」と父は言った。それに対して、健は、病気のことをもっと知りたいと懸命に気持ちを伝えた。

父と健がドナーになりたい、と言ってくれた。父とは血液型が一緒だった。健とは違う血液型だった。地元の病院で検査をすると、二人ともC型肝炎を患ったことがあった。これは提供される肝臓としてはリスクがある。

移植手術を受けるとなれば手術を担当することになる執刀医が講演会で上京したとき、「会いたい」と連絡をくれた。新宿のホテルに健とともに出かけていった。健は「ドナーになるのは自分しかいない」と言ったが、執刀医は血液型が違う手術のリスク、またドナーにC型肝炎の既往歴があるときのリスクについて説明してくれた。その医師は「本当にやりたくない手術だ。やれないことはないし、本人がやるというのならやるけれど」と付け加えた。

その言葉を受け、父と健、晶子の三人は一週間、熊本大学に検査入院した。

父はC型肝炎のキャリアの期間が長すぎるためドナーには不適合と診断された。途中で退院していった。このときの肩を落とした父の後ろ姿に、父の無念がにじんでいた。一方、健にも問題があった。まずは、晶子とは血液型が違うこと。さらに、父ほど長くないが、C型肝炎の既往があり、まだ抗体が残っているために、それが悪さをするかもしれないこと。それらを考えると、移植手術の成功率は五〇%以下だと言われた。

「何しに来たんだろう」。晶子は健とともに、がっくりと肩を落として関東に戻った。

熊本大学でずっとＦＡＰの研究を続けてきた安東は「絶対にあきらめたくない。何か方法があるはず。毎日研究しているから」と言ってくれた。

数カ月後、熊大からは血液型違いの移植の成功率が八割に上がったという連絡が入った。あまり症状が進行しないうちに一年以内に手術をした方がいい、とも言われた。だが、晶子はなかなか決断できなかった。医師たちも絶対に大丈夫とは言わない。言えないから言わないのだが、晶子は自分がどうしていいかわからなかった。

ただ、このまま手術しなければ、あと二年もすれば症状が進み、手術さえも受けられなくなるだろう。晶子は発症してから一〜二年が過ぎていると言われている。母が亡くなる前にどういう状態だったかはよく知っている。あんなふうに健や父に迷惑をかけながら悪くなるなら、手術はしたい。それに、いとこにも生体肝移植を受けた人が二人いて、元気そうな姿を見ている。妹は発症していないが、血液型は夫とは違う。もし自分が血液型違いで手術が成功すれば、妹が少しでも安心できる材料になるかもしれない。

でも、健康な健の体にメスを入れることが本当にいいことなのだろうか。リスクが高い手術を受け、もし失敗したら、どうなるのか。失敗したときに残された人たちはどんな思いを抱くのか。そんなことを考えると、なかなか手術には踏み切れなかった。

晶子の気持ちは右に揺れ、左に揺れた。検査を受けたときは、告知を受けて、寿命を聞いて、死ぬまでの間に何ができるかを考えようと思っていたが、母のようになるのは正直怖いし、健と一緒に年をとっていきたいという思いも生まれた。

晶子が迷いに迷っているとき、安東は健に「僕に誓えますか？」と聞いた上で、二人の結婚を勧めた。「結婚しなさい。立会人になるから。こんな人と巡り合えてよかったじゃないか」と祝福の言葉をかけ、そして、「身内じゃないとドナーにもなれないからね」と言ったという。

晶子と健はその一カ月後、晶子の母の命日に結婚届を提出した。晶子の父や妹は「何も命日じゃなくていいんじゃないか」と反対したが、健は「病気のこと忘れちゃいけないと思って。一年に一回は報告するという意味です」と説得した。健は晶子の母のことは知らない。最初、晶子は健が本当にわかっているんだろうかと心配だった。母を実際に世話をしていた自分でさえも「なぜこうなっちゃうのか」と思ったこともあったからだ。実際に患者をみたことがない健がどこまで病気のことを理解しているのか、わからなかった。だが、健は晶子が具合が悪ければ懸命に介抱し、ごはんを作ってくれた。その後ろ姿に、晶子は自分は恵まれている、と感じるようになった。健は「晶子が寝たきりになっても、下の世話でもなんでもするから」と言うのだった。

医師に結婚を勧められたことについても、健はこう言う。「どっちにしても自分としては結婚するつもりだった。晶子の病気のことがなければ、もう少し遅かったかもしれないけれど、ドナーになるのにも（配偶者になることは）必要だから抵抗はなかった」

その後、二人が検査入院をしているとき、安東が近くの教会を予約して、スタッフらとともに教会内でお祝いをしてくれた。

晶子は、健の両親にあいさつに行ったが、自分からは何も言えなかった。健の両親は「病気のことは聞いてもよくわからない。大変な病気だということはわかっている。せっかく家族になったのだから、みんなで頑張っていこう。でも、正直に言えば、健康な娘さんの方がよかった。でも、息子が自分で人生をかけて決めたことだから」と言ってくれた。晶子は感謝するばかりだった。

以前晶子には結婚を申し込まれた人が何人かいたが、病気のことを自分から語ることができず、また病気のことが気になって、返事をすることができなかった。だが、健との結婚は、病気になったからこその縁なのかもしれない、と思うのだ。母のことを思うと、つらかっただろうなと思う。自分も母と同じ病気になったが、母を憎む気持ちはどこにもない。「母にもっといろいろしてあげたかった」という思いが募るだけだ。病気になって苦しいことはたくさんあるが、晶子は自分が生まれてきてよかったと思える。

晶子は最後の最後まで移植手術を受けることを逡巡していた。もしかして失敗したらという怖さと、二人ともに何かあったらという不安もあった。手術前日まで迷っていた。だが、病院側から「まだ決断できないか」と言われたこともあり、また執刀医が成功率は六割、と言ってくれたこともあり、診断を受けてから二年もしないうちに、手術を受けた。

健は「僕がやると言えば、彼女はやると言っていた。何もしないままでは先が見えているので、僕は最初からやる気満々だった」と言った。術後約二カ月して私が病室を訪ねると、晶子はまだつらそうだったが、その横には健がぴったりとくっついて、かいがいしく世話をしていた。

彼らの決断に介入しすぎではないか、と安東に尋ねると、本当に手術をしていいのか、と迷ったケースだったという答えが返ってきた。安東によると、晶子の病状は進行が早く、あと少し経つと歩くのもままならなくなることが見えていた、という。ＦＡＰの末期の患者たちは配偶者に浮気をされたり、離婚をされたりといった悲惨なケースが少なからずある。だが、愛し合っている二人を見ていると、背中を押してやりたいという気持ちになったと吐露した。「状況が状況の中で、自分の妻だったら、息子だったらと、考えながら、インフォームド・コンセントをしている」。クールな立派な医者なら、説明だけして、「あとはどういう判断を下すかはあなたたちが決めることです。私にはわからない」となるのだろうが、それをしてしまうと、彼らは前に歩けなくなってしまう、と安東は説明した。外科の手術としては二度としたくないというほど、問題を抱えたケースで、グループの中でも「なぜそこまでするのか」という声があがったという。だが、晶子からは手術後、「背中を押されてよかったです」と言われた。

手術から約一〇年。晶子は関東に戻り、健との生活を続けている。移植をしたからといって症状が改善したわけではない。下痢や吐き気、痛みなどＦＡＰの症状とつきあっていかなくてはいけない。しかし、最近、近くの病院で医師から「あなたのことは診られない。突然死なれたりしたら私の責任になる」と言われた。移植手術をしてもその後のケアをできる病院、ＦＡＰを理解し、患者に寄り添える医師はそれほど多くはない。そんな経験があるからか、晶子自身、手術に反対の声をあげた医師も含めて、真剣に自分の病気への対応を考え、研究を続ける安東ら熊本大学の医師らの存在は大きいと実感している。

2　生体肝移植が抱える複雑な問題

ドナーの苦悩

当初、生体肝移植のドナーは二〇歳以上六〇歳以下で三親等以内とされていた。だが、その後、対象は広がる一方だ。すでに一〇代から七〇代がドナーになっている。子どもや配偶者、おい、めい、おじ、おば、義理の息子や義理の父母も肝臓を提供している。二〇〇四年には初めて知人からの移植が報告された。脳死移植は法律でさまざまなことが規定されて実施されているが、一方の生体移植は何の法律もない。その中で拡大の一途をたどっている。健康な人の体を傷つける生体肝移植はドナーの安全が第一だが、ドナーが死亡した事例もあった。

生体肝移植はＦＡＰ患者だけでなく、さまざまな病気の人が受けているが、こうしたドナーの拡大に、志多田は危惧を募らせている。ドナーが肝臓を提供するかどうか、本当に自分の意思を表明できるのか、と疑問に感じるのだ。

ある男性はドナーになる検査を受ける前に志多田のところを訪ね、心の内を吐露していた。ドナーになる決意をしたものの、この男性は「怖い」という言葉を何度も繰り返した。

妻の親族から血液型が一緒だからドナーになってほしいと頼まれた。その親族には、血液型が同じ人がこの男性しかいなかった。自分の妻からも頭を下げられた。その親族と仲のいい自分の娘からも「助けてほしい」と懇願された。自分しかいないのなら、と覚悟を決めるしかなかった。

だが、志多田の前でこの男性は「でも本当は半分怖いし、移植手術はいまでもイヤだ。やりたくない。でも、この血液型は親族で私しかいない。私がいなければ、親族は死ぬことになる」とため息混じりに話すのだ。

そのころには血液型違いの手術も成功率は一〇〇%ではないにしろ、始まっていた。母子の場合は八割を超えていた。志多田は、その親族へは母からの移植の方がいいのではないかと心で思っていた。だが、聞けば、親族らと一緒に欧米や中国などでの海外移植の状況を聞きに行った席で、この男性は「私がドナーになる」と表明。医師は「大変な決断をされた」と言ったという。

この男性の妻はあとで、志多田に「夫が自らドナーになると言ってくれたのでびっくりした」と漏らしている。

だが、現実問題、自らがドナーになると宣言をし、検査入院する日まで決めてきたにもかかわらず、この男性は「本当はいやだ」と志多田には漏らした。そして、「でも、仕方ない。ひとつひとつのステップを踏んでいくしかない」と続けた。それを聞いた志多田は男性に「医者は本人がやると言えば、本人確認したことになる。深さを知らん」と言い、「仏さんに守ってくださいと頭を下げてから、病院に行ってくださいね」と声をかけた。

長い間、患者と医師を見てきた志多田には、生体移植のもつ危うさが心配でならない。医師がドナーになる可能性のある人に対して「あなたしかいない」という方向にもっていけばどうにでもなる、と志多田はみる。「この男性の場合はドナーになるかもしれない人であり、一対一の場で意思を確認していないのではないか。医者はマンネリ化して、患者やドナーの気持ちを考えていないのではないか。言葉は悪いが、魚屋が魚をさばくのと同じ感覚じゃないのか。そう思える」と志多田は言う。

二〇歳前の娘が、四九歳のFAP患者の父親に肝臓を提供した移植手術もあった。それを聞いた志多田は、危機感を募らせた。一〇代の娘が、「あなたしかいない」と言われる状況で、本当に自分の意思を示せたのだろうか。しかも結婚前に、おなかに大きな手術の傷痕をつけることになる。「父を救いたい」という一心で手術に臨んだが、術後、娘は大きな円形脱毛症を患ったという。どれほどのストレスがかかっていたのか、と思うと、志多田の心は痛んだ。

「医者はこれまでに問題になっていないからこれでいいと思っている。カウンセリングがついているといっても、患者、ドナーそれぞれに一人ひとりに会ってじっくり話をせんと、わからん。患者の方もみんな助かっているから、血液をもらうぐらいにしか考えていない。移植患者もどれだけの苦しみがあったか、どんな悩みがあったのか、真実を語らないから、その後の人たちもみんな簡単に考えてしまう。みんな自分が助かればそれで終わり。忘れてしまう」。志多田は移植患者がほとんどを占めるようになった現状をこう語る。

配偶者に肝臓を提供したあるドナーも「私も最初に一対一でドナーになる意思を聞かれたかどうか覚えていない。外科の先生には手術前まで『いつでも撤回はできる』と言われたけど。患者本人やひとつ屋根の下に暮らす人から『あなたしかいない』と頼まれれば、断れない。でも、そんないやいやな気持ちで手術を受けたら、あとの回復はうまくいかないのではないか」と自らの体験を交えて話す。

また、親族が生体肝移植をしたある女性は、ＦＡＰ患者の配偶者が当然のように生体肝移植のドナーになるようにもちかけられ立腹していた姿を見ている。結局、成人している子どもが遺伝子検査を受け、運良くマイナスと出て、親に肝臓を提供した。だが、ドナーとなった子どもは遺伝子診断の結果が出る前は、二分の一の確率で陽性かもしれないという事実に不安を募らせていた。ＦＡＰ患者は生体肝移植によって助かったが、ドナーとなった子どもは入院中にドナーにならなかった親のことを病院側があまりよく言わない雰囲気を感じ取ったという。「口では選択というけれど、医療側から助かるにはこれしかないと言われれば、それに異議を唱えることは難しいですよね」とこの女性は口ごもった。また、命を助けるための生体肝移植だとはわかっていても、その手術に伴うさまざまな人間関係、それぞれの思いや悩みは半端ではない。

提供する側と提供される側。「家族愛」という名のもとで実施される生体肝移植には微妙な人間関係と家族の葛藤がつきまとう。遺伝病であるFAPの場合、さらに複雑な状況を伴う。

数年前に、腎臓移植で、金を払って養子縁組をした人がドナーになった事件があった。まさしく臓器売買だ。脳死移植は法律で定められているのに、健康な人を傷つけることを伴う生体移植については、日本では何ら法律での規定がないまま、広がる一方だ。そうした状況の中では、腎臓移植だけでなく、肝臓移植にもそうした不透明な側面は否めない現実がある。移植手術をして入院していた患者で、肝臓の提供を受けた人がドナーに家を買った、車を買ったという話を耳にした人もいる。入院中にそういう会話を耳にしたという患者は「当然、肝臓も金がからんでもらうということも起きているのではないか」と話す。だれもが長生きしたい。助かりたい。その思いや願いを否定することはできない。だが、それを可能にする生体移植はさまざまな問題を抱えている。

拡大するドナーの範囲

日本肝移植研究会によると、一九八九年に先天性胆道閉鎖症を患う一歳の我が子に父親が肝臓の一部を提供して始まった日本国内での生体肝移植は、二〇一〇年末までに六〇九七件実施された。年間の手術件数が一〇〇件を超えたのが一九九五年、その三年後の九八年には二〇〇件を超え、二〇〇一年には四〇〇件を超えた。二〇〇四年からは生体肝移植手術に保険適用が拡大されたため、同年には年間の手術数が五五一件となった。三年間五〇〇件以上の実施が続き、その後は四五〇件前後で推移している。

保険が適用され、もはや一般医療化したといえる生体肝移植だが、それはレシピエント（肝臓の提供を受ける患者）とドナー（肝臓を提供する健康な人）の範囲が拡大していることの裏返しでもある。もともとは子どもへの移植が多かったが、最近は成人への提供が増えた。レシピエントの内訳をみると、一八歳未満が二二二四人、一八歳以上が三八七三人だ。成人の中でも五〇代が一五九六人、六〇代が七一二人、七〇代も一二人が肝臓の提供を受けている。

全体の五年生存率は七七・五％だが、五〇代は七〇・五％、六〇代は七〇・六％、七〇代は五一・四％と、年齢が高くなると相対的に低い。

ＦＡＰの患者で生体肝移植を受けたのは全体のうちの七二人だ。

一方、肝臓の一部を提供するドナーは、当初は原則として、移植を受ける患者と血液型が一致し、配偶者かあるいは三親等以内の血縁者で、さらに二〇歳以上六〇歳以下の成人、とされていた。だが、移植の拡大とともに範囲が拡大している。肝移植研究会の報告をみると、一七歳のドナーがいるなど一〇代が六二人、六〇代が二五三人、七〇代の人も二人ドナーになっている。関係も、子ど

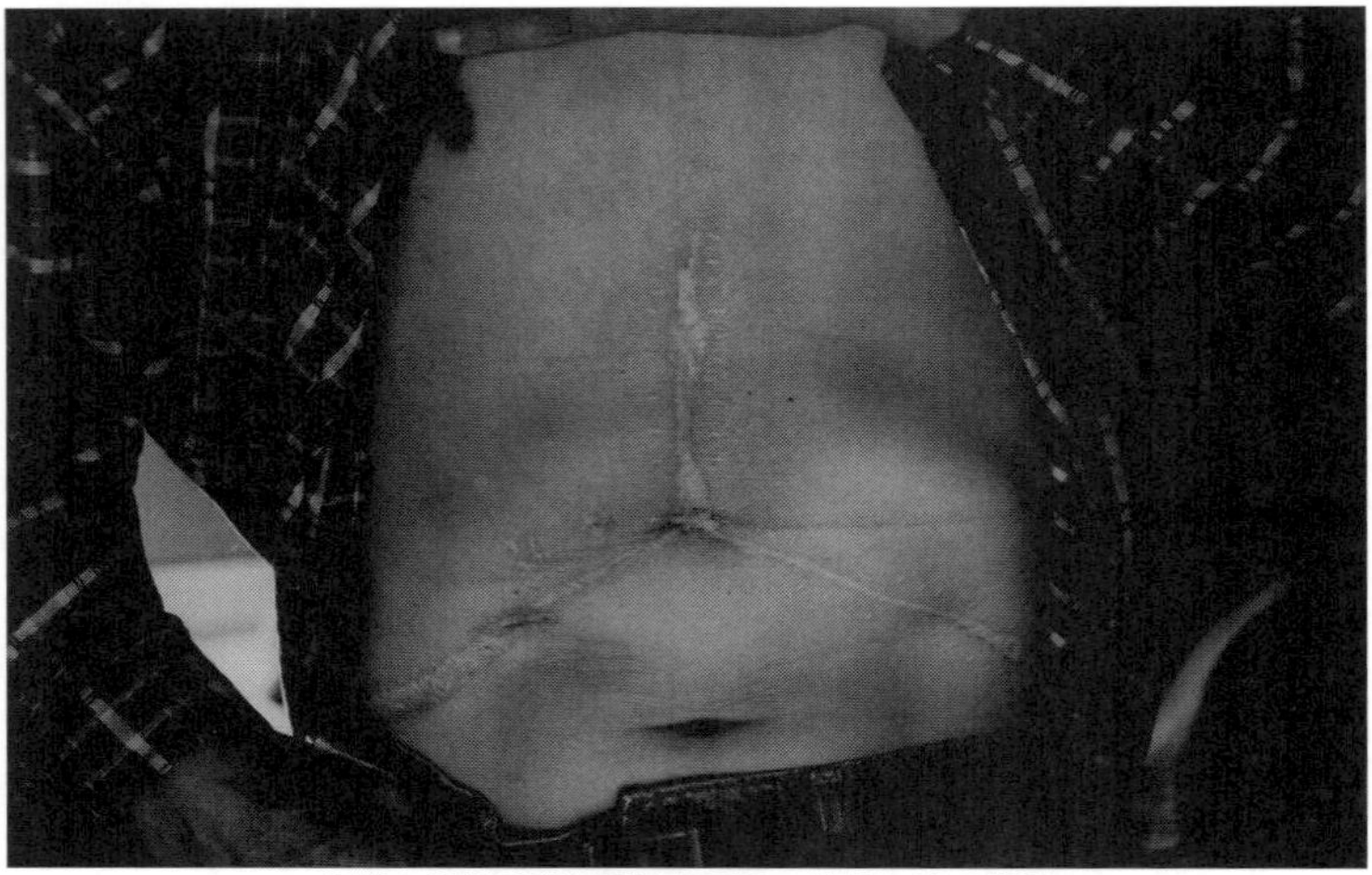

肝臓の移植手術を受けた男性の腹部に残る傷跡

もや配偶者、おい、めい、おじ、おば、いとこ、義理の息子や義理の父母などに広がっている。〇四年には初めて友人からの移植が報告されるなど、その拡大ぶりには疑問の声も少なくない。

最近の日本移植学会の倫理指針は、生体臓器移植のドナーの条件を「親族に限定する」としているが、親族は「六親等内の血族、配偶者と三親等内の姻族」と規定。また未成年者についても成人に匹敵する判断能力を有していることなどを条件に認めており、当初の原則と比べると、提供者の範囲は大幅に拡大されている。

健康な人の体を傷つける生体肝移植は、ドナーの安全が第一だが、これまでにドナー一人が死亡、一人に両足麻痺の重い後遺症が残ったことがわかっている。

肝移植研究会が二〇〇五年に公表した「生体肝移植ドナーに関する調査」では、手術を受けて一年以上を経過したドナーで調査時点でも一八%が傷のひきつれや感覚のまひがあると回答、傷のケロイドが一七%、疲れやすいと答えた人も一六%いた。また、将来の健康への影響を不安に感じている人は三九%にのぼり、成人に対して肝臓を提供したドナーでは四四%を占めた。

成人へ肝臓を提供したドナーのうち、レシピエントから「ドナーになってほしい」という期待を感じた人は三三%、直接要望を受けた人は一五%いた。また、二〇%の人は医師から「ドナーになってほしい」との期待を感じた、と答えた。レシピエント以外の家族や親族から「ドナーになってほしい」という期待を感じた人も三割を超えた。

提供を決めるまでの時間が短く、つらく感じた人は二割、提供を決めたのに、手術までの時間が長く、あるいは延期され、待つのがつらく感じたという人は四割近かった。また「脳死のドナーがいてくれればよいのに」と感じた人も三割近かった。

肝臓提供に対する総合的な評価は、子どもへの提供の場合は、九二%が「大変よかった」「よかった」と答え、「あまりよくなかった」「大変よくなかった」は一%にとどまったが、成人への提供の場合は、「どちらとも言えない」が一〇・九%、「あまりよくなかった」「大変よくなかった」は三・五%を占めた。全般的に子どもへの提供の方が評価が高い結果が出ている。

肝移植の世界で重鎮の、ある医師は「生体肝移植が一般医療になったとはいえ、忘れてはならないのは、脳死移植が少ないという現状だ。こういうアンバランスを認めている国は少ない。国民的な課題だ」と語る。脳死移植が進まないからこそ、生体肝移植には表に見えないプレッシャーがかかる。脳死に対する間違った認識が進み、〝アレルギー〟とも言える反対がある中で、生体肝移植という医療が野放しのまま発展してきたことに問題があると、この医師は指摘する。

「脳死は、厳しい法律があり、ありとあらゆることが法的に処理される。しかし、生体肝移植は、社会的な公の場で問題があるのかないのか議論することなく、民間、大学で始まり、数が増えたから保険適用しましょう、という流れだった。正しいものは何かと議論せず、数が増えたから、と決めることは不安だ。ひょっとすると、今後も正しくなくても、数が多ければいいということになりかねない」

この医師によると、生体肝移植は大きな問題を抱えているという。提供者がアルコール中毒になったり、自殺したりしたケースを知っているという。

「外科医は健康な人にメスを入れると、訴えられれば傷害罪が成立しうるが、それ以上のメリットがあるから認められるだろうということで、いまの生体肝移植が行われてきている。生体肝移植は生きている健康な人を傷つけるものだ。生体移植こそ、法律がいるはずだ。肝移植研究会のドナー調査で、数はそれほど多くなくても、成人間で肝臓を提供したことに対して『大変よくなかった』『あまりよくなかった』と答えた人が三・五％もいるということを重く考えるべきだ。彼らは健康な状態でメスを入れられた人だ。そういう問題を抱えた医療だということをもっと認識すべきではないか」

この医師によると、ドナーが未成年だったケースは、未成年の母親が我が子を救うためにドナーになったのが始まりだったという。これは例外としてとっておくべきところだったのが、その後、未成年者が親に肝臓を提供するというケースも出てきて、子どもがドナーになって七〇代の親に肝臓を提供することもある、という。実際、妻や娘が同じ血液型でも「会社で働いてもらっているめいから肝臓はもらう」と言った患者もいた。また、精神的に不安定になる人はドナーにもレシピエントにもいて、肝臓の提供を受け、離婚して慰謝料を払う、というようなケースも出ていると、この医師は明かしてくれた。「社会として議論が必要だし、日本人の生き方にかかわる問題だ。生死を前にしたときの行動が問われている」。生体移植は日本社会の、日本の医療界の中で、非常に大きな問題、課題を抱えている。

ドミノ移植について

拡大する一方の生体肝移植の問題はＦＡＰに限ったものではないが、生体肝移植をめぐってはＦＡＰ患者にだけにかかわる問題もある。それはドミノ移植だ。

ドミノ移植は、肝臓移植を受けることのできたＦＡＰ患者から取り出された肝臓を、別の肝臓病疾患の患者に移植するというものだ。移植手術が玉突き式に続いて行われるため、「ドミノ移植」

と言われている。

ＦＡＰは主に肝臓で異常なたんぱく質がつくられて体にたまり、症状が進行するが、そのほかの肝臓の機能そのものは正常なため、ＦＡＰ患者の肝臓を余命が短い患者に移植することが可能なのだ。ドミノ移植は、一九九五年にポルトガルで初めて行われ、その後、各国で実施されている。「臓器不足」はどこの国でも問題になっており、脳死移植を待っていても移植手術を受けられずに亡くなっていく人が多い現状で、ＦＡＰ患者の肝臓を「再利用」して、少しでも延命できるようにと考え出された。日本では、一九九九年に京都大学で初めて実施されたのを皮切りに、信州大学、熊本大学などで行われ、二〇一〇年末までに全国で三九例が実施された。

だが、ＦＡＰ患者の中には、余命いくばくもない患者を救うために、移植できる肝臓を得る手段としてＦＡＰ患者の生体肝移植が必要以上に進められるのではないか、との不安を口にする人もいる。実際、ドミノ移植に応じた患者は「自分の肝臓が役に立つなら」という気持ちで受ける人ばかりだが、病院や医師が「ドミノ移植をやりたがっている」と感じた、と言う人もいた。強制ではなかったが、病院側の意向を強く感じた、と証言している。

ただ、このドミノ移植をめぐっては、ＦＡＰ患者の肝臓の提供を受けたレシピエントが、想定よりも早くＦＡＰを発症したケースが国内外で報告されている。ＦＡＰの発症には二〇～三〇年かかるとされていたが、二〇〇五年に欧州で明らかになった患者二人の場合は、移植後六～八年でＦＡ

Pを発症していた。日本でも、熊本大学でドミノ移植を受けた患者が、移植後六年半でFAPを発症、信州大学でも移植患者二人に移植後三年一〇カ月で胃の粘膜にアミロイドが沈着する状態が確認されている。

「移植はしない」という選択

ほとんどの患者がなんとかして生体肝移植を受ける道はないかと探る中で、自ら移植は受けないと心に決めた人もいる。

関東地方に暮らす田辺直也は、四歳のときに父を亡くした。このとき父は三五歳。母から聞くと、父は下痢や便秘が頻繁で、尿の出も悪く、足がしびれ、湯たんぽを入れると足に水ぶくれをつくった。目も悪くなっていたという。あちこちの病院一〇軒以上にかかったが、病気の原因がよくわからないと言われた。神経が悪いのかと精神病院にまでかかったが、医師は首を振るばかりだった。周囲からは「気が小さいから」「精神面が弱いからだ」などと言われ、奇病と噂された。死後には解剖されたが、「多臓器不全」と診断された。

それから一〇年ほどして、父の弟が死亡。さらに、父の妹も体調を悪くして亡くなった。長野でFAP患者を発掘した医師の鬼頭昭三が当時は東大病院にいて、そこで、おじやおばの病気が遺伝性のアミロイドーシスと診断された。それは、直也が小学生のころだった。おじやおばは、病気になって一三年ぐらいで亡くなった。父も同じ病気と考えられた。

父親似の直也は周囲から「気にするな」と言われたが、直也はなんとなく、自分もその病気になるのだろう、と考えていた。父が三五歳で亡くなったから、自分も三五歳で死ぬのだろう。そんな思いを小さいころから抱えていた。

直也は父を早くに亡くしていたので、大学に進むことができず、高校卒業後に働き始め、二三歳で結婚した。

結婚前、母から「結婚できるのかしら？　病気のことを黙っては結婚できない」と言われた。直也は病気のことをすべて理解していたわけではないが、自分の知っている範囲で、妻と妻の両親に説明した。父親が遺伝病だったこと。その病気は発症して一〇年ぐらいで死ぬこと。自分も三五歳ぐらいで死ぬかもしれないこと。そして、子どもが生まれれば、遺伝するかもしれないこと、などを伝えた。断られたら、それまでだと思っていた。たとえ結婚できなくても仕方ない。言わないで結婚することはできない。知っているならば、言わなくてはいけない。

妻の両親は「交通事故やほかの病気で死ぬこともある」と言って、結婚を許してくれた。妻も「病気だからやめるなら、結婚はしない。だって、両親が言うように、交通事故で死ぬこともあるだろうし、若くしてがんにかかってしまうこともあるかもしれないのだから」と言った。

当時はまだ遺伝子診断は実施されていなかったが、もし遺伝子診断ができるのなら、直也は結婚前に検査を受けていたと思う。親類の中でも検査を受けずに結婚している人がいるが、直也はそれは違うのではないかという思いを強くもっている。ＦＡＰの遺伝子をもっていることがわかっても、それをそのまま相手に伝えるべきだと思うのだ。しかも、それは、遺伝子をもっているから結婚しちゃいけない、ということではない。そんなことはありえないと考えている。

直也は言う。「ぼくの考えでは、新品と傷んでいるものがあっても、傷んでいるものの方がいいなと思うものもある。五年で壊れちゃうかもしれないけれど、そちらを選ぶことだってあるんじゃないか。好きでない人と二〇年、三〇年いるより、好きな人と五年、一〇年を過ごした方がいい。僕はそう思う」

直也は結婚後、女の子に恵まれ、温かな家庭生活を築いている。三〇代後半で、同じ年のいとこが亡くなった。アミロイドポリニューロパシーという診断を受けていた。治療法がないと言われ、症状が出て一〇年ほど闘病生活を続けた後の死だった。

それまでにも父のきょうだいが次々に亡くなっていたが、医者にかかっても診断もつかずにただ闘病していたという状況に、この病気には手も足も出ないと感じていた。だが、自分と同じ年のいとこが亡くなったことが、考えるきっかけになった。聞くと、生体肝移植の話も出ていたが、いとこは姑に反対され、移植を決めかねているうちに手遅れになり死亡したという。ほかのいとこたちは直也よりもほとんどが年下だ。もしかすると、いとこたちもこれから発症していくかもしれない。

それに、姉もどうも体調が悪く、発病しているようだった。

実は直也はいとこが亡くなる三年ほど前、いとこから聞いて、いとこが入院していた大学病院の神経内科に行った。遺伝子診断を受けたいと思ったからだ。そのことを告げると、何の説明もないまま、すぐに採血された。その血は海外に送られた。

三カ月後、病院から結果が届いたと連絡があった。英文で書かれた検査結果の内容を、医師は説明した。「遺伝子のエラーが出ている。残念ながら（ＦＡＰの遺伝子を）もっていますね」。ただ、それだけを告げられた。初期症状のことやこれからどういうことになるのかなど、ほかのことは一切何も言われなかった。「医者はＦＡＰについてはほとんど何も知識がなかった」と直也は振り返る。

遺伝子があると告げられ、直也はショックだった。心の準備はできていなかった。車で一時間半かけてその病院に行ったが、帰り道はどうやって帰ったか、全く覚えていない。やっぱり遺伝子をもっていたのだ、という自分のことよりも、子どもにも遺伝する可能性が生まれてしまったことが一番のショックだった。

その結果には、母もそして妻もショックを受けた。直也は一週間、どうすればいいのかと考え続けた。発症を遅らせる方法はないのだろうか。いろいろ調べてみると、インドは米国に比べてアルツハイマーの発症が少ないという。それはカレーのクルクミンが作用しているのではないかと言われていることなども知った。アルツハイマーもアミロイドがたまる病気だ。発症を遅らせる可能性があるかもしれないと言われる食べ物やサプリメントを積極的にとるようにした。それしかできないことははがゆいが、集められる情報を集めておきたい、という気持ちが強かった。自分の発症を遅らせるということもあるが、それよりは、子どもやいとこに情報として残したいと考えた。

もし発症を遅らせる物質に目星がついて、あと何年か発症しなければ、自分の人生はふつうに送れると思うのだ。子どもが社会に出るまでに発症しなければいい。直也はそう思った。成人前に発症してしまうと子どもに負担がかかってしまう。父を早くに亡くし、大学に行けなかった直也は特にそう感じる。だが、子どもが成人するまで発症しなければ、自分の生存期間としては十分ではないか、そんなふうに考える。

父と同じ三五歳で死ぬかもしれないと意識してきた。四六歳になり、すでにその父の年齢は超えている。だから、「いまはおまけ」と直也は言う。

直也は、体調を崩していた姉に熊本大学に連絡を取るように促し、受診する姉に同行した。そこで、志多田正子を紹介され、直也は志多田に会い、話をした。志多田が組織する患者会「道しるべの会」がまとめたＦＡＰについてのガイドブックをもらった。それを読むと、ＦＡＰについてさまざまなことがわかった。まず事実として病気を理解し、そして、それからどういう選択をしていくのがいいのか、患者自身に考えてもらうという内容だった。直也はそのガイドブックを何冊も分けてもらい、いとこたちに配った。

診断の結果、姉はすでに発症していた。結果を聞いた姉はショックを受けた。直也はなんとか助けなければ、と思った。姉は当初、生体肝移植には消極的だった。だが、直也は移植は姉の命を救うためでもあるが、ほかのいとこたちのためにもなる、親族の中でこういう方法があると示すためにも必要だと話し、移植を受けるよう説得した。姉夫妻には子どもがいない。姉が生体肝移植を受ければ、いとこたちも希望がもてると感じたのだ。それまで、直也の親族には、原因不明、治療法のない病気ということで、自分が生まれてきた意味さえも問い続け、悩んでいた人たちがいたからだ。姉はいとこたちへの思いもあり、生体肝移植を決意、夫から提供を受けた。

だが、直也は、自分は移植は考えていないという。まだ症状は出ていない段階だが、「移植はしたくない」とはっきり言う。

直也の血液型は妻と同じだが、妻の肝臓は、もし娘がＦＡＰの遺伝子をもっていたときにドナーになってもらうためにとっておこうと考えている。直也自身が、自分のためのドナーを探すつもりはない。

人間はいろいろなものを与えられて生きていると感じてきた。世界には、死と隣り合わせで生まれてくる紛争地の子どももいれば、裕福な環境で育つ子どももいる。その中で自分がどうやって自分を広げていくのかというのが人生かな、と思うのだ。与えられた環境の中で、自分の人生をどう組み立てていくのか。

直也の若いころの目標は、車をもつこと、家族をもち、家を建てること、そして、財産を残すことだった。自営業を営み、数年前に家も建てた。生命保険にも入っているから自分が死ねば、ある程度のものは残る。若いころの目標はいまはすでに達成した。あとは、子どもが大学を出て、独り立ちすれば、責任は果たせたと思う。

移植して生き延びて、老後に海外にでもゆったりと旅行したいという思いもあるが、一方では、もう十分ではないかと思うのだ。

「いままでの人生に満足している。十分幸せだった。父は三五歳で亡くなっている。自分はそれを超えている。個人的には十分だと思う。いとこたちはいろいろな問題を抱えているから、何とか力にはなりたいと考えているが」

ただ、妻や娘から「生きて」と言われたら困るなあ、と内心思う。直也にしてみれば、子どもが自立して自分のやりたいことをやり、幸せになってくれれば、自分が生きているかどうかは関係なく、満足だ。

幼いころから三五歳で死ぬかもしれないと考えてきた直也は、遺伝子をもっていることを知って考え抜き、数年前にこうした境地に達したという。「もう自分の中では気持ちの区切りがついている」

そんな直也だが、志多田の存在には感謝をしている。関東地方の病院にかかっていた経験から、熊本大学では志多田たち患者会とのつながりのある医師たちが、患者の目線まで下りてきてわかりやすく説明してくれている、と感じる。もちろん医師の努力もあるが、志多田の存在が大きい、と直也は思う。「志多田さんのおかげで、熊本の人たちだけでなく、遠くに暮らす僕らも恩恵を受けている」。志多田に出会ったことで、道しるべの会のガイドブックのおかげで、いろんなことを知り、姉やいとこも移植手術を順調に受けることができたと痛感している。

「とにかく僕は子どもが自立するまで頑張ればいい。症状が出ても病院には行かないと思う。だって、いま病院に行っても移植するしか方法がないわけだから。いまは移植する気はない」。直也ははっきりとそう言った。

3　二分の一の確率——問われる「親の生き方」

「なぜ黙っていたのか」

親から子へ、遺伝病であるＦＡＰのことを、いつ、どのように伝えるのか。どの親も難しい選択を迫られる。子どもに遺伝する確率は二分の一だ。ＦＡＰの遺伝子を受け継いでいるかもしれないし、受け継いでいないかもしれない。子どもがＦＡＰになる可能性があるかもしれないという事実を知ったとき、それをどう受け止め、それからをどう生きていこうとするのか。子どもが自暴自棄になるのではないかという不安に襲われ、親たちは心を痛め、慌てふためく。

長年ＦＡＰ患者を支援してきた志多田正子は「親の責任」という言葉を繰り返し口にしてきた。「親が逃げたら、子どもたちもそういう生き方しかできない。親がきちんとした生き方を示さなくては」。親がきちんと子どもたちに伝えていくべきだというのが志多田の基本的な考えだ。だが、なかなか難しいのが現実だ。

長野県に暮らす福山健太は、父の目を見ることができない。命の恩人であることはわかっているが、どうしても「なぜ黙っていたのか」という思いが消えないのだ。

健太が体に異変を感じたのは、いまから一五年ほど前、二四歳のころだ。

あるとき、足の親指の付け根に痛みが走った。「あれっ、痛風かな。ビールの飲み過ぎかも」。ビールが好きだった健太は、あまり気にせずにそのままにしていた。

しばらくすると、勃起しなくなった。泌尿器科に行ってみたが、原因はわからなかった。バイアグラも試してみた。が、あんまり効かなかった。インポテンツは、会社員として日常生活を送る上では支障はない。放っておくしかなかった。

あるとき湯をためながら風呂につかっていた。気がつくと、くるぶしから血が出て、ただれていた。湯が熱すぎたのだ。慌てて水をかけたが、何が起こっているのかわからなかった。足先の温感が鈍っていた。

足にしびれを感じるようになり、力も入らなくなってきた。まもなく足だけでなく、手にも痛みを感じるようになった。整形外科に行ったが、原因はわからなかった。膠原病だろうか、痛風だろうか。体の調子が悪いことだけはひしひしと感じた。

そのうちに咳が出るようになった。食べ物を飲み込もうとすると詰まった感じがする。「がんだろうか」。内科や耳鼻咽喉科を訪ねたが、「特に問題はない。様子をみましょう」と言われた。

握力も落ちていった。おかしい、と感じ検査に行っても問題はない、と言われた。下痢も頻繁にするようになり、みるみるうちにやせていった。

整形外科、内科、耳鼻咽喉科、血管外科……。四つの病院で七つの診療科にかかり、血液検査を受け、ＭＲＩも撮影した。だが、どの医師も「おかしいね。調べたけど、問題はない」と首をひねった。原因がわからないまま、二年が過ぎた。

新しく来た整形外科の医師が、やせ細った健太の手を見て、神経内科に行くように助言した。受診した神経内科の医師は「両親は健在か？」と尋ねた。「亡くなっているなら病名を聞いてきて」と付け加えた。

健太の母は、健太が一五歳のときに亡くなっている。その三年ほど前から入退院を繰り返していた。健太は神経の病気とは聞いていたが、何の病気かは詳しく知らなかった。ただ、母は食べるとすぐに激しい吐き気に襲われていた。

「おやじ、母さんは何の病気で死んだの？」

「なぜだ？」

「医者に病名を聞いてこいと言われたから」

「お前は下痢をするのか？　手足は冷たくなるのか？」

「そうだ」

「じゃあ、言っておいた方がいいな」

そういう父から健太は、母の病名はアミロイドーシスだった、と聞いた。そのやりとりで、健太は切れた。自分も母親のようになって死ぬのか。父は遺伝することを知っていたのか。それなのに、そんな言い方はないだろう。気がついたら、健太は父に向かって怒鳴っていた。

二六歳の春、ようやく信州大学に行き着いた。すぐに検査入院をした。母と同じ遺伝病である神経難病のＦＡＰを発症していると告げられた。やせ細り、もう自分は死ぬんだ、と健太は覚悟した。だが、医師の口からは意外な言葉が出た。「移植すれば助かります」。移植すれば生きられるのか、助かるのか、健太は何度も心の中で自問した。

血液型が同じ父から、夏に生体肝移植を受けた。

「肝臓をもらって生きられるのはおやじのおかげだが、そう簡単には割り切れない」

命は助かった。だが、症状が進んでからの移植だったため、手術後も体は思うように動かない。握力は一〇キロ程度。足が動かない。背伸びもできなければ、歩くのもぎこちない。尿も出にくく、用を足すには洋式トイレが必要で、さらに自分で管を入れて導尿しなければならない。下痢は食べたらすぐだし、毎日だ。吐き気も周期的に襲ってくる。温感を感じない手の指は、熱いコーヒーカップをもっても熱さを感じないため、やけどだらけになっている。

移植後に、いとこが見舞いに来てくれたが、そのいとこはすでに肝臓移植をしていた。移植をしていたことなんて、健太は全く知らなかった。母の兄、つまりおじも同じ病気で死亡していたようだ。が、健太は母に兄がいたことさえ、知らなかった。みなが隠していたのだ。

健太は、移植手術後しばらくして、一一年つきあった彼女に別れを告げられた。

「子どもができないから？」

「違う」

「障がいのせい？」

「そう」

彼女は健太の闘病生活では唯一の支えだった。移植手術をすればそれで一段落だと思っていた。だが、その後、脱腸、導尿と次々に試練に襲われた。足も弱っている自分といると、好きなところにも行けないか。ほかの人とだったら、もっといろんなところに行けるだろう。もしかすると、彼女はもうずいぶん前から別れを告げたかったのかもしれない。

ＦＡＰとわかって入院してから、健太から別れを切り出したことがあった。そのとき、彼女は「反対の立場だったらどう？」「自分だけ逃げ出すようで悪い」「もうそんなこと言わないで」と泣いた。すべてをわかってもらえた、と思っていた。手術後は子どもはつくれないから、就職して金をためて、海外旅行に彼女と行きたい、と健太は小さな夢を描いていた。だが、その夢は消えていった。

もう彼女も三〇歳だ。縛るわけにはいかない。

「会わない方がいいかな」

健太は絞り出すように、自分から言った。別れの原因は病気ではない。障がいのある体で一緒に自由に歩き回ることができないことがつらい、と言われたのだ。

症状が進まないうちに、もっと早くに移植できていれば、という思いが健太には強い。体が不自由なため、就職先もなかなか見つからない。やっと見つかっても、体力的にきつかったり、「なんだ、こんなこともできないのか」と言われたりで、転々とした。

「こんな体で就職もできない。全部おやじが黙っていたからだ。言わないことは親の逃げでしかない」。健太は語気を強める。

健太は彼女と別れたとき、精神的に落ち込み、「あなたのせいだ」と父にメールをした。健太にしてみればただ、謝ってほしかった。だが、「お前はどうかしてしまったのか」と父からは返事が来た。

その後も父とは何度かぶつかった。「なぜ教えてくれなかったのか」と尋ねても、「知らなかった」と父は言う。「それはうそだ。親類のおばが葬式に来て足が痺れると言っていた。そのことで、それは母さんと同じ病気だ、と言っていたじゃないか」と問い詰めると、「それは知っていたが、言わなかった」「しょうがないじゃないか」と父は繰り返した。

「じゃあ、どうしてほしいんだ」

父のその言葉に、健太は「謝ってほしい。オレは謝ってもらったことがない」と言った。

「オレは謝らない。お前がこんな体になったのはオレのせいだと言っているうちは謝らない。お前だって悪いじゃないか。調子が悪かったら言えよ、と言っていたのに、お前は大丈夫だ、と言っていたじゃないか」と父は言い返した。

健太は心配をかけまいと思って、「大丈夫」と言ったのだ。それをお前が悪いと言われたら、どうすればいいのか。健太は父が母の病気を知っていたのなら、自分に「遺伝病だから、信州大学に行け」と言ってほしかった、と思うのだ。ただ、「伝えられずに悪かった。オレは弱くてお前に病気のことを伝えることができなかった」という言葉でいいのだ。だが、父の口からはそんな言葉は聞けなかった。逆に、病気をもっていた母が悪いというようなことまで言い出した。健太は言う。

「おふくろのことはおれは憎んでいない。遺伝子をもっていることは仕方ない。それに対して、どう対処したか、が問題なんだ」

「父には感謝している」

健太と同じように、病気のことは知らなかったが、早めに親から知らされ、移植手術を受けた人もいる。長野県内に暮らす四〇代の坂田祐子は二〇〇〇年、父親から肝臓を提供してもらい、生体移植を受けた。

以前から自分も母のような病気になるかもしれないとは漠然と思ってはいた。だが、一〇代のときに亡くなった母がＦＡＰで、自分にも遺伝する可能性があることを父親からきちんと知らされたのは、移植手術の一年ほど前。日本で臓器移植法制定後初の脳死移植が行われた直後だった。法律制定後の第一号の脳死移植で、肝臓の提供を受けたのはＦＡＰ患者だった。しかも、手術は信州大学で行われた。それを知った父親が話してくれた。

祐子はすぐに信大病院に連絡し、父親と妹と一緒に話を聞きに行った。医師は「遺伝しているかどうかは、遺伝子診断でわかる。しかし、知った後のことを考えてほしい。知る覚悟はあるか」と丁寧に説明した。

「移植があるのなら、一刻でも早く知った方がいいんじゃないか」。妹とそう話し合い、二人で遺伝子検査を受けた。

結果が出たのは、約一カ月後。妹には遺伝子は受け継がれていなかった。だが、祐子にはＦＡＰの遺伝子があった。目の前が真っ暗になるほどのショックはなかった。「どっちか一人なら、移植できる」という思いがどこかにあったからだ。

詳しく調べると、自覚症状はないものの、発症から二～三年経っていると言われた。母親はガリガリにやせ、いつも激しい吐き気に襲われていた。何も食べていなくても指を口に突っ込んで吐こうとしていた。その苦しそうな姿が目に焼き付いている。

父親から肝臓の提供を受けた。移植後は腸の動きが悪く、八カ月入院した。精神的には相当きつかった。だが、退院後は精神的にも体力的にも少しずつ回復していった。

「父には感謝している。父としては怖かったかもしれないが、かえって言ってくれてありがとう、という感じ。おかげでこんなに元気でいられる」と祐子は言う。

そして、手術後一年ほどして、医師から「薬の量も減ってきたし、そろそろ子どもをつくってもいいよ」と声をかけられた。夫に話すと、「じゃあ、つくるか」。子どもにも遺伝するかもしれない。もし、遺伝していたら、子どもは乗り越えられるだろうか、そんなことが頭を駆け巡った。だが、子どもを産むとしたら、もう最後のチャンスだ。いまは移植という方法があるし、子どもの時代になれば、進行を遅らせるような何かよい治療法が見つかっているかもしれない。私も乗り越えたのだから、子どもにもできるはずだ。

それから一年ほどして、産んでみようかなと考え始め、まもなく、子どもができた。

祐子は我が子を見ながらこう言う。「この病気にかかっても、いまは肝臓移植があるけど、昔は母のように苦しんだ人がいっぱいいたことを忘れてほしくないと思う。いまもそういう人たちはいるかもしれない。そういうつらい思いをした人たちがいて、いまの私たちが成り立っている。いまは移植があって、これから先は薬で治るという時代になるかもしれないし、それはそれですごくうれしいけれど昔の人のことが忘れられ、わからなくなっていくのは、母たちのことを知っている私には、さびしいというか、悲しいことだと感じる。昔の人の苦しみや苦労があっていまがあることを忘れたくない。母も解剖している。感謝の気持ちを忘れちゃいけないと思う。子どもにはいつか、話をしなければいけないけれど、そういうことに負けない子どもに育てなくてはいけないと思っている。自分で逃げちゃいけないと思っている」

関東地方に暮らす四〇代の中井邦子は一五歳のころ、父親から母親が患っていたＦＡＰのことを聞いた。「お前もなるかもしれない」と言われた。

そのときからずっと病気のことが頭から離れなかった。いつも不安だった。当時つきあっていた夫にも「ＦＡＰになるかもしれない」と告げたが、夫は「ならないかもしれないし、なるにしても少し時間があるだろう」と求婚してくれた。だが、三〇代で発症、肝臓移植を受けて命は取り留めた。遺伝病であることを知らなければ、手遅れになっていた。

だが、一方で、二〇歳前後の我が子に病気のことをきちんと話せないでいる。

知ってしまえばずっと自分のようにやる気を失い、悩み続けるのか、と思うと、告げることを躊躇してしまうのだ。かといって、知らなければ、発症したときに対応が遅れてしまうかもしれない。どうすべきなのか、子どもたちにどう伝えていくのか、邦子は心から悩んでいる。

親が子どもに、ＦＡＰについてどう伝えるのかは、重い課題だ。

親が抱える苦悩

志多田のもとには、地元以外の患者や家族からも手紙や電話が寄せられる。頼るところがなく、志多田のところにたどり着いた人が少なくない。

大川敏子もその一人だ。志多田のもとには敏子から一〇年以上にわたって送られてきた手紙やはがきが三〇通ほどある。最初は、下痢が始まり、歩けなくなった夫に対してどう対応すればいいのか、という相談から始まった。志多田が質問に答え、患者会の文集やガイドブックを送った。敏子は夫の看病をしながら、ときどき手紙や電話で悩みや思いを伝えてきた。志多田は敏子の話を丁寧に聞き、助言できるところは助言した。「近くにいるわけではないので、話を聞いて、受け止めてあげることしかできない」と志多田は言う。

ＦＡＰである夫は病気のことはほとんど知らなかった。敏子は志多田から教えてもらったＦＡＰという病気のことを夫にも伝えられないまま、看病を続けていた。看病の苦労や大変さ、また、夫に病気のことを伝えられない悩みが手紙には綴られていた。最終的に夫を看取ったが、敏子は二人の子どもにも、夫の病気のことを話せずにいた。敏子の手元には、志多田から、ＦＡＰについて詳しく説明したガイドブックが送られている。だが、その内容を自分の心の内だけにとどめているのだ。

娘の結婚が決まったという手紙はこんなふうに書かれていた。

志多田さま

お許しください。私は悪い人間です。悪い母です。送っていただいた本は怖くて読めなかったです。娘にも息子にも何も知らせていません。なのに、人として生まれて、人として生きてほしいと、願いました。

自分たちで知り合った人ではなく、他人のお世話で縁のできた人と結婚することになり……。結婚式が近づくまでは知られないでよかったと思います。いざもう、あさってとなってからあの本を読ませてもらいました。パニックになり、寝られなくなりました。でも、式も決まり、どうすることもできなくなっています。

それからは……私は悪魔のように生きています。

これから毎日、このパニックで何も考えられない日々を送るのでしょう。年がいくと体力もなくなるでしょう。仕事も日々のことも今まで通りできない精神状態となっています。娘に知らせたら、もっと長い間苦しむかと思いますと、知らせられないのです。眠れないし、自動車事故を起こさないように、が精いっぱいのこのごろです。主人のときは、志多田様にお電話して、たびたびお世話になり、少し心が休まる日を送ることができました。

（中略）万に一つでも受け継いでいないことを願って悪魔のように生きなければならない私となりました。ごめんなさい。

旅から楽しそうに二人で帰ってきました。相手のお母様はよい方です。ご親類もたくさんいらっしゃいます。たいへんなことに……迷惑をおかけすることになったたいへんさがやっと迫ってきたのです。どうしたらいいのでしょう……。このまま悪魔を通すしかないのでしょうね。

ほんとに母親なら志多田さんのように本人にも相手にも話すのが本当でしょうね。人ごとにはわかるのです。自分のことになると、怖いだけ。卑怯者です。バカです。どうしようと考えられず、自殺しないかしらと思い、かわいそうなのです。道しるべの会にすばらしい方がいらっしゃるのに、相談もせず、事を進めてしまって後悔以外にありません。本当にごめんなさい。罪人としてこれから恐ろしい人生を送ることになります。本当に私はこれでいいのでしょうか。教えてほしいのです。でも、怖いのです。

大川敏子

志多田は基本的には子どもとそして子どもの結婚相手には病気のことは伝えるべきであること、

自分はそうしてきたことを敏子に話した。「言えなかった」という敏子を責めることはしなかった。もし、言わないという決断をしたならば、墓場までもっていくしかない、と志多田は思うのだ。だが、その結果は、さまざまな形で自らに戻ってくるかもしれないことを、志多田は知っている。志多田にできることは、敏子の思いを黙って聞き、そして、文集を送り続けることだった。

それから数年後、敏子の手紙はさらに、悩みが深くなっていた。

志多田正子様

また、急にお便りさせていただかずにはおられない日々を送っております。どうしようもないのに。私は悪魔です。

あるご親切な方のご紹介で、見ず知らずの方と結婚をしました娘にも、私の息子にも主人の病のことは知らせることができずに至っております。

そして今年、娘に双子が生まれました。なんてことを私に勇気がないばかりに。不妊治療まで受けて。

彼のお母様に会うたびに気が狂いそうになります。私とは異なり、たくさんの親類がおられます。

そして、娘は毎日、近くに住むお母様の手伝いを受けているのです。

志多田様から送っていただいた本も怖くて読まずにしまっていました。

ゴメンナサイ。毎日、全身けいれんが走ります。狂いそう……です。

主人が旅立ってから勤めて一〇年。他人と接することで現実だけで過ごしてきました。かわいい孫をみると、現実を見るだけで忘れてしまい、お母様をみると、背中が寒くなり、震えがきます。

私は悪魔だ、悪魔だと。

こんなあかんたれの弱い自分、ひきょうな自分、娘や息子に申し訳ないと。私はアクマです。せっかくのあなた様のアドバイスにも応ぜず、なんということをしたのかと、毎日がつらい。震えながら書いています。なぜ今ごろ？　あなたにしか聞いていただけないと思い、ごめんなさいね。

ばたばたとしていると、ちょっと忘れられますので、非常勤として今年も少し勤めをさせてもらえました。それでも、夜はまともに眠れなくなりました。ごめんなさいね。いっぱい皆様のために活動なされていて、神様のようなあなた様に聞いていただきたくて書いてしまいました。

ゾォー、ゾォーと背中を走ります。ごめんなさい。ご親切を踏みにじって。いま私はどうす

ればいいのでしょうか。うつ病になりそうです。すみません。悪魔のような女より

大川敏子

重き荷を背負って

志多田は患者や家族がだれにも言うことのできない、こうした話や思いを聞き、受け止め、ときに意見をしながら、忠告しながら見守り、そして、自分の心の内にすべてを抱えてきた。

志多田は、一九九二年四月、患者会の文集「道しるべ」の一号から一二号をまとめて「命ある限り」という文集を発刊した。アミロイドーシスを日本で初めて発見した荒木淑郎が熊本大学を退官することに対して、感謝の気持ちとお礼、思い出として残るものをと考え、文集にした。

そのあとがきに、志多田はこう記した。

当時は世間の目から逃れ、ただ隠すことだけが生きる術であったこと。それは家族にしかわからない苦しみを十分に肌で感じておりました。そのため、研究がずいぶん遅れたことも事実ではと思います。部外者ではない、同じ家系の自分だからできることがある。そんな考えから、研究者と家族のパイプ役になり、一日も早く治療方法をと無我夢中で後を振り返ることもなく突き進んできました。しかし、何度となく挫折を繰り返したことかわかりません。自分のため、

みなさんのためと自分自身に言い聞かし、我慢してきました。何事も勉強させてもらっているのだと、そのことで人の心が少しずつわかってきたように思えます。

五年前、自分にとって新たな出会いがありました。それは忘れもしない昭和六二（一九八七）年一一月一日、同病のスウェーデンの方に会って話をしたことです。堂々とした態度に圧倒されました。このことがひとつのきっかけで文集「道しるべ」を手作りながら作り始めました。それは患者と家族にしかわからない苦しみを仲間同志でたすけあい、心のふれあい、そしてよりどころとなればと、そんな想いから始めたのです。同志が、当時何を考え、どんな想いで生活しているのか、真の気持ちで一生懸命書き続けてくださったおかげで文集も一二号まで発行することができました。患者の叫び、苦しみ、親の想い、詩、俳句、最後の作品となった方、どれを読んでも心打たれる作品ばかりです。その中より選んで掲載いたしております。

この病気と出会って、今日まで、自分の人生そのものと言っても過言ではありません。たった一つの答えを出すために頑張ってきました。もう二度と同じ苦しみを繰り返してほしくない。長い間、その家族と一緒に歩んできたからこそいえるのです。もうこんな苦しみはたくさんです。

医学が進歩したとはいえ、まだ何ひとつ解決の道は開けておりません。一つあるとすれば、それは「出生前診断」——羊水検査しかないのです。

皆さん方にいつかわかってもらうために、そして少しでも理解してもらえるように一人でも多くの人々に読まれ、その叫びを知ってくださるよう心からお願いいたします。

――

志多田は、長年FAPに苦しみ、周囲の社会からの差別を恐れ、格闘する患者と家族の姿を見てきて、「こんな病気はもういらん」という思いをずっと抱えてきた。治療法を見つけるためにと患者と研究者の間に入ってきた。だが、医学でこの病気を治せないのなら、根絶しかない、といつしか思うようになった。「根絶」という考えは、地域の開業医で、志多田と二人三脚で歩き、いつも患者に寄り添ってきた中島明も同じ考えだった。中島は「この病気がなくなればいいと思っていた。患者が子どもを産まなければ病気はなくなると考えていた」と振り返る。志多田も、同じ意見だった。だから、「出生前診断で、病気ではないことがわかれば、安心して産める。いままでのように、何も知らずに結婚して、妊娠して、自分が発症して、夫や妻への負い目を感じながら、子どもの心配をしながらもだえ死んでいく。そういう繰り返しをする必要はない」と思っていたのだった。

志多田と中島の意見は、命の選別、優性思想、障がい者差別だという指摘を受けるような考え方ではある。だが、志多田と中島にとっては、自分たちが長年、苦しみ抜いた患者たちに寄り添ってきての正直な思いだった。志多田らがそう思ったのは、この病気はそれほど悲惨な最期を患者に強いていた、という現実の裏返しでもあった。

子どもを産むという選択

だが、こうした志多田たちの思いとは別に、現実は動いていく。

志多田もよく知る山岡美紀が一九九六年に二八歳で長男を産んだ後、足の温感がなくなり、下痢を繰り返すようになった。ＦＡＰの発症だった。まもなく、海外で肝臓移植を受けた。移植から一年ほどして、医師から提案があった。「そろそろ二人目を考えてもいいころですね」。移植手術を受けるとき、美紀は二人目を産むということは考えてもいなかったが、医師からそう言われると、夫と「二人目ほしいね」と話すようになった。

聞くと、遺伝の有無を調べるには、胎児の段階で羊水検査をすればわかる出生前診断と、体外受精させた受精卵を調べる受精卵診断という方法があるという。受精卵診断の場合は、病気でない受精卵を体内に戻せばいいのだと言われた。

美紀は羊水検査について、夫と話したとき、こう言った。「母のときに羊水診断があったら、私は生まれてなかったかもしれない。私は遺伝子をもって生まれてきたけれど、生まれてこなければよかったとは思っていない。もし、生まれてこなければいまはない。生まれてきてはいけない命はないはずだ。だから、診断をして遺伝子があるから、ダメという選択はしたくない」

だが、夫は以前から、将来を考えると二人目は病気の心配のない子どもがいいのではないか、と考えていた。もし、長男がＦＡＰの遺伝子を受け継いでいた場合、肝臓の提供者にもなれるきょうだいがいた方がいいのではないか、というのだ。美紀も一時は、遺伝子をもたない子どもを産んだ方がいいのかな、と思った。診断を受けずに子どもを産んで、もし子どもが遺伝子をもっていたら、「ほら、しとけばよかったのに」と言われるかもしれない。迷いながらも、受精卵診断受診に傾きかけた。その旨を医師に伝えると、受精卵診断については医学界でも議論があるため、実際に受けられるようになるための検討や体制整備には数年かかることがわかった。そのため、結局、「受診しない」という結論を出した。

受精卵診断を受けられないことに、美紀は正直ほっとした。最初からできないのと、使えるのに使わないのとでは意味が違うからだ。受精卵診断ができないとわかって肩の荷が下りた。

ただ、二人目をつくるかどうかの話し合いは夫と続けた。ふつうに結婚して、出産する人がうらやましかった。二分の一の確率で遺伝する、その将来的な可能性を考え、堂々巡りばかりしていた。やっぱり産まない方がいいんじゃないか。自分は特別な病気なんだからと思うとつらかった。いろいろな病気があるのに、遺伝病のＦＡＰは特別なんだ、と思い知らされた。

悩む美紀に志多田がこう言った。「ふつうに考えて。ふつうに考えてほしいと思ったら産んでいいとたい。お兄ちゃんにとっても妹弟が生まれたらうれしいやろ。そのころには研究が進んで、新しい治療法もできてるかもしれんし……」

志多田自身は、遺伝子をもった人間が子どもを産むことには反対だったし、いまでも産まない方がいいと思っている。だが、移植手術をした美紀が二人目を産みたい、と言い出したことに衝撃を受けていた。「出生前診断を母が受けていれば自分は生まれていなかったかもしれない」という美紀の言葉に、愕然とし、第三者としての自分の考えの浅さを思い知らされた。「もう自分の時代ではない」。志多田は痛感した。だからこそ、志多田は自分の思いや考えは脇に置いて、悩む美紀にそう声をかけたのだ。

美紀は「自分はふつうじゃないと思っていたので、志多田さんの言葉にはじわっときた。『あなたたち二人が考えること』と言っていた母からは出てこない言葉だった。志多田さんの言葉に救われた」と振り返る。

「じゃあ産もう」。そうと決めた後の美紀は、なるようにしかならないと腹をくくった。妊娠したことを素直に喜び、楽しんだ。「遺伝子をもって生まれてこないでね」などと思うこともなかった。不思議だが、病気のことは全く考えなかった。

移植してから三年ほどして、美紀は次男を出産した。

美紀は、次男が家庭にいっぱいの光をもってきてくれたと感じている。「産んでよかった」。何をしても理屈抜きにかわいく、生まれてきてくれただけで幸せを感じる。救ってもらった自分の命から、次男という新しい命が生まれた。玄関に家族四人のくつが並んでいるのを見ると、幸せを感じる。将来、子どもが大きくなれば、遺伝病のＦＡＰのことは伝えなくてはいけないと思っている。もしかすると、次男が遺伝子を受け継いで「どうしてオレを産んだのか」と問うてくる日がくるかもしれない。そうなれば、あなたが遺伝子をもっているかどうかは全く関係なく、あなたはあなたで、あなたに出会えたことが何よりもうれしかったことを母として伝えるつもりだ。とことんつきあっていく覚悟だ。

美紀と同様に海外で移植を受けた患者の中には、親に「子どもはつくるな」と言われ、子どもを産まないという選択をした人もいる。志多田はその親の対応を心の中では個人的には支持している。だが、移植という医療技術で助かる命が出てきたことで、志多田や中島の考えは大きく変わった。子どもを産むか、産まないか、その答えを出すのは本人たちの問題だ、といまでは思うようになった。

志多田は言う。「昔は、みなＦＡＰのことを知らないで、子どもを産んでいた。ＦＡＰのことを知って子どもを産むということは、それだけ親の責任が伴うということ。子どもたちにきちんと伝え、子どもたちにきちんと対応していかなければならない。それに自分は移植で助かっても、もしかすると子どもたちは移植という方法がとれないかもしれない。そういうときに、どう説明するのか、親としてどう対応するのかが問われる。親としての責任を放棄するのならば、子どもを産む資格はない」

生まれてくる子どもは病気になるかもしれないこと、そしてその病気になるかもしれない子どもを育てる勇気があるかどうか。もし、FAPになったとき、移植を受けている患者は自分の肝臓を子どもに提供することはできない、そのときにどうするのか。その覚悟ができているかどうかなのだ、と志多田は繰り返し言った。

子どもにどう伝えるか

オーストラリアで肝臓移植を受けた高橋朋子には、息子が二人いる。夫の栄一と、息子たちにどう接していくか、病気のことをどう伝えていくかを話し合っている。二人に共通なのは、隠さず、話せることは、年齢に応じて話していく、という姿勢だ。

長男は中学生になったころから病気のことを聞いてきた。なぜ母親である朋子が海外で手術をしたのか、何の病気なのか、どういうふうに体調が悪いのか。言葉を選びながらだが、朋子は答えていく。

朋子の父の法事のとき、長男が聞いてきた。「じいちゃん、なんで死なしたと?」

「お母さんも同じ病気」と朋子が答えると、「オレもなるとたいね」と長男が言う。「なるかもしれんね。お母さんの子やけん。でもね、あなたはお父さんの子でもあるから、ならんかもしれん。半分半分やけん」と答えると、「なるかならないかはどうしたらわかると?」と聞いてきた。

遺伝子診断でわかると伝えると、「いまからできる?」。すぐにはできない、と朋子が言うと、

「何歳ならできるの?」。二〇歳というと、「そうなの」と長男は引き取った。

こんなやりとりをしながら、長男が中学三年になったころから、栄一は長男に「女の子とセックスするときはコンドームをつけろ」と伝えてきた。朋子も「セックスしたら子どもができる。責任があるからね」とことあるごとに口に出している。「彼女と遊びにいくときは言ってきて。ちゃんと(コンドームを)用意してあるから、もっていってね」と。何も知らずにできちゃったということだけは絶対に避けなくてはいけない、と思うからだ。

そろそろ病気の症状などの話もしていかなくてはいけないと感じている。

現段階では、長男は、もし病気になったら移植すればいいという感覚ではないか、と朋子は推察する。だが、朋子と栄一は、いまの状況がそれほど簡単でないことを理解している。海外での移植はほぼ不可能だ。生体肝移植にしても提供してくれる人が必要だ。もし、移植が受けられないとなったときにどうサポートするか、それが一番の悩みだ。

「私は移植手術を受けて進行が止まり、生活をしている。しかし、長男に病気が出たら次男にも説明しなくてはならないし、もしかすると二人とも病気の遺伝子を受け継いでいるかもしれない。夫は子どもに肝臓をやるつもりでいるが、二人に提供することはできない。片方を選ぶことなどはできない」と朋子は言うのだ。

遺伝子診断がもたらしたもの

ＦＡＰの遺伝子診断は、発症が疑われるときに行われる確定診断と、本人の希望で実施される発症前診断があることは前にも述べた。発症前診断は満二〇歳以上の成人で、本人が希望すれば受けることができるが、親が子どもの遺伝子を調べることや生まれる前の赤ちゃんの遺伝子を調べることは認められていない。

遺伝子診断が受けられるようになった一九九六年、志多田は遺伝子診断について特集した文集を出した。

その中には、遺伝子診断に対するさまざまな思いや感情が交錯していた。

母親がＦＡＰで亡くなり、兄が移植手術を受けたという女性は、こう綴った。

私はいま、結婚についてすごく悩んでいます。病気のことを相手の親に言わなければならない時期がくると思いますが、そのとき、相手の親がどれだけ理解し、受け止めてくれるか心配です。

でも、私としては何十年先までもいつ発病するかという気持ちのまま生活していくことはできません。だから、いまの私にとっては、この遺伝子診断はとても大切なことだと思います。

私のように多くの人が結婚や出産などで悩んでいることと思いますが、私はずっと悩みつづけるよりも診断を受け、結果を出した上で、これからのことを考えてみるのもいいのではないかとも思います。

ある男性はこう書いた。

新しい仕事を覚えるのに精いっぱいで、それから慣れない仕事のため、体の調子があまりよくなく、下痢と便秘が周期的に続くようになり、頭の片隅にあった病気のことが気になって仕方ありませんでした。そして、いとこが神経障害まで進行した時点で通院し、検査してアミロイドーシスであることがわかり、病気の不安は高まる一方でした。

私は今を生きるのに精いっぱいでしたが、このときはこれからの自分の人生のこと、母親と妹のことなどを考えると、早くこの病気に立ち向かう準備をしないといけないんだという気持ちで遺伝子診断を受けました。結果はやはり遺伝していました。はっきり言って何となしにわかってはいても、このつらさに耐えることもできない。怒りをぶつけることもできない。自分の意思で望んで受けた事実も信じたくない気持ちになってしまうのですから……。

すでに発症している女性患者はこう綴った。

一年前、私自身、生体肝移植を考えた。もちろん、費用、本人の体調も重要だが、肉親からの肝臓をもらうのだから、提供する人の遺伝子診断が必要になった。妹は「マイナスかプラスか……今は健康である。大丈夫かもしれない」に望みをかけて生活してきている。不安の中、気力で支えている。（妹は）もしもプラスと出たら「それでもいいから」と言ってくれた。しかし、どうしても遺伝子診断を受けさせたくなかった。発病したらしたでしょうがないけど、望みをもちたい。しかし、はっきりわかって人生設計を立てた方がいいと思う人もいるだろう。よい結果の場合もあるのだから……。

でも、治療法のない今、積極的に診断をした方がいいとは言えない。でも矛盾しているかもしれないけど、結婚前に遺伝子診断があったならば、私は受けていたかもしれない。診断を受けるのに大切なことは、早い時期に親はこの病気について説明し、現実を教え、病気になっている自分の体と進行具合をはっきり見せておく方がいいと思う。そして、何度も何度も話し合った方がいいと思う。そして、それから、診断について考えた方がいいと思うが、受けるか受けないかはどちらがいいかわからない。

夫がＦＡＰで闘病を続ける女性は戸惑いを記した。

私は遺伝子診断について数年前に初めて聞いたときは、患者の家族として我が子が保因者か否かについて知りたい気持ちを正直言って持ちました。

マイナスであれば発病の不安が取り除かれるし、プラスであっても前もってそれに備えることができます。不安を抱いたままずっと過ごすなんてと思いました。まったく家族としての都合を考えた勝手な思いでした。でも、この問題はそう簡単に判断できないものだとも一面では考えていました。倫理的な問題には引っかかりがあるものの早く治療法が見つかってくれないものかと、遺伝子治療などの研究の成果にずっと期待していました。移植のできない患者の場合、やはりほかの治療法を待つしかありません。（中略）

遺伝子治療、遺伝子診断など遺伝子研究の一端を（特集ビデオで）見て、「人間はどこまでやろうとしているのか？　そしてどこまで許せるものなのか。本当にこれは正しいことなのか」と率直に言って怖くなりました。

患者の家族としてこの病気の解明を急いでもらって将来に対する不安を取り除いてほしい。未来ある子どもたちが安心できるように治療法などを研究してほしいと願ってはいる。ここまで遺伝子の研究が進んでいるのをみると、〝早く〟という思いにもなった。しかし、早期発見は保因者診断、出生前診断のように実現してきているが、治療につながらない診断である。それもその診断を安易に容認するということが病気や障がいを持つ人への否定にもつながりかねないし、人としてとても重大な選択を迫られるものであるということがいえると思う。〝わかりすぎてしまうのも怖い〟と感じました。

価値判断は医者や研究者の考えでずいぶん変わるし、もちろん受ける方の価値観というものも重大な意味を持ってくるでしょう。人は一人ひとり違うし、いろんな人間がいて当たり前だし、その一人ひとりが暗く引っ込んでしまわず安心して「居る」ことができ、「生きていける」世界であってほしい。そのための医学の進歩であってほしい。

母親がＦＡＰを発症している二〇代の女性は、自分のこれまでを振り返り、そして将来を考え、率直な意見を記した。

遺伝子診断については他の人はどう思うか知りませんが、私自身は賛成だし、受けたいと思っています。受けてみて結果が良ければ不安は解消されるし、悪かったとしても悪かったなりにその後の人生設計ができると思います。

私は「発病するかも……」と不安になりながら結婚、出産をし、気がついたら発病して、子どもはまだ小さい……となるのがとてもいやです。診断を受けた上で、結婚、出産などをするのかしないのか、するなら時期はいつごろか……という計画を立てて生きていきたいです。

出産をしたとして、自分の子どもの遺伝子診断には一〇〇％賛成はできません。診断を受け、悪い結果だったら産むべきか、あきらめるべきか、今の私にもそのときの私にもきっとはっきりと「こうしよう」と結論は出せないと思うのです。

産んでも母親の私が病気をし、その看病に追われてその上自分も……となったとしたら、その子は幸せだろうか……とか、それでもその状況の中でも生きることの楽しみを見つけ、「まんざらでもない」と思ってくれるのか、それがわからないので不安で悩むと思います。

治療法が見つからないいま、病気の子どもははじめから産むべきでないのか。けれど「産まない」ということは、病気の子を否定することになると思います。それはちょっと悲しすぎるように思います。

みんなが産まない選択をしたら、今でもかすかにある病気の人たちへの差別が、少なくなった患者さんに向けてひどくなるのではないかとか、考えることはたくさんあります。

私はいま母の看病をするようになり、母が元気で何も知らなかったころより、ずいぶん成長できたと思います。今まで気づけなかったことに気づかせてくれ、たくさん母を通して得るものがあります。そういう気持ちを思えばやっぱり病気の子ははじめから産まないのではなく、

――病気を治せるようになってほしいし、そうあるべきだと思います。

遺伝子診断を受けるのか、受けないのか、どこにも正解はない。それぞれが自ら考え、自らの意思で決めていくしかない。だが、そこには、さまざまな悩みや思い、迷いが交錯する。遺伝子診断を受けるにしても受けないにしても、そのときの説明、サポート体制、また、その後のフォローが重要なことは言うまでもない。

発症の可能性とどう向き合うか

三〇代の金山美帆は、二〇代後半で遺伝子診断を受ける決心をした。すでに母が五年ほど前にFAPで亡くなっていた。美帆は、病気になるかもしれないということを相手に話し、結婚もしていた。何となく、自分は遺伝子をもっているのではないかと思っていた。それならば、わからないよりはわかっておいた方がいい。まだ症状は出ていなかったが、遺伝子検査を受けた。血液を採り、二週間後、ドキドキして結果を聞きに行った。

「残念ですけど、陽性です」

医師の言葉に、「あー、やっぱり」と思った。だが、それほどのショックはなかった。逆に、わかってよかったじゃないか、と思う自分がいた。陰性だったら知らなくてもいいけれど、陽性だったら、知っていれば発症したときに慌てずにすむ。翌日もふつうに仕事に出かけた。

美帆はあるがままに受け入れようと思っていた。母親を間近に見てきて、看病のために友人たちと遊びに行けず、「どうして私ばかりが……」と思ったことはある。だが、母のことを恨むような気持ちはなかった。母本人はきつかったと思う。だが、最後の二年は仕事をやめて母に寄り添い、話す機会が多かった。「世話をしてもらうの悪いね。遺伝するかもしれない。それもごめんね」と謝ってばかりいる母に、「別にお母さんのせいじゃないよ」と心から答えていた。

陽性だったことは、夫にも親友にも話した。職場の人にも伝えた。「別に隠すことではないから」と美帆は言う。「親しい人には話しているが、それで私から離れていくなら、それまでかなと思うから」

美帆は、自分のことは知っておきたかった。ある日突然、病気を宣言される方がよっぽど嫌だった。検査の結果を淡々と受け止めるだけだった。

陽性がわかっても移植手術を受けるつもりはなかった。弟とは血液型が一緒だが、弟には言う気はない。夫は結婚当時から、もし病気になったら肝臓をやる、と言ってはいた。だが、あまり気が進まない、というのが美帆の正直な気持ちだった。

自分の悪いところだけを切るならすぐ手術をすると思うが、健康な人のおなかを切ることには躊躇する。さらに、夫から肝臓の提供を受ければ、負い目になるのではないか。けんかをしたとき、何か言われるのではないか、それを考えると、あまり気が進まなかった。

二年ほどして、胃の組織を取って検査したところ、アミロイドの付着がみられた。ごく初期だったが、美帆はＦＡＰの発症を医師から伝えられた。「あーそうかあ」。夫は生体肝移植をすればいいと口では言うが、美帆は決断がつかなかった。もらってもいいけど、でも本当にそれでいいのだろうか、と思ったのだ。

母は生きていたらあまり喜ばないかもしれないが、美帆は母と同じ道を行くのも悪いことじゃないかなと思うのだ。母と同じ道をたどれば、あのときの母の気持ちがわかるかなとも思うし、「あんなふうになりたくない」とは思わない。それは母を否定することになるからだ。死ぬのはあまり怖くない。ただ、動けなくなる最期をどう過ごしていけばいいのか、それには不安があった。

自覚症状としては、空咳、便秘、立ちくらみ、そして足先がピリピリしていた。美帆は性格上、夫に自分から頼むつもりはなかった。夫が肝臓をくれるなら、それでもいいし、くれないなら、それでも構わなかった。夫婦関係は、夫の借金問題などがあって、すでにすきま風が吹いていた。美帆は夫に別れるなら別れていいと伝えていたが、夫は「いまは別れる気はない」という。自分の借金の尻ぬぐいのために働いている美帆と生体肝移植もしないで離婚すれば、周囲から何を言われるかわからない、と夫は言うのだ。

美帆はいっそ海外移植しか選択肢がなければあきらめられたし、夫と血液型が違えばそれもすっきりあきらめられた、と思った。生体肝移植ができる環境にあることが悩みを生んでいた。

再度、美帆は夫に離婚を申し出ると、夫は「せめてオレの肝臓をもらってからにしてくれ」と言い出した。夫は自分の仕打ちに良心が痛んだのかもしれない。だが、美帆にしてみれば、慰謝料なんかいらないから他人になってほしい、という気持ちの方が強かった。もし肝臓をもらってしまったら、別れたら悪いと思ってしまうかもしれない。悩みに悩んだ。葛藤した。夫婦間のことも含めてさまざまな事情を知る知人が、「それぐらい（肝臓をもらうこと）してもバチはあたらないよ」と言ってくれた。それで、移植に踏み切った。

移植は成功。その後、別居を経て、やっぱり別れることになった。夫に対しては感謝はしている。だが、以前の夫の行動への不信感はぬぐえなかった。夫は、離婚するときは、移植のことには一切触れなかった。離婚の原因は、すべて自分の行動にあるということを認めた。潔かった。だから、余計に、美帆は肝臓の提供を受けた自分に罪悪感を抱いた。いまは元夫が元気でいてほしい、と心から願うばかりだ。

美帆はその後働けるようになり、男性と知り合い、同居した。病気のことも手術のことも子どもに二分の一の確率で遺伝することも伝えたが、彼は「両親が健康でもいろんな病気がある」と言い、子どもは一人はほしいと希望した。美帆は子どもがほしくないわけではない。でも、病気のことを考えると、自分のように悩んでほしくないから、絶対にほしいわけでもない。二つの気持ちが並行したままで、どちらかに決められない。

考えても考えはまとまらない。ならば、流れに乗ろう。美帆は、もし子どもができたら産むと決めた。もし子どもが生まれたら、子どもには病気のことはちゃんと伝えていくということも心に誓った。

二一歳になったばかりの森本愛子は「私は卑怯だ」と泣き出した。つきあい始めた恋人に、自分がＦＡＰという病気になる可能性があることを話せなかったのだ。

話さなくちゃいけない、と思いながらも、話したら嫌われてしまうかもしれない。その恐怖心を消せなかった。

熊本県内に暮らす愛子は、高校生のときに母をＦＡＰで亡くした。物心ついたときからずっと母の世話をしてきた。遊ぶ友人を横目に、寝たきりになって動けなくなった母の下の世話をし、炊事、洗濯、掃除もこなした。それでも、母とはよくけんかをした。「お母さんなんか、大嫌い！」と反発した。

母は動かぬ体で、病気にも、家族にも、精いっぱい向き合った。最期まで懸命に生き抜いた母の姿は愛子の誇りでもある。母の世話をするうちに、愛子は自然に自分にも二分の一の確率で、遺伝する病気であることを知った。

高校生のときは、二〇歳になったら、遺伝子検査をして、遺伝しているかどうかはっきりさせようと思っていた。だが、実際にその年になってみると、悪い結果が出たときに受け止められるだけの自信がない。「病気になってもならなくても自分の目指すものは変わらないから……」

遺伝子診断は二〇歳になると、本人の意思で受けることができるが、プラスに出ればいつかは発症するという現実に向き合わなくてはならない。「悪い結果が出れば、だれでもへこむ。一〇年もびくびくするのは嫌。根治療法がない以上、知っても意味がない」。愛子ははっきりとそう言った。

愛子のように、母親が最期まで病気と向き合って生きた姿を見ている子どもたちは、その思いに変遷はあっても、いろいろ考えながら、自らの歩みを進めているケースが多い。

志多田は、たとえ命は助からなくても、病気と正面から向き合ったそうした親の姿を子どもに示す重要性を強調する。子どもが反発してもいい。反発するぐらいの方がいいんだ、と患者を励まし、そして子どもたちを見守ってきた。遺伝子診断にしても、移植にしても、きちんと自分で悩んで向き合うことが何よりも大切だと感じてきた。どんなにつらくても、病気のことは隠さず、結婚する相手にはきちんと話すことも重要だと身近な子どもたちにはいつも言ってきた。

祥子もその一人だ。祥子は短大を出て、勤めたが、つきあって一年、一緒に旅行しているときに、彼から「結婚しよう」と申し込まれた。もちろん祥子はうれしかった。だが、まだ病気のことは伝えてなかった。どうしよう。「うん」と笑顔で答えながら、本当のことを伝えてダメなら別れることになっても仕方ない、と思った。断られてもいい、つきあいが終わってもいい。そう覚悟を決めた。

「でもね、考えてほしいことがあるの」と祥子は伝えた。すぐには病気になるわけではないけれど、寝たきりになって死ぬかもしれない、と彼に伝えた。母親がその病気で、自分がなるのは二分の一の確率だということ。現段階では根治療法はなく、命が助かるには移植しかないこと、などを話した。なるかもしれないし、ならないかもしれない、と。彼はどれほど理解しただろうか。呆然としていた。「それでもいい」と絞り出すように言うだけだった。

彼はその夜ずっと泣いていた。理由を問うと、こんな大きな問題を抱えていた祥子のことを考え、涙が止まらないという。それを聞いた祥子は、彼のことを信じてみようか、と思えた。

祥子は病気にはなりたくないと思う。でも、そのこと自体あまり考えたくない。とにかく何かが起こるのなら、そのときまで楽しく過ごした方がいいね、と彼と話している。なったとしてもならなかったとしても、その間は楽しく過ごしていこうと二人で話し合った。

病気になるのは自分だけではない。ほかの人だって乳がんになるかもしれないし、もっとほかの病気になるかもしれないのだ。自分だけがすごく重いことを抱えているわけではない。少し前までは、自分だけがなぜこんな重い悩みを抱えていなければいけないのか、と思っていた。だが、いまは違う。なる、ならないで悩んでいると、なったときに後悔すると思うようになった。

それは彼との出会いが大きいかもしれない。これまではつきあうたびに、どうしよう、どうしよう、という思いに襲われていた。病気の可能性のことを知れば、この人は私のことを捨てるんじゃないか。この人は私のことを受け入れられるのだろうか。そんなことばかりを考えていた。つきあうたびに、そう思い悩んでいた。だが、いまの彼に出会って変わった。

伝えることは伝え、でも、そのままを受け入れていく、そう思えるようになったのだ。「以前はそんなにはっきり思わなかったが、いまは子どもが早くほしい。自分が病気になるとして、子どもが高校卒業するまでは生きていられるように。そのときまでは一緒に話がしたい。だから、早く結婚して、早く子どもを産みたい」。高校、短大のときは、いまの祥子からみれば、どうしてあんなに悩んでいたのかと思えるほど、将来に不安を感じ、悩んでいた。だが、あの時間があったから、いまがあるのだ、とも思う。

その後、祥子は彼と結婚、まもなく一児の母になった。

遺伝子診断をめぐっては結婚を前に悩む人もいる。看護師の渡辺彩は三〇歳。熊本県内の病院で医師と向き合っていた。「八割方は検査を受けてはっきりさせたいと思う。結婚も考えている。以前は受ける気はなかったけど……」

彩は遺伝子検査の説明を受けに来たのだった。一〇年ほど前に母をＦＡＰで亡くした。最期まで母に付き添い、遺伝する病気だと聞いていた。

症状が出る前に結婚して子どもを産んだ方がいいのか。子どものためには産まない方がいいのか。でも、子どもはほしい。ずっとそれで悩んできた。

結婚が決まり、思っていたことが現実のものとなった。恋人には病気の可能性は話してある。結婚は承諾してくれた。だが、自分としては子どもを産むとなると別だ。

遺伝していないことがはっきりすれば、何の心配もなく出産できる。そう思って医師に相談した。

「もし万一、プラスに出ても前向きに生きていくということなら、血液を採って検査をすることもできる。だが、人に言われて決めると後悔する。自分で納得して、あなたの判断で決めてほしい」。そういう医師とのやりとりは四〇分近くにも及んだ。

「子どもを産んで悩むのはつらいし、検査せずに子どもをつくらないということも……」。彩にはＦＡＰの症状は全く出ていない。だが、プラスに出たときはどうするのか。

「最初は診断を受けるつもりだったが、受けなきゃいけないと自分でいいきかせているのかとも思う」。二分の一の確率をめぐって考えは頭の中をぐるぐると回る。彩は涙ぐみながら「母の姿を見ているから、子どもに同じ思いはさせたくないし……」と言った。

結局、彩は二カ月以上悩んだが、しばらくは検査を受けないことにした。

医療技術が進み、遺伝子診断で自分に病気が遺伝しているかどうかを知ることができるようになった。将来はＦＡＰに限らず、多くの病気で同様のことができる可能性もある。検査を受けるべきか、受けざるべきか、正解はない。一人ひとりがその判断をするときは、自分がどう生きていくのか、という問いへの答えを出すときでもある。

二分の一の確率で遺伝するＦＡＰ。親から子へその事実をどう伝え、子どもはそれをどう受け止めるのか。そして、その結果、遺伝子診断を受けるのか、受けないのか。遺伝子診断を受けて陽性だったら、その後の人生をどう生きるのか。また、発症したら移植をするのか、しないのか。そうした判断に迫られる。

四〇年以上ＦＡＰ患者を見つめてきた志多田は、移植も含め、医療技術の進歩に、人間の心がついていっていない、と感じている。志多田が患者たちに言えるのは、結局最後に問われるのは、人間としてどう生きるかということだ。いつも同じ答えがあるわけではない。だが、自分と向き合い、子どもと向き合い、病に向き合い、人生に向き合う。逃げずに向き合う、それこそが必要なことなのだ、と志多田は思っている。

4　母が遺したもの

二〇一三年も終わろうとしていた時期、私に田上葉子から電話があった。

「話したいことがある」

葉子とは、葉子が高校生のときに出会った。当時、葉子はＦＡＰを患う母の車椅子を押し、身の周りの世話をしていた。それから一二年が経ち、葉子はいま二九歳。三歳の息子の母でもある。

「実は私、発症しました。私の話がほかの人の役に立つならば、話したい。本に書いてほしい」

葉子の母は二七歳で発病がわかり、一五年の闘病生活を経て二〇〇二年に亡くなっている。亡くなる前に、入院するベッドの上で、私にいろいろなことを話して天国に旅立っていった。それも、「自分の娘の世代の人たちに役立つならば」という思いからだった。

母とほぼ同じ年齢での発症。遺伝病のもつ過酷な状況に、発する言葉も見いだせないまま、私はすぐに、葉子の暮らす熊本県に向かった。機上で、葉子の母、山田美智子や当時の葉子自身から聞きとった話をメモしている五冊の取材ノートのページをめくった。

親から子へ

葉子の母、美智子の葬儀が営まれたのは、二〇〇二年の夏。

読経が流れる中、参列者が焼香をする。幼稚園からの友人という女性が「あなたの生き様には勇気をもらった」と弔辞の言葉を述べた。私も志多田正子とともにその席にいた。

白い菊に囲まれた祭壇には、美智子の笑顔の写真が飾られていた。志多田ら「道しるべの会」が主催した患者会の最初の旅行のときに撮影したものだという。はじけるような、にっこりとした笑顔は、患者会の旅行が美智子にどれだけのものを与えていたかを物語っていた。

美智子は入院していた病院で息を引き取った。享年四二。

棺の中の美智子に、苦痛の表情はなかった。肌は白く、透き通るようだ。唇にひかれた紅がひときわ鮮やかだった。志多田は白いトルコキキョウを一輪、美智子の顔の横に供え、「お疲れさま」とそっと声をかけた。

親族席には、美智子の夫、そして、制服姿の長女の葉子、次女の夕子が並んでいた。当時葉子は高校三年、夕子は高校一年だった。出棺時、二人は棺にすがりつくように手をかけ、むせび泣いた。

その二日前の夜、美智子は入院する病室で息を引き取った。遺体の横で、二人は朝方まで泣き続けた。「どうしても家に帰してあげたい」。葉子は、最初、母の遺体の解剖を拒んだ。美智子の話し相手であり、葉子や夕子が小さいときから、家に出入りしていた志多田が二人に寄り添った。

美智子の遺体は、葉子と夕子とともに一度、自宅に帰った。そして、午前七時半、熊本大学付属病院に向けて搬送された。解剖を終え、美智子は午後に再び、ふるさとの荒尾に戻った。

美智子は亡くなる一週間ほど前、人工肛門をつけた。FAPの末期で、食べたものがそのまま出てくるような下痢を繰り返していたため、好きなものを食べるための決断だった。下痢をした後の後始末が楽になるという、美智子の周囲への気遣いもあった。人工肛門をつけてからというものは、美智子は「あれを食べたい」「これを食べたい」と言って、それまで口にできなかったてんぷらや刺し身、おすし、ケーキなどを口に運んだ。

「葉子も夕子もお母さんがそうやって元気だったから、（死は）ショックだったと思う」と志多田は静かに語った。「好きなものを食べたら、死ぬねえ。人間は。（美智子の闘病は）一五年、長かった。葉子は、母親に反発していたから、余計自分を責めているのだろう」。美智子の家族を、葉子や夕子を幼いときから見守ってきた志多田にとっても、美智子の死は大きなものだった。

美智子は、亡くなる二カ月ほど前から、自分の命がそう長くはないことを悟った上で、入院する病院のベッドの上で何度も私の取材を受けてくれた。

病室のベッドに横たわる美智子の手はやせ細り、白かった。血管が皮膚からすべて透けて見えるようだった。両手の握力はほとんどなく、身の回りのこともこのときにはすでに自分ではほとんどできる状態ではなかった。乾く目に目薬を差しながら、乾くのどを潤しながら、少しずつ、自分の人生を、そしてその思いを語ってくれた。

美智子のＦＡＰは母からの遺伝だった。母の具合が悪くなったのは、美智子が小学校一年のころ。だが、当時はそれほど気にもかけていなかった。中学に入るころ、母が入院。そのころには、母の姉妹のおばたちも母と同じような症状が出ていた。なんとなく自分の親類に多いなあ、とその病気の存在に気づいた。母から病気が遺伝病であることを告げられたのは、中学三年のときだった。そして、また、そのとき、この病気のことは絶対に口外してはいけない、ということを、母に厳しく言われた。

美智子は高校を卒業後、病院の検査室で働いた。だが、だんだん母の衰えが激しくなり、仕事をやめて母の世話をした。父もがんを患っていた。母は下痢を繰り返し、やせ、寝たきりの状態になっていった。

一九八三年、母が死亡。四七歳だった。

美智子はその三カ月後、見合い結婚した。二二歳だった。もしかして病気になるかもしれない。だから、早く結婚して、早く子どもを産まなくては、と思った。長女の葉子を出産、そして、次女の夕子を一九八六年に産んだ。その直後から体に違和感を覚えた。足がしびれ、便秘がひどくなった。足の先は水の冷たさや、お湯の熱さがわからなくなっていた。しばらくすると、吐き気も出てきた。具合が悪くて何度か入院した。

検査をした。美智子自身、結果を聞くのが怖かった。病院もなかなか教えてくれなかった。当時は、移植という治療法もない時代。ＦＡＰの発症を告知されれば、それは死を意味していた。検査から一カ月ほどして、結果を聞いた。ＦＡＰを発症していた。

美智子自身はそうだろう、とは思っていたが、ショックだった。「まだ二七歳なのに」。発症するにしても三〇代だろうと思っていた。いやそう思い込もうとしていた。だから早く結婚したのに。なんとか子どもが成人するまでは生きられる、そんな思いだった。だが、現実は違った。娘たちはまだ小さい。「母のようには、あんなふうには、なりたくない」。そんな思いが、美智子の頭の中を支配した。

当時は死ぬことばかりを考えた。でも、子どもたちを置いてはいけなかった。夢の中で、美智子は何度もビルから飛び降りた。だが、地上まで五センチぐらいのところで、なぜか体が止まってしまう。地面にたたきつけられないのだ。夢の中でも死ねなかった。

志多田と出会ったのは、ＦＡＰの告知を受けてからだ。最初は怖そうな人に思えて、なかなか打ち解けることができなかった。だが、志多田は亡くなった自分の母のことを知っているらしい。志多田が病院内で化粧もせずに走り回っている姿も見た。聞くと、きょうだいが美智子と同じ病気で亡くなり、病院で同じ病気の患者たちの世話をしているという。志多田の行動を見て、美智子は少しずつ志多田に心を開いていった。最後には、どんな話もできる、さまざまなことを相談する相手となった。

美智子は、志多田の音頭で発行された患者たちの文集「道しるべ」にも励まされた。同じ患者の言葉が心にしみた。「あの人には負けられないぞ」「弱音は吐けないぞ」。文集は、美智子の心にそんな思いを抱かせてくれた。すべてが内向きになっていた心に刺激を与えてくれた。

自殺まで考えていた美智子だったが、「周りを見て、頑張ることができた」と振り返った。志多田に言われたことも大きかった。「今日一日生きれば、よかたい。『今日もできた』でいこう。あれができない、これができない、じゃなくて」「生きるには裸になった方がいい。隠すんではなくて、さらけ出した方がいい。自分を飾っとってどなんするか」。荒っぽいが温かい言葉が美智子を変えていった。

美智子は「いろいろ繕っても、志多田さんには本心を見透かされているな」と思った。不自由になる体とつきあいながら、掃除をして、洗濯をして、家のことをして、精いっぱい毎日を生きよう。先のことは考えまい、と心に決めた。「必死で生きていた。あのころは、一日が終わるとほっとしてね」と美智子は言った。

体重は一年ほどで一五キロも減った。それに伴い、動きも不自由さが増した。洗濯は半日がかり、夕食も二時間ぐらいかけて支度をしなければならなかった。手に力が入らないから、野菜を切り分けたり、皮むきをしたりすることができない。子どもたちに頼むしかなかった。温感がないから料理をしていてしょっちゅうやけどをした。しばらくすると、台所で立っていられなくて、いすに座って料理をしなければならなくなった。

それでも美智子は、自分にできることをやろうと必死で家事をこなした。こたつやストーブで暖をとっていると、足をやけどした。やけどの痕はなかなか治らなかった。下痢も激しかった。下痢をすると、後始末が大変だった。さらに、心臓の動きも悪くなり、ペースメーカーを入れた。そして、移動は車椅子に頼らざるを得なくなる。入退院を繰り返した。

意を決して夫に病気のことを、遺伝病であることを話したことがある。「うん、知ってたよ」と夫は言った。口数の少ない夫は、入院しても病院にあまり顔を出さない。冷たい人だと勝手に思っていたが、「人は見かけや口じゃないんだ」とそのとき思い知らされた。

発症から六年ほどしたころ、美智子に「希望」を感じる出来事があった。移植という新たな治療法が出てきたというのだ。日本のＦＡＰ患者としては第一号として、スウェーデンに渡る弘孝則《ひろたかのり》に募金し、祈るような気持ちで成功を待った。肝臓移植が、病気の進行を抑える治療法として有効であることがわかり、胸は躍った。美智子にとって莫大な費用がかかる海外移植は非現実的だったが、信州大学付属病院で、国内初のＦＡＰ患者に対する生体肝移植が行われたとの情報も入ってきた。これなら自分にもできるかもしれない。美智子は、そう思った。

ドナーになってもらえる可能性のある二歳下の妹に話をした。だが、妹は「私、怖いよ」。生体肝移植についての講演会に引っ張り出すと、妹は「考えてみる」と言い出した。ただ、妹に肝臓を提供してもらう場合は、妹が遺伝子検査をして、ＦＡＰの遺伝子をもっていない、ということを確認しなくてはならない。結局、妹は「遺伝子検査を受けるよ」と言ってくれた。だが、当時妹は三〇代、すでに結婚していて、子どももいた。元気とはいえ、遺伝子検査の結果は必ずしも陰性とは限らない。しかも、当時、美智子がかかる熊本大学付属病院では、生体肝移植を実施していなかった。すでに美智子の症状はかなり進んでもいた。美智子は妹に「ドナーになって」とは頼めなかった。

「もし、娘たちがこの病気になったら、肝臓を提供してね」

それが、美智子が出した結論だった。

が、病室で私に話をしてくれたとき、美智子は「いまは（肝臓を妹から）受け取ったらよかったかなあ、とも思う」と漏らした。心底の本気ではないが、もし生体肝移植を受けていたならば、這ってでも家にいて、子どもたちの世話ぐらいはできていたのではないだろうか、との思いがにじみ出ていた。美智子は家事も身の回りのこともほとんどすべてを子どもたちに頼っている。家事だけでない、導尿も下痢をしたときの後始末も。友だちと遊びたい盛りの、やりたいことがたくさんある一〇代の娘たちに世話をかけてしまうのが、申し訳なくて仕方がない。「去年までは生きていても楽しかった。毎日、少しでもいろんなことができたから。でも、いまは壁を見ているだけ。子どもの手をとってしまうからねえ。これでいいのかなって思うんです。でも、いまは何ひとつ自分ではできないから……」。美智子は病室の天井に視線を向けて、語った。

娘への思い

美智子が特に心を痛めていたのは、長女の葉子との関係だった。

葉子が中学生のとき、隠しごとをしたことを怒った。すると、葉子は「お母さんも隠しているやんね」と言い返してきた。病気のことだった。正直、そのときの美智子は病気のことを子どもたちには話したくなかった。だが、もう逃れられなかった。仕方なく、自分の病気が遺伝する病気であること、葉子や夕子にも遺伝する可能性があることを告げた。それからは、けんかをしたときなど、葉子はときどき「将来、私もどうせ病気になるんだから」と反発を繰り返した。

美智子は言った。

「親としての難しさがある。何が親なんでしょうか。世話をしてやれることが親なのか。親だから介護するのか。昔は、わたしは親やけん、(私が母の)世話をするのは当たり前と思っていた。だから黙って世話をした。もちろん反発したときもあるけれど。でも、いま娘たち、とくに葉子には、『どうして自分たちだけ?』という気持ちが強いと思う。ほかの患者さんは移植しているのに、と。自分は小さいときからお母さんの車椅子を押して、世話をしてきた、という思いがあると思う。

気持ちはわかるんだけど……」

「昔は親は親だった。深く考えなくてもそうだった。だから私もだまって親の世話をしてきた。自分もそうしてもらえるものと考えていた。でも、いまの子は、自由にさせてもらう、ではなくて、自由が当たり前だからねえ。いまは本当に難しい。雨が降ったら傘をもっていくとか、どこかに連れていくとか、自分としては親としての姿を見せてきたつもりだけど、子どもたちは小さくてそのときのことを覚えていない。一緒に料理をしたりもしたんだけど、『何もしてもらっていない』と言われるとねえ……。私も、自分が親にしてきたように、自分もめんどうをみてもらうという自分の夢を子どもにのせてきたこともある」

美智子が最後に人工肛門をつけたことは前述したが、私に話をしてくれた時期、水のような下痢が続いていた美智子は人工肛門をつけるかどうか迷っていた。周囲からは反対されていた。人工肛門をつけても指先の力がほとんどない美智子は自分では便の袋を取り換えることができない。また手術によって体への負担がかかり死期を早めるかもしれないという心配もあった。だが、美智子は下痢の後始末に二の足を踏む娘たちの姿を見て、人工肛門にすれば、少しは楽になるのではないか、と思っていた。

「最近、自分のために生きることを考えてもいいかなと思い出した。前は人のため、家族のためが第一だった。でも、いまは自分のために楽に楽しく生きたい。子どものために一日でも長く生きるのか。自分のために楽に生きるのか。どちらがいいのか、と思うんです」

その後、美智子は私にこう問いかけた。

「人工肛門は逃げでしょうか？」

私は何も答えることができなかった。しばらくして美智子はこう続けた。「〝逃げ〟という気持ちもあるかな。わがままかな……。もっと頑張らないかんかな。人工肛門は子どもの世話の手を減らすことになるので、子どものためということを言い訳にしているのかもしれない」

前日、葉子に美智子は髪を洗ってもらった。気持ちよかった。「髪が汚いと気分までめいってしまうから」。でも、本当は入浴したかった。だが、入浴しようとすると、一時間はかかる。葉子は時間がないと言っていたから、言い出せなかった。病院の風呂が障がい者用にできていないため、入れてもらうのは一苦労だ。「看護師さんは忙しくしていて、悪くて言えない。子どもに入れてもらうしかないのだけれど、それも機嫌を見ながらなんです」

葉子との関係に心を痛める美智子だが、一方で、葉子が外では「良い子」を演じているのを感じている。それが心配でもある。自分ができることは限られているが、とにかく逆境に強い子になってほしい、と願う美智子だった。

進学したいという葉子に対して、美智子は「私としては家を出てもいいと思っている。自由に生きてほしい。お母さんのせいで家を出られなかったと言われるのは、悲しい。いまは思うように生きてほしいと思う。家を出ても、家に残っても、どっちにしても文句を言うだろうけど」と笑った。ただ、娘たちには病気になるかもしれないこと、何かあったときにどこに相談すればいいかを頭に置いておいてほしいと思う。ある意味、病気のことで縛られてしまうことがあるけれど、それさえ忘れないでいてくれれば、子どもたちにとっては自由なことをした方が後悔がないのではないだろうか、と考えている。ただ、姉妹はできるだけ近くで生活していてほしい。何かあったときに助け合うために。それが、美智子の切なる願いだった。

「何か食べたいものがありますか?」と尋ねる私に、美智子は「最近プリンに凝っていてねえ。焼きプリンがいいなあ」と言った。リクエストに応えて、私はおいしいと評判のプリンを買って行った。美智子の顔がほころんだ。

握力がほぼないため、美智子はスプーンを右手の親指と人さし指の間にはさみ、震える手でプリンをすくって口に運んだ。「おいしいですよ」と笑った。「夜眠れなくて、今日は昼間寝ていた。食欲もあまりなくて、昼食は三分の二ぐらいしか食べられなかった。こういうものなら水気があって食べやすい」。FAPの末期患者は、唾液が出にくくなって、水気の少ないものはのどを通らない。美智子はゆっくりだが、でも、おいしそうに、プリンを一個食べ切った。

が、食べ終わったと思うと、すぐにおなかがゴロゴロと鳴りだした。そして、激しい吐き気に襲われた。美智子は白目をむいて、指を口の中に突っ込んだ。ベッド横に置いてあったピンクの受け皿を引き寄せ、ゲーゲーと声をあげた。

看護師を呼んだ。私はしばらく席を外した。ＦＡＰの過酷さの一端、ほんの一端だが、それを見たように感じた。

おむつを換え、吐き気も収まった美智子のもとに戻ると、美智子は気を取り直して、話を続けた。

「病院は午後九時消灯なんだけど、おもしろいドラマはたいがい午後九時以降だからねえ。夕方調子がいいと、一時間ぐらいテレビを見るけど、あまり見ると目が疲れる。本も読みたいけど、目が疲れるから、花の写真を見たり、料理の本を見たりする。『あー、この料理はおいしかったなあ』なんてね。これを自分で食べたいというより、元気になったら作ってやりたいなあ、と思ってね」

最後の言葉

そんな美智子が移植について語ってくれた。「弘《ひろ》さんが（海外移植から帰ってきたときは）うれしかったけど、諸手を挙げては喜べなかった。嫉妬が心の奥底にあったんだと思う。ほかの患者たちの態度も行く前と違っていた。みんなが募金してみんなのおかげで行ったのに、弘さんが帰ってきたらもっと患者会に協力してくれると思ったのに、という気持ちがあったと思う。でも、弘さんもつらかったんだと思う。自分の金で海外に行った人は自分たちの生活をかけて行ったわけで、その中に募金で海外移植に行った弘さんがいるのはつらかったのだろう。募金だから堂々としていられないところがあったのかもしれない。でも、それを乗り越えて協力できたと思うんだけど……。海外移植みたいにお金がある人しか治らないというのは、不公平だと思いますよ。やっぱり」

その後、日本国内での生体肝移植が広まり、美智子にとって闘病の支えだった患者会「道しるべの会」も、美智子を除けば、会員は移植患者ばかりになっていった。移植患者が増えるにしたがって、文集にもあまり本音の内容が書かれなくなり、活動も停滞気味になっていた。美智子は言った。

「今後も患者は出てくるのだから、形や考え方は変わるのだろうけれど、患者会はきちんと継承していくべきだと思う。移植しても病気が完全に治るわけではないということはわかるけれど、移植の経験をもっと語ってほしい。情報をもっと外に出して、みんなと共有してほしい。今後、発症するであろう子どもたちが、どういう選択をしていくのか、考えていかなくてはいけないのだから」

最後までFAPとたたかった美智子の口から出たことだからこそ、その言葉は重かった。

美智子が亡くなった後、志多田は泣きながら、こんな話をした。美智子が亡くなる前、病院の個室で美智子が突然こう言ったという。

「この病気は子どもを産むべきじゃない」

見舞いに来ていた美智子の妹が、その言葉に驚き、ソファから立ち上がると、美智子は妹の方に視線を移し、「だって遺伝だよ」。

これが、志多田が聞いた美智子の最後の言葉だった。

美智子にずっと寄り添ってきた志多田はこの言葉をどう受け止めていいかわからなかった。

美智子は親から病気のことは誰にも言うな、黙って結婚しろ、と言われてきた。結婚式の祝い金や葬式の香典には名前を書くな、と親戚からも言われてきた。志多田はその美智子の頑なな心を少しずつ開き、美智子は悩みながらも子どもと向き合い、生を全うしようと、志多田とともにたたかってきた。その美智子が、子どもを産んだ自分の人生を否定するような言葉を吐いたことに、志多田は衝撃を受けた。美智子は志多田にとっては、ＦＡＰに冒されても自分たちの生を前向きに、人間として命を全うするために、志多田が人生をかけて寄り添ってきた、移植できない患者たちの、最後の存在だった。

美智子が亡くなってから半年ほどして、志多田はこう吐露した。

「美智子のあの言葉がどういう意味だったのか、ずっと答えが出なかった。でも、いまは思う。それほど苦しかったんだろうって。どうでもよくなったんだろう、って思う。美智子は調子がいいときは『子どもは生き甲斐』と言っていた。でも、体調が悪いと『（子どもは）いらなかった』と思うときもあったんだろうね。それは、どちらも真実なんだと思う」

人は完璧ではない。迷い、苦しみ、気持ちも揺れる。ときには否定的にもなる。だが、美智子は確かに、自分の病と向き合い、自分の人生と向き合い、自分の家族に向き合った。その姿を思い返すと、「よく生きたね」と志多田は改めて思うのだった。

娘たちの思い

葉子と夕子は母親をどう見ていたのだろう。美智子が亡くなってから一年ほどして、二人に話を聞くと、娘たちは娘たちで悩みを抱えながら、FAPとたたかう母の姿を胸に刻み込んでいた。

葉子の記憶では、自分が幼稚園のころから、母が具合悪そうにしていた。最初のころは母は部屋で寝たきりで、洗濯や掃除は、親戚や家政婦がやってくれた。建設関係の仕事をしている父の帰りは遅く、食事はパンか出前のうどんかサケ缶だった。当たり前とは思わなかったが、不思議にも思わなかった。「いま思うと、悲惨だけど、そのときはそうは思わなかった」と葉子は振り返る。

父は朝早く出かけるため、幼稚園へは毎日、弁当の代わりにメロンパンと牛乳をもっていった。それは妹の夕子も同じだった。夕子は「お昼だから教室に戻って」と声をかけられた保育士に「メロンパンやから戻りたくない」と言ったことを、いまでも鮮明に覚えている。夕子は小学校に上がってからメロンパンを食べられなくなった。

その後、母は寝たきりの状態を脱したが、葉子や夕子にとっては午後五時になれば、家に帰って夕飯の準備を手伝うのが日課になった。母の指示で動き、最後の味付けは母がする。二人は、一度家に帰ったらぜったい外に出たらいけないように感じていた。だれかに言われたわけではないが、自分たちが洗濯、掃除、食事の用意をしなくては、という気持ちだった。

葉子も夕子も、小・中学生のころは、買い物に行くのが嫌だった。大根やネギ、肉、そして紙おむつ。それらをスーパーから抱えて帰ってくるのが恥ずかしかった。おかずは、ショウガ焼きやステーキなど、ただ焼けばいいだけの食材を買ってきて料理した。だが、正直おいしくはできなかった。「お父さんは何の文句も言わずに食べた。いま思うと、ひどい味だったと思う。お父さんかわいそうやったな」と二人は顔を見合わせて笑った。

二人が、母の病気が遺伝する病気かもしれないということを知るのは、部屋にあった新聞記事の切り抜きを見たのがきっかけだ。葉子が中学一年、夕子が小学五年のときだ。長野県の地元紙に出ていた記事だった。二人は「母が隠していたのは私たちのためを思ってだから、言うのをやめておこうね」と相談した。しかし、あるとき、葉子がささいなことで母とけんかし、「どうせ私もこの病気になるんでしょ。なぜ隠していたの？」と言ってしまう。母は「なぜ知っているのか？」と反応し、大げんかになった。そして、夕子は葉子に向かって、「姉ちゃん、なぜ言うたん？」と、こちらもこちらでけんかになった。

家族合いまみれてのけんかには、志多田が仲裁に入った。「読んだ記事の通りだけど、いまは移植もあるし、あなたたちのときは薬もできるだろう。いまは悩まなくていいから」と志多田は二人をなだめた。

「そのときは自分のこととは考えていなかった。ショックもなかった」と夕子。葉子は「三〇歳ぐらいで発病すると聞いたけど、まだまだ先のことだと思って実感なかった」と言う。さらに「あのころは病気に対して何も思っていない。自分が苦しいっていうより、お母さんに治ってほしいと思っていたから。病気に自分のことは重ねなかった」と続けた。

だが、葉子には「なぜ私たちだけが？」という思いがいつもあった。小学校四年からは部活に入れるが、自分は入ったらダメだと思っていた。葉子はバドミントン部、夕子はバレーボール部に入りたかったが、母の世話や家のことをしなければならないと考えると、それは無理だった。

夕子の場合、母の症状が進んだため、授業参観にも運動会にも卒業式にも、母は来られなかった。それを思い出しながら話す夕子の目には、涙が光った。一方、二つ上の葉子の小学校の卒業式には母が車椅子で来てくれた。だが、葉子は子ども心に、恥ずかしいと感じた。「お母さんに卒業式を見てもらえるのはうれしいけど、でも、お母さんの車椅子姿を見られるのがいやだった。いまはなぜ車椅子が恥ずかしかったんだろうって思うんだけど、あのときはそうだった」

中学二年のとき、葉子は友人からこう言われた。母の車椅子を押して、スーパーで買い物をする葉子の姿を、「恥ずかしい、って見ていた」と。本来なら、なぜそんなことを言うのか、と友人に怒るべきなのに、このときの葉子は、母を責めた。「なぜ、お母さんは車椅子なの？　そうじゃなければ、友だちから恥ずかしいなんて言われないのに」と。ひどいことを言ったと、葉子はいま思う。

妹の夕子は友人たちに母のことは隠していた。「夕子のお母さん、見たことないねえ」と言われると、「ずっと家におらす」と答えていた。母親が病気をしていることを友人に伝えたのは、高校生になってからだ。

二人に共通するのは、ほとんどの友人には、母が病気であることを知らせていなかったことだ。友人たちは美智子の葬式まで、二人の母が闘病生活を送っていたことを知らなかった。葉子も夕子も、周りから「苦労している」「かわいそう」と思われたくなかった、と振り返った。母と過ごしている時間以外は、ふつうの生活を送りたかった。「えらいね」と言われたり、同情されたりしたくなかった。違う目で見られるのがいやだった。

母に外に出たいと言われると、車椅子を押したが、モールに買い物に行こうと母が言っても、葉子は、友人たちがいるかもしれないと、若者が来ない、高齢者が集まるようなところに母を連れて行った。夕子も、「買い物に行きたい」と母が言っても、理由をつけて断ったことがあった。二人は、「いま思うと、行ってあげればよかったと思う」と口をそろえた。

ただ、二人の肩にかかった母の世話は大変だったのも事実だ。ときどき症状がひどくなるときは、何をしていいかわからない。「自分たちに症状を和らげることがなんにもできないことが一番つらかった」と葉子。夕子は、母の下痢の対応がきつかったと振り返る。夜中に母と同じ部屋に寝ていると、何度も起こされた。数時間おきにベッドを起こし、寝返りを打たせた。正直、「もう勘弁して」と思ったこともあった。

二人は言う。「自分たちは、醜い心をもっていると思う。もっと遊びたい、お母さんの世話はいや、という気持ちをもっていたから」。いまは亡き母を思うと、もっといろんなことをしてあげればよかったとの後悔の念を抑えられないのだ。

葉子は高校進学をめぐって母とけんかをした。母は、自宅近くの高校に行ってほしいと希望した。一方、葉子は、大学に進学したかったので、少しレベルの高い高校に行きたかった。だが、その高校だと、電車通学になるし、課外授業もあって、登校は早く、帰りも遅くなる。当然、母の世話ができなくなる。「自分の人生、お母さんのせいで犠牲にしたくない」と葉子は母に食ってかかった。

結局、葉子は自分の思いを通した。午前五時に起きて学校に通い、夜は午後七時まで課外授業を受けて帰ってきた。母の世話は夕子がすることになり、母は「葉子は何もせん」と文句を言った。それに対して、葉子は「『バカ』『クソ』とかずいぶん、ひどいことを言いました」と吐露した。

葉子と母の衝突は続いた。葉子は「お母さんなんて死ねばいい」という言葉を投げつけたこともある。そのとき母は泣いた。だが、そんなときは、いつもは黙っている父がぶち切れた。「お前ら、お母さんにどんな態度をとっているんだ！」と。

その一方で、葉子は母と仲も良かった。母が知らないことがないぐらい、自分のことはすべてを話した。彼のこと、初体験のこと、なんでもだ。夕子は「お母さんは『姉ちゃんは好かん』と言うけど、結局、姉ちゃんを心配していた」と言う。

葉子の反発に心を痛めた美智子に、志多田は「子どもは反発するぐらいがいいとよ。向き合わなければいかん。逃げたらいかん。親やけん」と励まし続けた。だから、美智子は、娘たちと真剣に言い合いをし、けんかをした。

こんなにぶつかっても、いや、ぶつかりあったからこそ、わかることもある。

亡くなる前、母は人工肛門の取り換えを看護師に頼めず、見舞いに来ていた夕子に「もう少しおって」とそっと頼んだ。午後五時になると、葉子と夕子は交代で、病室に行き、母の口に夕食を運んだ。葉子は言う。「母は下痢を出さなきゃいけないのに、看護師さんに嫌な顔をされるからといって、気を遣って薬で止めていたこともあった。下痢をもらしたときに看護師さんがきれいにふいてくれなくて、うちらがやり直したこともあるし、お風呂だって、週に一回うちらが入れた。そういう意味でお母さんはかわいそうだった」

葉子にとっては、母が入院しているときは、夜は家でけんかをせずに済むので、精神的には楽だった。だけど、さびしかった。母が亡くなった後も、午後五時になるとなんとなくソワソワしてしまう。体に染みついた母の食事の時間に心が反応するのだ。五時に食事をして、その後、午後一〇時ごろまでかかって下痢の処理をして、体をふいたり、導尿したり、床ずれの消毒をしたり、目薬を差したりしてから母を寝かせていた。

当時、二人は一〇代。葉子は「やるのはいやだな。めんどくさい」と感じていたし、夕子も「なぜ私がこんなことしているの？　まだ中学生なのに」という思いを抱えていた。だが、母を亡くしてから、二人の思いは変わった。

「お母さんは口がきけなくなってもいるだけでいい。親らしく子育てしなくてもいるだけでいい。それにいま気がついた」と葉子。夕子は「お母さん、強かったなと思う。お母さんが亡くなって悲しいけど、同時に世話をする必要がなくなって楽になると思っていた。だけど、きつかった介護から解放されたのに、お母さんが亡くなってからの方が私はきつかった。話をする人がいなくなった……」と言った。

二人がよかったと思えることがある。最後に母が人工肛門をつけたことだ。お見舞いに来た人がケーキとみたらし団子をもって来た。母はケーキを食べてから、「みたらし団子を食べようかなー」とうれしそうに悩んでいた。しばらくして、団子を口に運び、満足そうだった。人工肛門をつけてからは、母の表情が変わった、と感じた。

亡くなる前日も、雑誌を買ってきてと頼まれ、一時間ほど外に出ている間に、ゆでてもっていっていたトウモロコシをほとんど一人で食べていた。「人工肛門をつけてからは、けんかもなかった。母も笑顔だった」と葉子。

最期の日は、葉子が朝からずっと病室に付き添っていた。母は葉子の手を握って「ごめんね。ありがとう」と言った。葉子は高校時代、失恋して一日中家で泣いていたことがある。そのとき母は「学校は休んでもいいけど、でも家にいるなら、掃除と洗濯はして。その後に話を聞いてあげる」と言った。葉子は言う。「なんでもわかってもらえる。そういう母だった。母からは何十年分のことを一八年で教わった」

「母から生まれてきてよかった」

現実は過酷だ。ＦＡＰという病気は遺伝病。葉子も夕子も二分の一の確率で母と同じＦＡＰになる可能性がある。

葉子は大学時代、初めて友人に、自分が遺伝病のＦＡＰになる可能性があることを打ち明けた。相手は、高校のときからの友人だ。以前はこんなことを話せば、友人が自分から離れていくのではないか、と怖かった。だけど、友人の家に遊びに行って、勢いで言ってしまった。友人は黙って聞いてくれた。それがうれしかった。わかってくれようとしているのかな、と思った。実は、後から、彼女の父親も別の種類の遺伝病を患っているということを教えてもらった。彼女が黙って聞いてくれたのは、そういう背景に関係があったのかもしれない。でも、話を聞いてくれる人がいるだけで、こんなにも気持ちが違うのだ、と葉子は感じた。

だが、みんながそういう反応だったわけではない。大学のほかの友人にも打ち明けてみたが、

「そんなこと言われても」という態度の人もいた。「遺伝子診断受ければいいじゃん。私なら受けるよ」「もしかしたら、ならないかもしれないでしょ」「障がいをもっても頑張っている人もいるよ」などと言う友人もいた。

葉子は、そういう慰めの言葉がほしかったわけではない。ただ話を聞いてもらいたかっただけだ。そんな友人たちの反応に、志多田の言葉を思い出した。「わかってもらおうとしても他人にはわからんよ」。あー、このことなんだ。葉子は合点がいった。そう思うと、冷静になれた。

病気にはなりたくないし、もしＦＡＰになったら、移植を受けたいとも思う。だが、その一方で、自分は移植を受けなかった母からたくさんのことを学んだ。そしてその母を尊敬している。だから、母のように生きられない自分に罪悪感も抱く。

大学時代の葉子はこう思っていた。遺伝子診断を受けるつもりはないが、病気について自分は小さいときから知っていてよかったと思う。子どものころは、自分は子どもを産まないと思っていた。自分と同じような経験をさせるのはかわいそうだと感じていたからだ。なんで自分は生まれてきたのだろう、と思ったこともある。当時、葉子は自分をかわいそうだと思っていたのだ。だが、大学に進み、自分は母から生まれてきてよかったと思えるようになった。だから、長い目で見たら、将来的に子どもを産みたい。「最初は親を恨んだこともあったけど、いまは『ありがとう』と言える。いまは自分をかわいそうだとは思わないから」

夕子もこう言った。「母を尊敬している。本当に強いと思う。手も効かない、体も動かない。でも、それを全部受け入れていた。『なんでこんな病気になったと―』と泣いているのは見たことがない。病気になるのかならないのか、自分の将来のことはよくわからないが、お母さんを恨むことはない。病気をお母さんのせいにするつもりもない。お母さんは苦しんできたから、もし自分がそうなったとしてもお母さんのせいとは思わない。移植しても、そうじゃなくても、それは関係ない。いまになってわかることがある。前は親子だったけど、自分が成長して年齢が近くなってくると、お母さんは本当にすごいなと思う」

その後、葉子は大学を卒業、看護師になった。夕子は短大を出て、保育士になった。

母と同じ病に

葉子からの電話で、私は熊本に飛んだ。葉子と会うのは九年ぶりだったが、以前と変わらぬかわいらしい葉子がそこにはいた。しっかりとした口調で、自分の置かれた状況を話してくれた。

看護師をしていた葉子は二五歳で結婚、二六歳で長男を出産した。結婚してまもなく、足の甲の感覚がおかしいような気がした。お風呂で体を洗っていて、足の甲だけ感覚が鈍くなっているように感じたのだ。すぐに母を診てくれていた熊本大学付属病院で診察を受けた。だが、医師は「心配いらない」。ならば、大丈夫なのだろう、と生活を続けた。だが、妊娠がわかってからは、両足の指が冷たく、しびれる感じがしてきた。しかも、それがだんだんと膝の方に上がっていく気がした。痛さもある。改めて、受診した。「心配ないから、まずは元気な赤ちゃんを産みなさい」。このときも医師はそう言った。

長男を出産すると、ますます足のしびれが強くなった。くるぶしから下は痛くて仕方なかった。皮膚の表面の感覚はなく、内部がじりじりと刺されるような感じだ。温感もなくなっていた。長男を抱え、慢性的な不眠になり、体力的にもきつかった。

足が冷たくて、ペットボトルにお湯を入れて足元に入れて寝たら、足の甲を低温やけどしてしまった。心配ないと言われたけど、やっぱりFAPじゃないかな。葉子はそう感じた。遺伝子検査をしてほしいと、熊大病院に押しかけていった。

血液を採取、一カ月後に結果が出た。

「やっぱり陽性でした」

妹の夕子と夫とともに聞いた。覚悟をしていたとはいえ、ショックは大きかった。ずいぶん前から病院に来ているのに。医師が「心配いらない」というのだからやっぱり違うかもしれないよね、なんていう気持ちもあったから。だが、葉子の心配は現実のものになった。

しかも、発症からすでに三年経っている、と告げられた。それが、さらにショックだった。父やおばは「以前から病院にかかっていたのに……」と涙を見せた。

それが、私に連絡をくれる半年ほど前のことだ。

葉子は夫とは一年つきあって結婚した。つきあうときに、ＦＡＰの話をした。いまは大丈夫だけど、母も亡くなり、自分もその病気になる可能性があることを伝えていた。夫はその当時はピンと来ていなかったかもしれないが、きちんと話していたので、遺伝子検査の結果を告げたときも、冷静に受け止めてくれた。同居する夫の両親には、夫が話をした。姑は「そんなこと聞いていない」と言った。「遺伝病っていうことは、それは、田上家の病気になっていくということ？　血が汚される。あんたは山田家に婿に行って、田上家からは出て行ったら」と続けた。

結婚する前に葉子は病気のことを舅姑に話をしていたが、全く記憶にないようだった。葉子は姑のその言葉を聞き、「血なんて言わんでもいいやん」と反発する一方で、「こんなふうに思うのか、ふつうの人は。ふつうの人ならそうだよなあ。ふつうは、健康が当たり前なんだから」と冷静に受け止めた。

葉子は夫と家を出た。田上家で次男の夫は「縁を切ってもいい」と怒ったが、「そんな大げさなことしないでいいよ。口では言いたくなるのよ」と葉子がフォローした。

葉子の症状は、足の温感やしびれがひどく、痛みがあるのが特徴だ。だが、ＦＡＰ患者に多い下痢は月に一～二回しかない。食欲もあるし、吐き気もない。これまでに教えられていた初期症状とは少し違った。ただ、ＦＡＰ特有の起立性の低血圧はひどいし、汗が出たり出なかったりと自律神経にも問題がある。

生体検査をしたところ、心臓や神経、胃などにアミロイドがたまっていた。発症から三年ほど経っているという。その結果は、夫、おば、父、妹の夕子らと一緒に聞いた。ドナーになる可能性がある人を集めてほしいとの要望があった、と夫から聞いた。医師はその場で今後の治療法について、「一番いいのは移植。万一受けられないときは、発症を遅らせる薬がまもなく使えるようになるので、それを飲み続けてはどうか」と説明した。

葉子は思った。「あー、移植か。受けなかったら、お母さんのようになっていくんだ」。怖さが押し寄せてきた。「私はあれに耐えられない」。母がきついと言っていた姿が夢にも出てきた。母の発症は二七歳。自分も同じぐらいの年齢で発症したことになる。

現段階では、夫、おば、父、妹がドナーに手を挙げてくれている。

だが、葉子には移植という方法をとることへの抵抗感もある。生体肝移植は、本来なら開けなくていい健康な人のおなかを切ることになるからだ。手術は漠然とだが、怖い。「私は手術をすれば、これを乗り越えれば、生きることができるという希望がある。でも、ドナーに万一何かあったらどうしよう、と思う」と心の内を葉子は漏らす。

移植医は「ドナーに関しては万一のことはない」と言うが、でも、これまでの生体肝移植では、ドナーが一人亡くなっている。それをたった一人ととるのか、一人でもいるととるかで違ってくる。

「私は一人いたじゃんと思ってしまう。二人目にならないとは言えないから」

葉子はいろいろなことに思いを巡らせている。いまは告知された直後だから、みんなが葉子を治してやりたい、助けてやりたい、という一心で動いていると思うのだ。冷静に考えると、自分の家の経済状況、身体的なリスク、手術の期間の仕事や家族の世話など、考えなくてはならないことがいっぱいある。気持ちだけで動いてしまうと、後でどこかで後悔させてしまうのではないか、という不安があるのだ。

手術をするなら、一年以内に、と医師には告げられている。時間はない。それを聞くと、葉子はなぜもっと早く、自分が受診したときに遺伝子検査をしてくれなかったのか、と恨む気持ちが出てきてしまう。あと一年しかないと言われると、ドナーも焦る。焦る気持ちがあると、冷静にはなれないのではないかと思うからだ。だが、結婚当初、葉子は精神的に不安定だった時期があった。医師が遺伝子検査をしなかったのは、妊娠しているときに不安を与えないようにとの医療側の気遣いだったのかもしれない、とも思う。

夫は「お前が死ぬなんて考えられない。歩けなくなったり、寝たきりになったりするのも考えられない。移植しかないなら、それをする。おれがドナーになる。ドナーになって四カ月仕事ができなくても、金がなくても、生きていれば、頑張れる」と言う。その気持ちはうれしいが、もっとちゃんと冷静に考えてほしいとも思う。それに、夫は血液型が違う。最近では血液型が違っても生体肝移植をできるが、リスクは同じ血液型よりは高いと言われる。「血を汚す」と発言した姑も手術の話を聞きつけ、「もし生体肝移植になるなら、子どもは預かる」と言ってくれている。葉子はありがたいと思うのだった。

おばは、母のドナーにならなかったことが胸にひっかかっているのか、ドナーになりたいと、自ら遺伝子検査を受けた。でも、葉子は「ほかの家庭の人だから、大丈夫だろうか」と気遣う。おばの夫は、ＦＡＰのことを知らない。もしドナーになるとなれば、説明をしなければならない。また、妹の夕子とは血液型は同じだが、夕子はすでに結婚して、子どもが二人いる。それに、夕子の場合は、遺伝子検査をして、陽性と出る確率も二分の一ある。そして、もう一人ドナーに手を挙げているのは父だが、父とは血液型が違う。

移植コーディネーターからは「この人が大丈夫となるまで、待ってみたらどうか」とアドバイスされた。その言葉を受け入れ、葉子はいま自分にできることをしておこうと考えている。急な検査入院で、二週間家を空けたときは、幼い息子の世話を夕子に頼まなくてはならなかった。家政婦の登録をしておけば、入院のときに妹に迷惑をかけないですむ。

葉子は「移植をしないという選択肢はまだ残っている」と言う。「母がしていないから。母みたいにはなりたくないけど、薬で進行を遅らせることができるなら、子どもが成人するまで生きられるかもしれない。寝たきりになるまでどれぐらいかかるだろうか、と計算をしてみたりしている」

だが、葉子は夕子にこうも言われた。「どっちが周りに迷惑をかけない選択かというと、それは移植かもしれない。移植手術のときに、ドナーやその家族に四〜五カ月迷惑かけるのか、あるいは移植を受けずに症状が進んで、一〇年二〇年と周囲に世話をしてもらうのか」と。夕子は葉子に移植手術を受けてもらいたいとの思いから、そんな言い方をしたが、葉子の入院中は、葉子の家で、自分の子ども二人を連れ、葉子の子どもと合わせて幼い子ども三人の世話をしながら、過ごした。夕子にとっては、かなりの負担だったのは事実でもある。その夕子の言葉を聞き、葉子は「助かりたい＝移植ではない、ということでもあるのかな、って思った」と話す。

一方、夕子は、すでに遺伝子検査を受ける意志を固めている。血を分けた姉妹だから、もし自分が陰性という結果が出たなら、ドナーには自分がならなくてはいけないと思う。その理由を尋ねると、「生きてきて、自然にそう思うようになったかな。家族の中で解決しなくてはいけないのではないかって」

ＦＡＰの遺伝子を受け継いでいなければ、肝臓を姉に提供すると、夫には伝えている。「姉妹だから、自分がマイナスなら、自分に希望があるならば、分けて当たり前と思っている。もし、自分がマイナスで肝臓を提供しなければ、罪悪感を抱きながら、生きていかなくてはならないのではないか。その方がつらい」と夕子は言う。

ただ、もしかすると夕子も陽性かもしれない。それは、二分の一の確率だ。だが、いまの夕子にとって、陽性と言われるのが怖いからといって遺伝子検査を受けないという選択肢はない、という。以前は遺伝子検査など受けるつもりはなかった。でも、こんな近くで姉が発症し、病気のことを考えざるを得なくなった。不安でいることに耐えられない。そういえば、自分も一年ほど前から足がチクチクしている気がする。でも、これは姉の発症が診断されてから気になりだしたことだ。こんな不安を抱えているのなら、遺伝子検査を受けた方がいいと思う。もし、陽性だとわかっても、早ければ、いろいろな準備ができる。ベビーシッターや家政婦などの登録もできる。

夕子はいまや三歳と九カ月の二児の母だ。「子ども二人を育てていかなきゃいけないから。もし陽性とわかっても、その手当が必要と考えている」。夫には結婚前からＦＡＰのことは話してあった。子どもを産むときはかなり迷いがあったが、産む決断をした。一人よりは二人の方がいいと、二人目も産んだ。だから、陽性が出たとしても子育てをちゃんとできる環境を整えておきたい。だから、自分は早く遺伝子検査を受けたい、と思うのだ。

姉の結果が出た直後、慌ただしく、検査入院する姉の様子を見、姉の子どもの世話をしながら考えると、いろいろな準備が必要ではないか、と痛感した。検査入院や実際の移植手術となったとき、家のことはどうするのか、子どもの世話はだれがするのか。そうしたことを決め、手配する準備期間が必要だと感じた。そのためには、陽性なのか、陰性なのか、早くわかっておいた方がいいと思う。姉の遺伝子診断の結果を聞いた後もしばらくは、自分は遺伝子検査を受ける気はなかった夕子だが、子どものことを思って、考えが変わった。

夫とも何回も話した。「いまが（遺伝子検査を受ける）そのときかなと思った。子どもたちのために決断した。子どもたちが成人するまでは何とか生きていきたいから」。もし自分が陽性なら、だれかがドナーになってくれるなら、（生体移植を）お願いします、と夕子は頭を下げるつもりだ。夫は血液型が異なるが、陽性ならドナーになるとは言っている。これも夫の実家との関係があるから、どうなるかはわからない。

葉子や夕子がどのような道を歩むのか、それぞれがどういう選択をするのかは、いまの段階では、彼女たち自身も含め、だれにもわからない。だが、ＦＡＰとたたかった母の姿を見て、そして、志多田といろいろ話をしてきた二人は、悩み、苦しみながらも、深く考え、逃げることなく、病気とそして、自分の人生と向き合っている。

葉子は言う。「母とぶつかったのはよかったんだといまは思える。私の人生は諦めや我慢が多かったけど、それだけじゃない。お母さんからもらったものがある。それは、子どもへの愛情。私も母親になって、いまはそれがわかる。お母さんには思いっきり反抗させてもらったことを心から感謝している。お母さんは悩んでいたし、『（子どもたちに）何もできん』と言っていたけど、それも幸せのひとつかな、といまは思える。悩むのも母親だからできることだもの。私もそうだから」

小さいころからＦＡＰと向き合ってきた

ペースメーカーを入れるために入院していた葉子を訪ねたとき、葉子から寺門真理も入院していると聞いた。真理は葉子の妹の夕子と同級生で二七歳。葉子と夕子と同様に、母親をＦＡＰで亡くしている。真理の顔を見ようと、病室を訪れると、洗濯物を取りに行くところだという真理に出くわした。大きな目をくりくりさせながら、真理は言った。「遺伝子検査を受けたら、陽性だった。いまは発症してどれぐらいなのか調べるために検査入院しています」

ふだんと変わらない、落ち着いた様子で、真理は話し出した。人によっては取り乱しても仕方がない状況だ。だが、真理はこれまで会った真理と少しも変わらなかった。

真理の母は患者会「道しるべの会」に入っていた。会の旅行にも、毎年、真理を連れて参加していた。だから、幼いころから、真理は自分の母が病気であることを意識していた。

ＦＡＰであることは、小学五年のころ、ごはんを食べているとき、母がこう言った。「私の病気は家族性やけん、遺伝するかもしれない。でも、真理が大きくなるころには薬ができているけんね」と。真理自身はきちんと理解したわけではなかった。でも、患者会の旅行には参加していたし、そこで知り合った同年代の友人たちが「人生が短いならそれまで楽しく生きるだけけたい」などと話しているのを聞き、そんなものかな、と受け止めていた。

真理は中学一年のときに母親を亡くしてから、よく志多田のところに立ち寄っては、話をした。高校時代に、遺伝子診断の話が話題になったときは、二〇歳になって検査を受けることができるようになったら受けてみようかな、という気持ちに傾いていた。そう言うと、志多田が「受けてどうするの？」と聞いてきた。真理が考えていると、「プラスという結果が出たら、全部あきらめちゃうんじゃないか？　人間ってそんなに強くないよ」と志多田は言った。そう言われればそうかなとも思った。「でもね、受けないとずっと不安を抱えてることにならない？」と逆に質問すると、「陽性であっても、いつ発病するかわからないのに、知ってどうするのか」という答えが返ってきた。

真理は、知ったら怖いだろうな、と思う半面、知っておきたいな、知らないで発病したら怖いな、という思いもあった。

母の生前は、真理も大変だった。だんだん体の自由がきかなくなっていた母はイライラしていた。そして、移植をしたいという強い希望をもっていた。でも、まだ当時は、移植ができるのは海外しかなく、家の経済状況からは無理だった。移植できないという現実もまた、母を苛立たせていた。そのイライラはときに真理にも向かった。そんな小学生時代は真理に言わせると、「ぐれていた」そうだ。こっそりタバコを吸ったこともある。学級会で自分のことばかりが問題にされたこともあった。だが、何とか道をそれずにやってこられた。それは、父をはじめ、志多田や周りの人のおかげだと思っている。

自分の思うように動けない母の苛立ちは子どもながらに理解してはいた。でも、やっぱりそんな母の姿を見るのは嫌だった。だが、「なぜ私だけ?」という思いをもったことは一度もない。「お母さんに何か言われていやだな、と思うことはあった。でも、こういう環境に生まれてきたのはしょうがないし、遺伝的なことで母を恨んだこともない」と真理は言い切った。

高校生のときの真理は、遺伝子診断を二〇歳になったら受けようと思っていた。陽性と出ても、結婚もしたいし、子どもも産みたいと思っていた。だけど、結婚するときは、相手にきちんと話をしておかなくてはいけないと考えていた。話をしないと、後でもめることになるから。陽性でもOKを出してくれる人でなければ、結婚生活もうまくいかないだろう。もちろん、陽性を伝えれば、結婚相手は逃げてしまうかもしれない。それは怖い。だが、隠すのは嫌だ。それが当時の真理の考えだった。

そんなふうにあれこれ考え、志多田や患者会の旅行で知り合った同じ境遇の友人たちと話すことで、真理は自分なりに考えを深めていった。必ずしも同じ方向ではない。年齢と時期と環境によって、そのときそのときの思いや考えは異なる。

大学生になってからは、遺伝子診断を受けようという気持ちにも少し変化が出てきた。もし、遺伝子を受け継いでいて発症した場合は、初期症状がある程度わかるのだから、あえて遺伝子診断を早くから受けなくてもいいのでは、との思いも生まれてきた。また、陽性でも子どもは産みたいと高校生のときには考えていたが、そう簡単ではないこともわかってきた。子どもを産むということは、もし自分が陽性だったら、その遺伝子を子どもにも二分の一の確率で残すことになるかもしれない、と考えるようになった。そんなことを志多田に言うと、志多田は「でも子どもは支えになるよ」と言うのだ。志多田は、決めつけず、いろいろな考え方を真理ら子どもたちに提供し、考えさせた。

ただ、真理にはずっと変わらない思いがある。病気のことを物心がつくころから少しずつ教えてもらっていてよかったということだ。「突然言われたら、ショックだと思う。ずっと隠しているのはやめてほしい。隠すのは悪いことみたい。隠せば隠すほど、なぜ言ってくれなかったのか、ということになると思う」と真理は言う。

真理は自分がそう言えるのも、周りの人のおかげかもしれない、と思う。同居していた祖母は父の母親。真理の母とは嫁姑の関係で、正直あまり仲はよくなかったが、それでも、祖母は母の病気のことを悪く言ったことがない。父も同じだ。もちろん志多田もだ。だから、「自分たちは悪いことは何もしていない。だから隠す必要はない。隠すべきではない」と思うのだ。

大学卒業後、会社員になり、バリバリの営業ウーマンとして仕事をしていた真理は、その後、こう言っていた。「遺伝子診断は受けようとは思わなくなった。いまが大事だから。発症するときは発症するし、いま将来のことがわかってもメリットを感じない。発症してもしなくても自分は自分じゃないか、と思えるから。自分の将来はどうなるのか、とは悩んでいない。お母さんを恨んだり、お母さんのせい、と思うこともない。そんなふうに思えるのは、育てられた環境がよかったのかなあ。父親とも仲がいいですよ」

真理は、患者会があったから病気のことを自然に受け止めることができたのかもしれない、と自己分析をする。患者会の旅行に参加したときの母の楽しそうな姿が脳裏に焼き付いている。一人じゃないんだ、ということを意識させられた。そして、患者会で知り合った同じ境遇の友人たちと話ができる。愚痴を聞いてもらったこともあるし、聞いたこともある。聞いてもらえなかったら、もっと大変だっただろうと思うのだ。

だから、真理は移植患者が増えて、患者会が休止状態になったことについて「私のような立場の子どもたちのことが心配」と話していた。

「私はお母さんが闘病している姿を見ている。だけど、移植患者さんの子どもはそういう姿を全く知らない。それは怖いことかもしれない。大きくなって、思春期のころ、いきなり病気のことを聞いたら、受け止めきれるのだろうか、と思う。移植できる時代になったから、発症すれば移植をすればいいのだから、何も話さなくていいと思う人もいるかもしれないけれど、そういうものではないと私は思う。移植する直前にＦＡＰのことを初めて聞かされれば、発病して体もきついのに、同時に精神的なきつさもより感じることになるのではないかな。ダブルのつらさは大変だと思う。段階を踏んでいればもう少し違うんじゃないかな。親が黙っているのは、自分がつらい思いをしたくないから言わないということなのかな……。そうだったら、それは親の逃げですよね」

長い時間をかけて、段階を踏んでいろいろ考えてきた真理の成長は目を見張るものがあった。だが、その真理にも厳しい現実がつきつけられることになる。

真理によると、二五歳ぐらいのころから、足に少し違和感があった。最近は、足の内側に雷が落ちるような感覚があった。「あれっ」。それに、下痢を頻繁に起こし、やせた。おしっこも出なくなった。

「どうしよう」という思いは起こらなかったが、わかっているはずなのに、なぜかインターネットでFAPの初期症状について調べる自分がいた。ネットで調べ、自分の症状があてはまることを確認した。真理は仕事が大好きだ。仕事をしたいからこそ、早くはっきりさせたい、という思いがもたげてきた。それで、熊本大学付属病院を受診した。

診察した医師は「六割ぐらいはあやしいかな」と言った。でも、発症していてもごく初期、とも言われた。血液を採取し、遺伝子診断を受けることにした。

真理は、転職活動をしていた。だが、体調は思わしくない。焦る気持ちと相まって、感情の浮き沈みがあった。カウンセラーに相談すると、「ほぼ（陽性と出れば受けることになる検査のための）入院になると思って準備しておいて」と言われた。そのとき、真理ははっとした。おとなしくしているのが嫌で転職活動に勤しもうとしていたが、自分に認めたくない、という気持ちがあったのかな、と思い知らされた。

遺伝子診断の結果は、陽性だった。結果は父と聞きにいった。もう覚悟が決まっていたのか、それほどのショックではなかった、と思う。でも、それでも、母が亡くなった後に、我が子のようにかわいがってもらっているかつてのピアノの先生のところに、確定診断後はしばらく入り浸った。一緒にごはんを食べたり、道の駅に買い物に連れていってくれたりした。「先生がいたから、検査入院まで悩まないで済んだかな」と真理は言った。

約一カ月後、発症からどれぐらい経っているのかを調べるための検査をするために入院した。私が真理と再会したのはそのときだった。

真理は笑いながら言った。「あんなに調子が悪かったんだけど、いまは下痢も止まったし、ひどかった咳もだいぶおさまった。立ちくらみの回数も減った。陽性は陽性なんですけど、もしかするとあの症状は、仕事が忙しすぎたせいかもしれないんです……」。つまり、それほど症状は進んでいない状態かもしれないのだ。

遺伝子診断の結果が出る前、同居する父がこう言った。「オレの内臓使えるなら使っていいけん」。真理は一人娘だ。父は別の難病を患っているが、肝臓の一部を提供することはできる、というのだ。血液型も真理と一緒だ。そんな父とのやりとりを話しながら、真理は初めて涙を見せた。「私としたら、そこが一番つらい。そこまでしてもいいのかな」。ドナーになってくれるという父にリスクはないのか、それが心配なのだ。真理に七年前に話を聞いたときも、真理は同じようなことを口にした。「移植して初期の段階で症状が止まったとき、ほかの患者さんにどう接していいかわからない。それに、お父さんの負担も考える。私の家族はお父さんだけ。お父さんの肝臓をもらってまで、治らんでもいいかなとも思う。お父さんに負担はかけたくない」と。

現段階では陽性だったということだけははっきりしている。その真理は、自分自身、これからどういう道を選ぶのかはまだ決めていない。決められる段階ではないのだ。でも、これだけは強く思う。「いまできることをやるしかない」と。

「いざ、その段になるとつらいのかな、とも思うけど、でも、小学生のときからFAPを考える環境にあった。私は心構えができていたから、そう思えるのかな。本当に親に感謝している」

遺伝子診断については、受けるべきか受けざるべきかと考えた時期もある。でも、振り返ってみれば、「検査を受ける時期は、なるべくしていまだったということ」と真理は言った。そして、陽性だったことは立ち上がれないほどの衝撃を受けてもおかしくない状況ではあるが、「受けるべくして受けた検査でわかったのだから、いまわかってよかったのだ」と、その結果を真正面から受け止めている。

菓子にしても夕子にしても、そして真理にしても、これからどう、何を選択していくのかはわからない。また、これからいくつもの試練が待ち受けているだろう。だが、彼女たちには、ＦＡＰとたたかい、最後まで生き抜いた母がいた。そして、幼いころから志多田と接してきた日々がある。志多田と交わした言葉と、そして、その後の思考の経過がある。それらが、きっと彼女たちの助けになる。私はそう信じている。

逃げずに自分の人生と向き合い、ＦＡＰと向き合うということは、人としてどう生きるのか、という難問に立ち向かうことだ。彼女たちはすでに悩みながら、苦しみながらもその道を歩いている。どんな選択をしようとも、その先には彼女たちらしく生きる日々があることを志多田は祈るばかりだ。

エピローグ　志多田正子から託された〝遺言〟

志多田正子さんは七三歳になった。

私が出会ってからすでに一二年余。「私から聞いたことを残してほしい。本にしてほしい」と志多田さんはいつのころからか口にするようになった。

朝日新聞の夕刊に「患者の告白――ＦＡＰと先端医療」というタイトルで八回の連載記事を掲載したのは、二〇〇六年三月末のことだ。取材の許可が出るまでに一年、それから四年近くをかけて取材した結果を記事にした。ＦＡＰが遺伝病であること、患者や家族に隠しておきたい、そっとしておいてほしいという気持ちが強いことなど、掲載にあたっては社内でも難しさを指摘する声があった。私に思いを語り、亡くなった患者もいただけに、私はできる限りの厳しい現実をそのまま伝えたいと思った。だが、事実を伝えれば伝えるほど、苦情がくるかもしれない。そんな不安を志多田さんに口にすると、志多田さんは平然と言った。

「苦情が来るぐらいでないと、真実を書いていないということ。真実を書けば苦情がくる。それでいいとよ」

その揺るがぬ、肝の据わった言い方に、志多田さんの大きさを感じた。

連載が掲載された直後、私は転勤になり、鹿児島総局のデスクになった。地理的には近くなったが、代わりのいないデスク業務は多忙を極め、その後は、志多田さんのもとに定期的に通うことができなくなった。それでも志多田さんは「急がんでいい。急いだらろくなものができん。いつか本にすればいいけん。待っている」と言い続けた。

志多田さんは四年ほど前から頸椎とヘルニアを患い、足腰が立たない状態になっていた。障がい者手帳三級を取得、立って歩けないので、部屋の中を這うような形で、一人暮らしを続けていた。頸椎は、ボランティアで患者を無理して抱え続け、ずいぶん前から悪くしていた。その無理が一気に体に出た。二年ほど前からは手の震えも激しく、電話のプッシュボタンを押すのも、ポットにお湯を入れるのも、震えがあってままならなくなりつつあった。

志多田さんの自宅は、小さく、はっきり言って非常に古い。取材で訪ねた患者さんたちの自宅より年期がいっているし、古びている。そのことを、私はそのまま口にしたことがあった。志多田さんに「そこまでしてどうしてボランティアで患者を支援するのか」と尋ねた。そのとき、志多田さんは笑うだけだったが、あるとき、こう言った。「どうしてこんな家に住んでいるのか。患者の方がよっぽど立派な家に住んでいる、とお前は聞いてきた。だからお前に本を書いてほしいと思った。ＦＡＰの歴史を、昔の患者のことを残してほしい」

志多田さんは、臓器移植という先端医療が一般化し、多くの患者の命が助かるようになったこと自体は喜ばしいことだと受け止めた。だが同時に、臓器移植にかかわるさまざまな問題には複雑な感情を抱いてきた。しかも、移植ありきになってきた医療現場に不安を感じている。

このままいくと、四〇年前の状態にまた逆戻りするのではないか、と。

確かにそうした兆候はある。関東地方のある患者は移植患者だ。だが、移植をしても症状は治るわけではない。相変わらずの吐き気や下痢に襲われる。だが、比較的近くの大学病院に行ったときの対応について、「肝移植は受け入れるが、ＦＡＰという病気を受け入れてくれないように感じる」とこの患者は言う。具合が悪いから病院に行くのだが、医師からは「肝機能はいい。だから、嘔吐で来ても、どうやって治療していいかわからない。信州大学に行ってくれ」と言われた。移植が治療の中心になってしまい、ＦＡＰ患者が抱える症状への対応ができないのだ。

「オレは石ころじゃなか」と訴えた患者の叫びが、再び、現実のものとなってしまうのではないかと志多田さんは心配する。ＦＡＰ患者がどのような最期を迎えるのか、医師も看護師も知らない人が増えてきた。医療の現場では、移植を受けられない患者は取り残されてしまうのではないか、と危惧する。

志多田さんはさらに、この二〇年で肝移植が増え、移植によって死を免れた患者たちは逆に本音を吐かなくなった、と感じている。かつては、ＦＡＰ患者は死を免れることはできず、最後まで自分と向き合い、病気と向き合いたたかった。だが、最近は発症がわかった段階で移植を受ければ命は助かる。だから、ある意味、病気との向き合い方が昔に比べると、逼迫度という意味で落差がある。それはそれで患者にとっては幸せなことかもしれないが、遺伝病のＦＡＰの場合は、自分の代では終わらない。そこに問題がある。

「移植が患者の気持ちを変えてしまった。医者も移植をすれば助かるということしか言わないから、医者も悪いけど」と志多田さんは言う。

確かに、以前あった離婚や自殺などそうした悲劇は少なくなった。医療費もかからなくなり、守秘義務も配慮されるようになった。医学的なフォローやマスコミ対応、精神的なフォローなども、志多田さんが医師らを相手にたたかってきた熊本では少なくとも、昔に比べれば格段の配慮がなされている。しかし、それは当たり前のことではなく、ガラスの城なのだということを患者たちはわかっているのだろうか、と志多田さんは思うのだ。

たとえば、最初のころの移植患者である斎藤宏明さんは、一度は自分は移植が受けられないと覚悟した身だ。「医師から言われたわけではないが、自分は死の宣告を受けたと思っている」と本人も語っていた。周囲には移植を受けられない患者もいた。それだけに、宏明さんは移植を受けられない患者のこと、あるいは、生と死について、自分自身とも深く向き合わなければならなかった。だが、志多田さんに言わせると、その後の移植患者の中には、親も早くに死亡し、実際の末期の

ＦＡＰ患者の苦しみを知らない人が多い。しかも、発症したから移植、という形で、あまり考えず、ひとつの治療法として移植を受ける人も少なくない。中には、親に言われるまま、移植を受け、それゆえに、手術後は患者会にもかかわらず、まるで治ったように振る舞っている人もいる、と志多田さんには見える。会員がみな移植患者になり、命が助かったがゆえに文集にも本音が書かれることが少なくなり、文集の存在や患者会の旅行そのものの意義を認識しない会員が増えたとも感じた。

ここ数年、志多田さんは本当にみなが患者会を必要としているのかを自問し続けてきた。同時に、本当にそれでいいのかと会員たちに疑問をぶつけてきた。移植をして命が助かれば、働かなくてはならない。自分の家のことに精いっぱいで、ゆとりがない人がほとんどだ。だからみな、自分のことばかりになってしまいがちだ。そのことを志多田さんはもちろん理解している。だが、患者が移植を受けて命が助かったからといって、決して、それでは終わらないのがＦＡＰだ。子どもたちには二分の一の確率で遺伝する。延々と受け継がれていく病気なのだ。そこを志多田さんは心配する。

医療の進歩のおかげで、命の危険性を回避できるようになったがゆえに、本当に向き合わなければいけないものに向き合えていない患者も増えてきている、と志多田さんは言う。その姿に、志多田さんはやるせなさだけでなく、悲しさを感じる。

「医療技術は進歩しても、人間の心はついていかんけん。将来、昔の悲劇が繰り返されなければいいのだが……。私はそのころにはいないけんね」。そう言って志多田さんはため息をつく。

肝臓移植が登場し、それがメインの治療法になっていく中で、移植患者に対して自分がどんな役割を果たせるのかと、志多田さんの中では疑問が膨らんだ。患者会をやめよう、患者会から手を引こう、文集をやめようと思ったことは一度や二度ではない。移植手術で命が助かった患者自身が、どれほど患者会を必要としているのか、疑問にさえ感じることがあったからだ。だが、そのたびに文集の必要性を訴えてくる会員がいたり、医師と志多田さんの太いパイプが失われることに危機感を抱いた人が反対したり、FAPについては生き字引のような志多田さんに退かれては困るという人がいたり、結局、志多田さんはそのたびに翻意してきた。頼りにされればそれを受け止め、できる限りのことをしようとしてきた。最近、かつての活動を記録したDVDを一緒に観る機会があった。「よくやってきたねえ」。志多田さんはそう言いながら、画面を食い入るように見つめていた。

志多田さんが患者や家族に望むことは、かつての患者さんたちへの感謝を忘れず、前向きに逃げずに病気と向き合ってほしいということだ。そうすれば、自分さえよければ、という気持ちではなく、隣の人に手を差し伸べたり、患者同士で助け合ったり、子どもたちに対して責任ある生き方を示したりすることができる、と思うのだ。

何回も志多田さんが繰り返して言ったことがある。この病気に根絶はない。だから、移植で命が助かった親が、我が子に何と言うのか、ということが重要なのだ、と。移植できない子どもはもしかすると、「あんたは助かった身で、オレの気持ちがわかるのか」と刃を向けてくるかもしれない。

あまり深く考えず、病気と向き合わず、移植という手段をとってしまうと、そうした子どもに向き合うのは難しいのではないかと、志多田さんは思う。

「患者には心を開いてほしい。本音を語ってほしい。それがなければ、前進はない。命が助かれば終わりじゃない、ということをわかってほしい」

最近では、移植から一〇年以上過ぎた患者も少なくない。アミロイドが目にたまる影響で視力が落ち、ほとんど失明に近い状態の患者も出てきている。移植したからといってすべての症状が止まるわけではないことはわかっていたが、目の状態は、大きな課題のひとつになっている。

ＦＡＰの進行を止める薬の開発も、急ピッチで進められている。二〇一三年九月二〇日にはトランスサイレチンの安定化を図る薬が認可された。治験の結果、神経障害を抑制する効果が得られたのだ。患者や家族には朗報だ。だが、ごく初期の人にしか効かない上、長期にわたって効果があるのかは未知数だ。市販後調査の必要があるという。熊大の安東教授は「症状が進んだ人には効かないので、いまのところ、つなぎの薬と考えている」と話している。

志多田さんがかかわり始めた時代と比べると、医療の進歩はめざましく、さまざまな点で飛躍した。しかし、志多田さんが言いたいのは、どんなに医療が進歩しても、最後は患者がその病気とどう向き合い、どう生きるのか、という本質的なことに目を向けなければならないということだ。

志多田さんは一年ほど前から多発性骨髄腫と脊髄小脳変性症を患い、ほぼ寝たきりの状態になって、病院に入院している。しかも、最近は昔患った結核が再発した。それでもなお、志多田さんは患者会の行く末を心配し、次の世代の子どもたちの将来のために何ができるのかを、気にしている。それは、志多田さんが看取った患者一人ひとりが筆舌に尽くしがたい苦悩を抱え、壮絶な闘病生活を送った過去を知っているからだ。

本書は、その志多田さんが後世のために残した〝遺言〟として、読んでもらえるとありがたい。厳しい現実も記しているが、それぞれの患者や医師を批判するために記したものではない。それぞれが助かりたい、最善を尽くしたいと思って行動したことを責めることはできない。ただ、志多田さんだからこそ言えること、志多田さんの目を通しているからこそ問題として見えたことが多々ある。ときに志多田さんの指摘は、一方的だと感じる人がいるかもしれない。だが、それは批判するための指摘ではなく、患者や家族、医療現場を知り尽くした志多田さんだからこそできる指摘で、それを、未来に、次の世代に共通財産として生かしてもらえれば、と思う。

また、志多田さんが抱く危惧や、ＦＡＰ患者が直面している問題は、必ずしもＦＡＰに限ったことではない。拡大する一方の生体移植の抱える問題はその最たるものだ。医療界の大きな課題と言える。志多田さんの経験、ＦＡＰ患者たちの行動、残した言葉には、たとえＦＡＰに関係ない人にとっても、学ぶところが多い。先端医療のあり方、家族や親子の関係、病気に対する差別や偏見、さらには、自分はどう生き、どのように死と向き合うのか、ということまで考えさせられた。それはすべての人に共通する普遍的な問いかけだと感じた。

本書ではかつてから実名を通してきた志多田さんや崎坂祐司さん、弘孝則さん、星下さん一家、そして今回、実名を出したいと申し出てくれた弘さんの弟の修さん以外の患者や家族は原則として仮名とさせていただいた。本文中では敬称を省略したことをお許しいただければと思う。この一二年の間、私につきあってくれた志多田さん、亡くなる前に話をしてくれた患者さん、経験や思いを語ってくれた移植患者さんや家族の方々、熊大の安東教授をはじめとする医療従事者の方々など、話を聞かせていただいたすべての方に、この場をかりて感謝を申し上げたい。そして、この本が世に出ることを手伝ってくれた高文研の真鍋かおるさんにもお礼を申し上げたい。この本が、志多田さんが望んだように、FAP患者とその家族、未来の患者さんたちの役に立つのなら、医療従事者や一般の読者の方にも何かしらの考えるきっかけになるのなら、これほどうれしいことはないと思っている。

二〇一四年一月

大久保 真紀

二〇一二年、志多田さんが率いてきた患者会「道しるべの会」は、新たな一歩を歩み始めた。これまでは志多田さんに任せきりだったが、移植患者の子どもたちがそろそろ成人になる時期を迎えつつあり、彼ら自身が危機感を募らせた結果だ。新たに患者自身が代表となり、改めて文集づくりなどに乗り出した。まだまだヨチヨチ歩きだが、志多田さんが残した財産を、みなで引き継いでいく決意をしている。

志多田さんが患者会の文集に最後に記した詩がある。

愛……Ｍｙ　Ｗａｙ

風切って　はしり出していた私
真実を知りたくて　患者の居るところへ
自転車で　飛び回る日々
若いって　すばらしい
何も　こわいものなかった　あの頃
今は昔話　だれも聞く耳もない

エピローグ　志多田正子から託された〝遺言〟

もつれた糸　あまりにも長く
ほぐす糸口すら　見えず
心ひとつに　仲間の安らぎ
続く子のため　全てが手さぐり
新聞やテレビの　力かりて
今は思い出　過去のこと

移植という　名のもとに
光と　あきらめが　交差し
新たな　苦しみの　はじまり
心　閉じ込めて　しまった人々
全て他人事　そう心に止めて
おりはじめた　最後の幕

時代は　くり返し　来るという

親の生き方で　子も変わる
医師も看護師も　知らない　この病
ＦＡＰイコール移植と人はいう
子に何を話すのか
見守るほかない　これで　いいのだ

【参考文献】

＊文集「道しるべ」（一九八八年二月発行号～現在、道しるべの会）
＊「命ある限り」（一九九二年、道しるべの会）
＊「命ある限り　第2集」（一九九八年、道しるべの会）
＊「Ｍｉｌｅｓｔｏｎｅ—ＦＡＰ患者と家族のしるべとして」（二〇〇二年、道しるべの会）
＊永井明「週刊ノンフィクション劇場　遺伝性難病を生きる」（『週刊朝日』二〇〇一年六月二九日号～七月二〇日号）
＊武藤香織、阿久津摂、橳島次郎、米本昌平「Ｓｔｕｄｉｅｓ　生命・人間・社会　No.4　日本の遺伝病研究と患者・家族のケアに関する調査—家族性アミロイドーシス（ＦＡＰ）を対象に」（一九九七年、三菱化学生命科学研究所）
＊武藤香織、阿久津摂、橳島次郎、米本昌平「Ｓｔｕｄｉｅｓ　生命・人間・社会　No.4　日本の遺伝病研究と患者・家族のケアに関する調査—家族性アミロイドポリニューロパチー（ＦＡＰ）を対象に」（二〇〇〇年、三菱化学生命科学研究所）
＊ドクターズマガジン編『日本の名医　30人の肖像』（二〇〇三年、阪急コミュニケーションズ）
＊鬼頭昭三、下山政憲「アミロイドニューロパチー—長野県のＦＡＰ」（『内科ＭＯＯＫ』No.35、一九八七年、金原出版）
＊鬼頭昭三「小川村の家族性アミロイドーシスへのアプローチ」（「厚生省アミロイドーシス研究班年間報告書」、一九八〇年）
＊日本肝移植研究会「肝移植症例登録報告」（『移植』Vol46、二〇一一年）
＊日本肝移植研究会ドナー調査委員会「生体肝移植ドナーに関する調査報告書」（二〇〇五年）
＊信濃毎日新聞社編『生と死の十字路　ルポ医療技術最前線』（一九九八年、紀伊国屋書店）
＊崎坂祐司『出会いはフォルテシモ』（一九九三年、ホープ印刷）
＊崎坂祐司『心は元気』（一九九五年、ホープ印刷）
＊朝日新聞
＊熊本日日新聞

大久保 真紀（おおくぼ・まき）
朝日新聞編集委員。1963年福岡県生まれ。国際基督教大学卒業。87年朝日新聞社に入社。盛岡、静岡両支局を経て、東京本社社会部、くらし編集部、西部本社社会部などに在籍。2002年4月から編集委員になり、06年4月から約2年間、鹿児島総局次長を務めた後、現職。

【主な著書】
『児童養護施設の子どもたち』（高文研、2011年）
『虚罪―ドキュメント志布志事件』（岩波書店、2009年、共著）
『中国残留日本人―「棄民」の経過と、帰国後の苦難』（高文研、2006年）
『ああわが祖国よ―国を訴えた中国残留日本人孤児たち』（八朔社、2004年）
『こどもの権利を買わないで―プンとミーチャのものがたり』（自由国民社、2000年）
『買われる子どもたち―無垢の叫び』（明石書店、1997年）

献 身
●遺伝病FAP（家族性アミロイドポリニューロパシー）患者と志多田正子たちのたたかい

●二〇一四年 二 月二八日――――第一刷発行

著 者／大久保 真紀

発行所／株式会社 高文研
東京都千代田区猿楽町二―一―八
三恵ビル（〒一〇一―〇〇六四）
電話０３＝３２９５＝３４１５
http://www.koubunken.co.jp

印刷・製本／シナノ印刷株式会社

ISBN978-4-87498-536-6 C0047